让人文
照亮医学

姚志彬　编著

南方出版传媒

花城出版社

中国·广州

图书在版编目（ＣＩＰ）数据

让人文照亮医学 / 姚志彬编著. -- 广州：花城出
版社，2017.11（2019.12重印）
　ISBN 978-7-5360-8495-7

　Ⅰ．①让… Ⅱ．①姚… Ⅲ．①医学教育－人文素质教
育 Ⅳ．①R-05

中国版本图书馆CIP数据核字(2017)第257622号

出 版 人：肖延兵
责任编辑：许泽红
技术编辑：凌春梅
封面设计：介　桑
内文版式：李玉玺

书　　　名　让人文照亮医学
　　　　　　RANG REN WEN ZHAO LIANG YI XUE
出版发行　花城出版社
　　　　　　（广州市环市东路水荫路 11 号）
经　　　销　全国新华书店
印　　　刷　广州市快美印务有限公司
　　　　　　（广州市白云区广从五路 410 号）
开　　　本　880 毫米×1230 毫米　32 开
印　　　张　9.75　2 插页
字　　　数　208,000 字
版　　　次　2017 年 11 月第 1 版　2019 年 12 月第 9 次印刷
定　　　价　58.00 元

如发现印装质量问题，请直接与印刷厂联系调换。
购书热线：020 - 37604658　37602954
花城出版社网站：http://www.fcph.com.cn

目录

CONTENTS

第四章　走出现代医学困境的途径

第十一章　医学人文格言录

第十二章　结束语

后记

参考文献

序一

医者，大道也。何谓大道？

医学是一门关于人的学问。

医学与人的生命、生活、生存环境等密切相关。真正的医者，历来强调敬畏人的生命、尊重人的价值、关怀人的心灵、守护人的健康，把救死扶伤、道济天下作为最重要的医德。我国古代就有"医乃仁术"之说，认为"医乃生死所寄，责任非轻"。东汉著名医学家华佗指出："善医者，先医其心，而后医其身。"唐代名医孙思邈在《大医精诚》中说："凡大医治病，必当安神定志，无欲无求，先发大慈恻隐之心，誓愿普救含灵之苦。若有疾厄来求救者，不得问其贵贱贫富，长幼妍媸，怨亲善友，华夷愚智，普同一等，皆如至亲之想，亦不得瞻前顾后，自虑吉凶，护惜身命。"西方医学奠基人希波克拉底以"誓言"的形式，确立了医生对病人、对社会的责任和医生的道德规范，至今沿用了2000多年。现代医学之父威廉·奥斯勒在《行医的金科玉律》中指出："从本质来讲，医学是一种使命、一种社会使命、一种人性和情感的表达。这项使命要求于你们的，是用心要如同用脑。"由此可见，尽管中西方文化历史差异巨大，但人道主义和人文精神始终是医学的核心价值。

医学是科学、技术和艺术的综合体。

19世纪中期，在医疗技术条件非常有限、很多疾病无法治愈的情况下，美国医生特鲁多留下了"有时去治愈，常常去帮助，总是去安慰"的名言。100多年来，科学技术日新月异，医学新理论、新技术、新模式层出不穷，疾病预防和诊疗手段更加科学多元，然而，随着现代医学的进步，特鲁多医生的思想并未过时，他的"'治愈'是有限的，'帮助和关怀'是无限的"思想，愈益散发着光辉，并照耀着现代医学的航程。遗憾的是随着医学现代化和专业化发展，一些医护人员陷入技术至上主义的泥潭，他们重技术轻人文，眼中只有疾病、不见病人，化验单和影像图片遮蔽了病人的面孔和表情，诊疗过程如同流水线作业，患者感受不到温暖和慰藉。"作为一个医生，一举一动都要为病人负责；作为一个护士，一言一行都要从病人的利益出发。"中国妇产学科的奠基人林巧稚这句朴实的话语，道出了一名医者对患者应有的人文关怀。今天，医学正在从"以治疗疾病为中心"向"以人民健康为中心"转变，无论技术怎样进步、手段怎样先进，我们要始终把人文精神作为医者品质和社会责任，把尊重、理解、关怀病人落实到以人为本的各项医疗服务中，时刻保持对患者的大爱仁心。

医学的科学精神和人文精神的结合，是现代医学成熟的标志。

　　当前，传统的生物医学模式逐渐转向生物——心理——社会医学模式，强调立体化、网络化、多维度地审视健康和疾病问题，患者在诊疗与康复中的积极性、参与度显著增强，保持良好的情绪和乐观的心情有助于增强自我康复能力，对病情的转归和预后发挥着重要作用。但是，目前我国从医疗体系的设计到医学教育理念，很多时候还停留在生物医学模式上，对医学人文的关注和培树非常缺乏，无法满足人民群众对身心健康与生命质量的需求。一些医务人员片面认为治病是医者终极目标，不注重医患平等沟通和情感交流，不善于改善患者心理体验，加剧了医患关系的紧张，导致医疗纠纷日益增多，恶性伤医案件时有发生。正因如此，医学界涌动着回归人、回归社会、回归人文的思潮，强调医学精神应包含医学的科学精神和医学的人文精神，二者形成张力，弥合分歧，互补共进，在"观念层次上相互启发，方法层次上相互借用，学科层次上共同整合，精神层次上相互交融"。

　　医者在追求医学真理和行医过程中，必须将人文精神渗透其中，不仅要治疗疾病，而且更需要对病人的关怀和照料，成为人们信赖的健康守望者、守护人。《让人文照亮医学》虽然篇幅不长，但视角独特、主题鲜明。聚焦医学人文价值命题，在回顾反思近年来医疗卫生事业发展成就和问题的基础上，综合案例分析、知识推介、艺术赏析、信仰追求等内容，从理论、历史和现实，技术、艺术和宗教等多个维度，剖析了医学与人文的关系，以及医学的现实图景与人文精神缺失的困境，系统地指出弘扬医学人文精神的方法和路径，为广大医务工作者修身立德、仁心仁术指点迷津。

　　我从医从教60多年，深感医学人文的重要性，也经常提醒年轻医生，在提高医学技能的同时，千万不能忽略提升自己的人文素养。借志彬教授索序之机，我再次呼吁：希望广大医务人员工作之余多涉猎点文学、艺术、历史、哲学、伦理，甚至宗教等方面知识，不断涵养人文情怀、提升人格品质，力求在工作中多一些本真、少一些浮躁，多一些胸襟、少一些狭隘，多一些包容、少一些怨尤，重塑医者群体的良知和仁心。

　　最后，我以本书的一段话与大家共勉：

　　医生应该是灵魂高贵的人，有恻隐之心，有悲悯情怀，有社会责任感，作为一个精神高贵的人来对待病人，对待自己……

中国工程院　院士

广州医科大学教授　　钟南山

2017年9月于羊城

序
二

　　"东风露消息，万物有精神"。改革开放近40年来，国家繁荣富强、社会和谐稳定、人民安居乐业，广大人民群众在逐步富裕起来的过程中，对医疗保障、身体健康的需求也逐步提高。"沉舟侧畔千帆过，病树前头万木春"，然而，作为当代的医务工作者，我们也清醒地看到，医疗卫生事业在取得巨大进步的同时，社会上对整个行业充满质疑和不满：医患关系空前紧张、辱医伤医事件频繁发生、求医从医愿望不断受挫、基层医疗卫生保障不足、大型医疗机构人满为患……国家、社会、行业内外充满反思和强烈的求变欲望。有识之士和政府部门焦虑地寻找症结、探索出路，各类医改政策不断出台，各种创新思路不断涌现。"前车之覆，后车之鉴"，在集体求变的突围过程中，行业内有识之士，倡导重拾人文，重塑医者，让我们眼前一亮，豁然开朗。

　　"杏林春暖，大医精诚"。姚志彬教授积累他在医、教、研、政等岗位的经验和感悟，对时下医疗卫生从业环境的反思，编写了

《让人文照亮医学》一书，以期能让整个行业放下焦虑、稳健走步，在自思、自省的过程中，重新审视行业本应具备但被漠视多时的宝贵人文素质，让医疗这个受人们尊重的行业，重铸辉煌。

"悬壶济世，救死扶伤"。医学从诞生之日起，人文关怀即与之相伴相生。从古至今，世界各地，医者父母心，从来就受到世人的尊崇和敬仰，甚至一度与神圣神灵相邻比肩。崇高的道德品质、良好的人文修养、精湛的专业技术、无微不至的关怀和救人于危难的行为，是人们心中一直以来的医者形象。然而时代快速进步的车轮，在为我们带来丰富物质和科技进步的同时，也一度让我们迷失方向：信仰的缺位、人文的不足、重技术轻关怀、追求利润忽略公益，让我们这个行业成为体型庞大但钙质不足的跛足巨人。"亡羊补牢，犹未为晚"，重新反省我们的利弊得失，思考一下我们丢失人文造成的严重后果，重拾重铸，不失为明智之举。

"同阅一卷书各自领其奥，同作一题文各自擅其妙"。近年来，社会上出版了许多医学人文的论著，为我们提供了丰富、翔实的资料、方法。这些论著中，大部分着墨于医学人文的内涵，人文与医学的关系，着重论及人文对于医学的重要意义。而在《让人文照亮医学》一书中，作者"善择视角，巧思独运"，在略述医学人文的内涵、历史与现状之后，出现了五彩纷呈、色彩斑斓的内容：从信仰与好奇的必然和人文与医学的结合，详尽地解释了医学发展到现阶段，必须加强医学人文的教育、普及和再造的重要意义。理性地分析了造成当前各种现实矛盾背后深层次的原因，继而阐明人文对于医学和突围当前困境的重要性，探索解决问题的方法。难能可贵的是，本书还着重于如何提高医疗从业人员的人文修养，用相当的笔墨介绍了提高人文修养的各种途径和经典案例，讲述了医学名家名士因人文而名噪的故事。让人读后，对医学人文，有了更全面的了解、敬畏、信心，激发读者加强人文修养的渴求。

"万点落花舟一叶，载将春色到江南"。借本书出版之际，我愿与姚志彬教授一起，呼吁广大医学同人，重拾人文，让人文更好地照耀医学。让"白衣天使"重回人间，让医患之间充满仁爱，让社会充满信任，让我们共同的事业充满阳光。是为序。

中国工程院资深院士　　　钟世镇
南方医科大学教授

2017年7月于羊城

自
序

　　人文即人的精神文化，亦即人性与教养,包括知识、文化、道德、信仰、文学、艺术等人类精神活动的内容。人文精神所追求的是真、善、美的统一与人类生存价值的提高。如果说科技是社会发展的动力，人文则是当前社会发展的主题。

　　医学是人文精神产生最早的领域，也是与之联系最紧密的领域。从医学诞生之日始，人文精神便相伴而生，并护佑其发展和进步。我国传统医学将其称为"仁术"，仁者爱也，爱什么？当然是爱人。所以晋代《医论》中便有"夫医者，非仁爱之士不可托也"。古代西方的医学誓言中也有"启我爱医术，便爱世间人"。

　　然而，随着科学技术的进步，医学科学和诊疗技术突飞猛进，新的药物、技术和仪器不断涌现，导致一些医务人员，只重视知识和技术的学习，忽视人文素质的提升。加之，临床分科愈来愈细，医生的专科化技术程度愈来愈高，一个人的精力毕竟有限，势必难以尽数掌握众多领域的知识,在技术和人文的取舍上往往顾此失彼。

而我国的教育制度设计，过早的文理分科，又使得医生人文知识和兴趣的培养方面形成缺陷。加之市场对医疗活动的介入等，诸多因素致使医学人文精神逐步褪色甚至缺失。

最直接的后果是医患沟通和交流减少，患者不能感受到温暖，医患误会和矛盾增多，医患关系趋于紧张，并进一步造成对医界的不满情绪在社会蔓延，且时有医患矛盾演变为辱医伤医事件，使得医生的执业环境恶化，职业荣誉感下降。现代医学陷入了技术至上，人文失落的发展困境。

为了走出现代医学的困境，有识之士指出必须高扬人性人道的旗帜，重塑医学人文精神。

将医学人文精神贯彻在临床医疗的各个环节，贯穿于医生的言行举止和医生的医疗行为之中。

1. 将人视为生物的，同时也是社会的，确立病与人，身与心、生物与社会的"一元论"医学观。

2. 将医学服务的目标定位于满足人对身心健康，生命质量的需求。

3. 全面转变治疗观念，努力为病人提供最优化的治疗，尽量减少对肌体的损伤，限制某些高新技术的滥用，提高医疗安全。

医生是医疗活动的践行者，重塑医学人文精神，医生责无旁贷。医生除了要熟练掌握医学科学技术之外，还应对文化素质，道德品质，艺术修养，审美情趣和社会适应能力等诸方面提出更高的要求。

为呼应重塑医学人文精神，引导年轻医生提高人文修养，我们编写《让人文照亮医学》，着重介绍如何提升医生的文化知识，艺术修养和文化品位，培养博物情怀和自然山水情感，激发好奇心和求知欲，激发信仰和追求，让年轻医生在不断学习，不断修炼的过程中提升境界，登高望远，开阔胸襟。

本书编写和出版期间，我们相继迎来中华医学会和广东省医学会建会一百周年，纵览百年历史，这是中华民族从积贫积弱走向繁荣富强的历史，是中国人从"东亚病夫"走向体魄强健，健康中国的历史。其中有我国广大医务工作者，爱国为民，崇尚科学，弘扬医德，竭诚服务的伟大贡献，抚今追昔，感慨万千。

修合无人见，存心有天知。

医生这个职业是最美好、最崇高的事业。无论医学科技如何进步，人道、人性、人文的光辉，永远是医学救助的价值皈依。尽管我们在职业生涯中时常会遇到挫折，有时还必须面对医生公众形象受损的现实，但我们不能气馁和沉沦，我们要努力做好自己，要有意识地去维护医生的群体形象。然而，外在的形象不是刻意即能塑造出来的，而是来自我们的内心。我们要自律、自省和自信，还要不断地学习和修为，丰富并提升自己。真正做到从内心坚持，做到知行合一，用我们精湛的技术和温馨的服务造福病人，并赢得大众的信任和支持。

路漫漫其修远兮，且行且珍惜，请珍惜医生的崇高而美好的职业生涯。

中山大学　　教授
广东省政协副主席　　姚志彬
广东省医学会会长

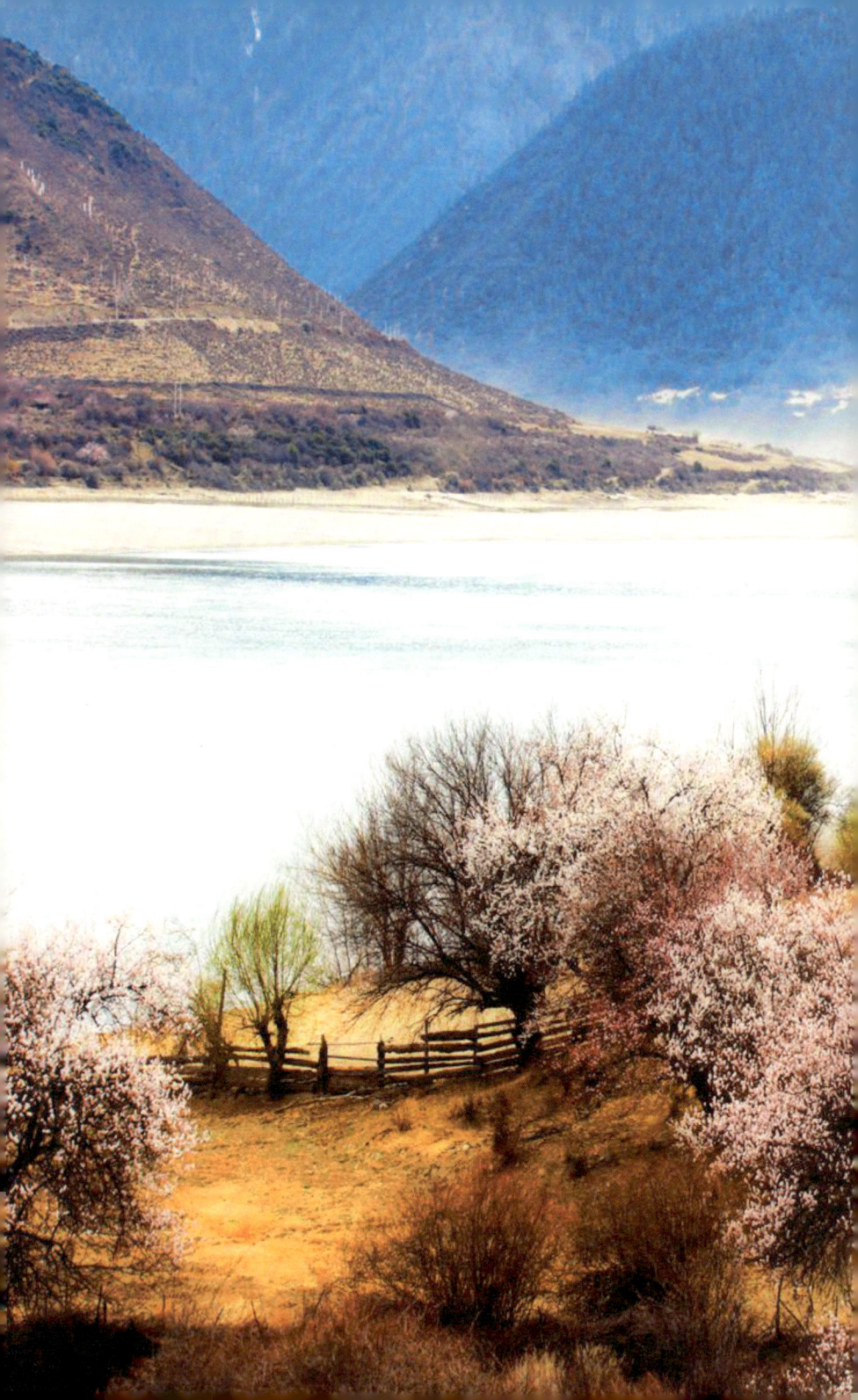

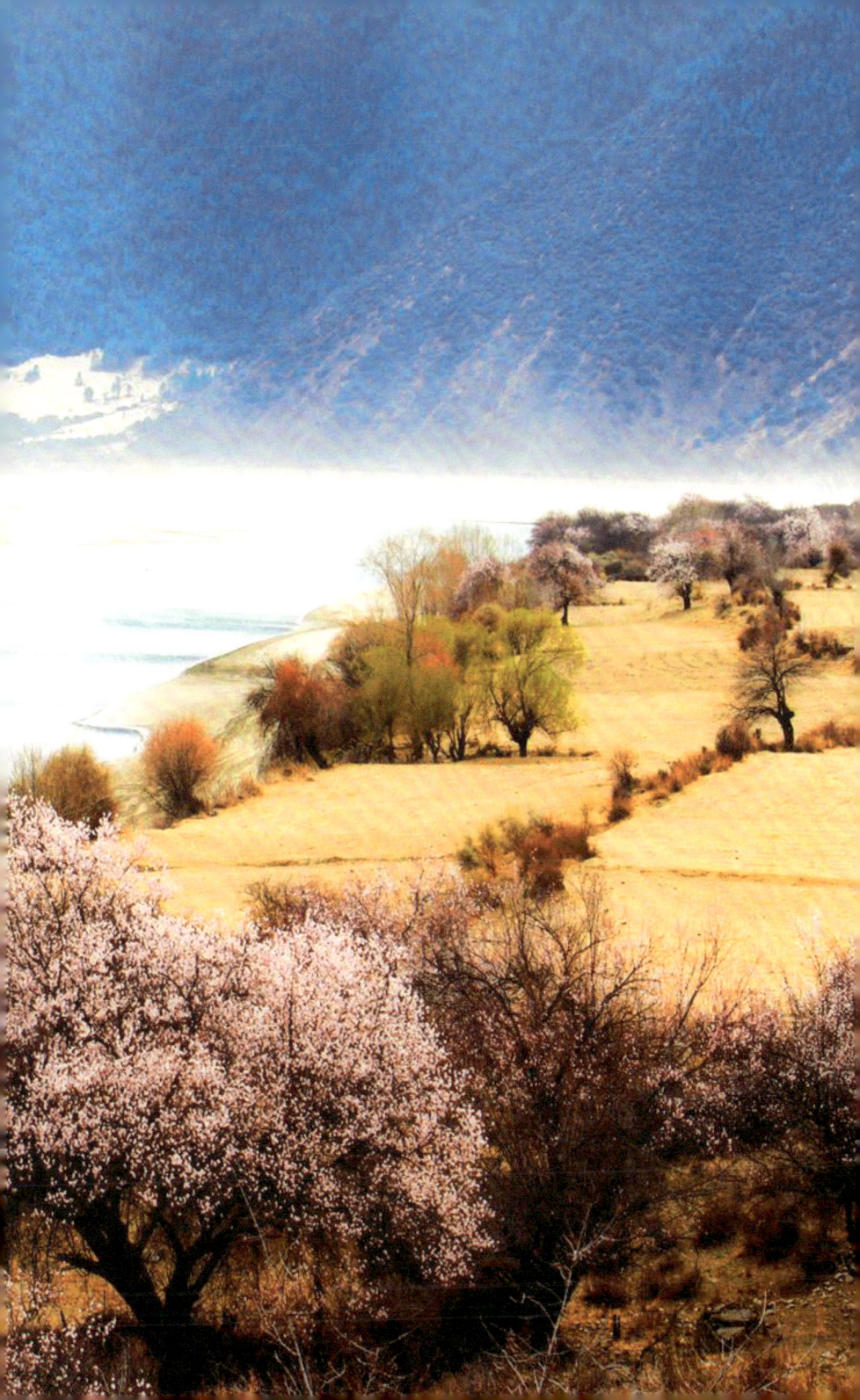

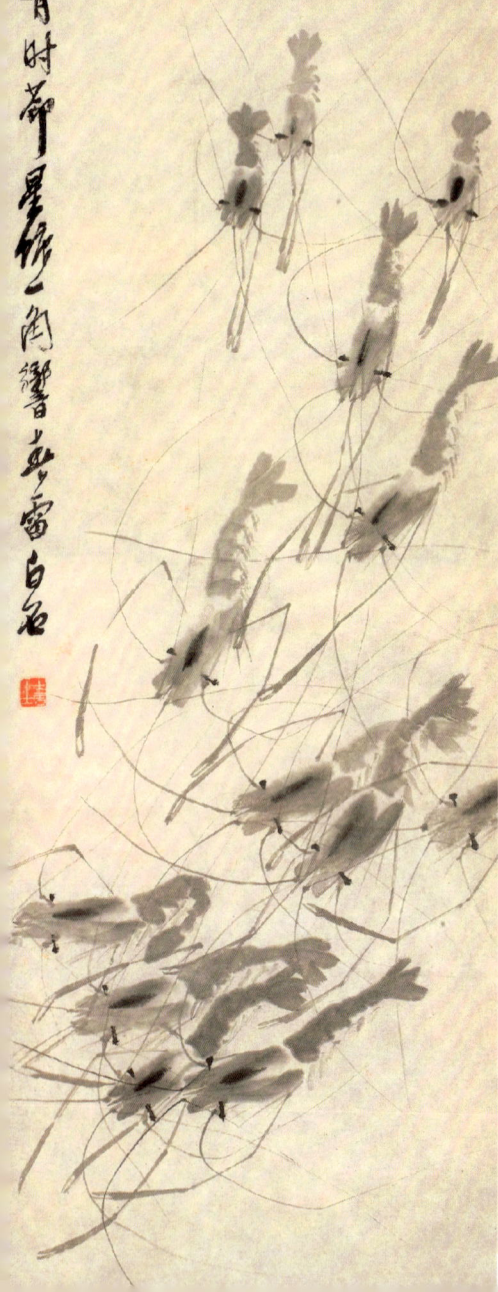

《虾》（局部）齐白石

齐白石 (1864 — 1957)，安徽宿州砀山人。近现代中国绘画大师，世界文化名人。早年曾为木工，后以卖画为生，五十七岁后定居北京。擅画花鸟、虫鱼、山水、人物，笔墨雄浑滋润，色彩浓艳明快，造型简练生动，意境淳厚朴实。所作鱼虾虫蟹，天趣横生。齐白石书工篆隶，取法于秦汉碑版，行书饶古拙之趣，篆刻自成一家，善写诗文。曾任中央美术学院名誉教授、中国美术家协会主席等职。代表作有《蛙声十里出山泉》《墨虾》等。

第一章 什么是人文

用一句话概括：

人文是以人为本，尊重人的价值，把人放在至高无上的位置。

尊重人的价值包括三个方面：

· 尊重生命的价值（热爱生命、同情生命、敬畏生命）

· 尊重头脑的价值（尊重知识、尊重智慧、尊重情感）

· 尊重灵魂的价值（信仰、社会责任感）

人文又称人文精神（humanities）或人文主义（humanism），人文精神是指一种普遍的人类自我关怀，表现为对人的尊严、价值、命运的维护、追求和关怀，对人类遗留下来的各种精神文化现象的高度重视。

人文作为一种独特的精神现象，是万物的尺度、人类智慧与精神的载体。其核心思想有三点：一是关心人，以人为本，重视人的价值。二是弘扬人的理性，反对神学对理性的贬低。三是主张灵肉和谐，立足尘世生活的超越性精神追求。

人文是发自人内心的本能的精神需求。它超越物质，超越世俗，看起来它没什么作用，实际它是人类的一种文化基因，指导和规范着人的行为、习俗和意识，滋润和抚慰人的心灵。

关于人文学科有什么作用，中山大学陈春声教授在解答这个问题时，做了一个很有趣也很能说明问题的比喻。他说：一个人的家里最有用的地方是厕所，其次是厨房。家里最没有用的东西，数来数去可以说是挂在墙上的那幅齐白石的虾。但家里来客人了，你会带他去参观厨房和厕所吗？可能会去，但是我想，大家坐在客厅观看欣赏，评头论足，讨论得最起劲的，恐怕还是齐白石画的虾。这个比较生动而风趣的比喻，充分地说明了人文是有作用的，它可以满足人类普遍的精神文化需求。

人文

一、

尊重生命的价值

尊重生命的价值包括热爱生命、同情生命、敬畏生命。

· 热爱生命是幸福之本
· 同情生命是道德之本
· 敬畏生命是信仰之本

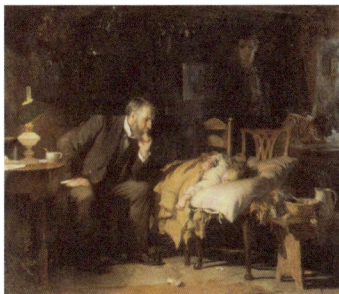

人生的意义在世俗层次即幸福，在社会层次即道德，在超越层次即信仰。

1. 热爱生命

生命最为宝贵，对每个人来说只有一次。我们每个人的一生，其生活、休闲和工作的过程都是在享受生命、消费生命、使用生命。

托尔斯泰说过真正的幸福不是金钱，对个人来说是健康，对人类来说是和平。

享受生命首先是享受健康，只有身体健康才能很好地使用和消费生命。有一句话说得非常好：健康是1，其他如事业、财富、爱情、婚姻等都是0，有了前面的1，后面的0才有价值，才越多越好。如果前面的1没有了，后面的东西再多也是0。这个道理其实很

列夫·尼古拉耶维奇·托尔斯泰（1828—1910）

19世纪中期俄国批判现实主义作家、思想家、哲学家。

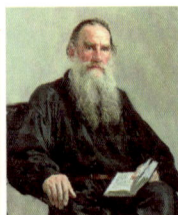

简单，人人都明白。关于健康的"数论"告诉我们的是：健康是成功的本钱，虽然不能说"有了健康就拥有了一切"，但是，如果没有了健康就真的会失去一切！

理解生命的宝贵，有助于我们理解以下三个问题：

为什么要废除死刑？

死刑是基于法律的赋权，结束一个犯人的生命，是一种古老的极端刑罚。随着人类社会的进步，施行死刑的国家在逐步减少。目前，彻底废除死刑的国家有96个，比保留死刑的国家更多，据统计现在世界上70%的国家或地区已在法律上或事实上废除死刑。废除死刑有许多理由，但其中最重要的一点是：生命是人类能被夺走的东西中，最宝贵的东西，是自由的基础保障。我国是少数保留死刑的国家之一，"杀人偿命，罪大当诛"的观念在国人心中还根深蒂固。关于死刑问题，2011年，因药家鑫案，舆论曾进行过一次较大讨论。我国也于2012年将死刑复核权收回到最高人民法院，近年的主要趋势是慎杀、少杀和缓杀。

为什么在许多国家反对堕胎?

关于堕胎引发的争论。堕胎是故意中止妊娠,取出胚胎或导致胎儿死亡的行为。在许多国家（特别是西方国家）,堕胎是备受争议的行为,处在七大医学争议行为之首,主要有道德、宗教、社会和心理、女性身体权利等方面的因素。这诸多因素背后的深层次原因是,许多国家,尤其是西方国家认为:胚胎即是生命。出于对生命权的尊重和保护,出于生命神圣不可侵犯的考虑。这些国家反对堕胎。

为什么不能施行安乐死?

关于安乐死的争论。安乐死是对无法救治的病人停止治疗或停止使用药物,让病人无痛苦地死去。尽管安乐死有其合理性,且已有少数国家通过严格的法律条文规定,允许医生为绝症病人实行安乐死,但在大多数国家,安乐死至今尚未合法,关于安乐死的争论也一直未停止。安乐死未能普遍合法化的主要原因涉及伦理、法律、文化和技术等方面,但更深层次的原因,还是生与死的矛盾,是生命神圣论与生命质量论的争论。以上争议充分说明在现阶段人类主体认识上:生命的神圣不可侵犯性远大于生命质量的好坏。

文艺复兴的核心思想是人文主义,发现了人和人的伟大,肯定了人的价值和创造力,使人开始重视自己的天赋权利:生命、自由、财产,其中生命是首要的。

药家鑫案件

　　2010年10月20日22时30分，大学生药家鑫驾驶陕A419NO号红色雪佛兰小轿车从西安外国语大学长安校区返回市区途中，将前方在非机动车道上骑电动车同方向行驶的被害人张妙撞倒。药家鑫唯恐张妙记住车牌号找自己麻烦，即持尖刀在张妙胸、腹、背等处捅刺数刀，将张妙杀死。逃跑途中又撞伤二人。同月22日，公安机关找其询问张妙被害案是否系其所为，药家鑫矢口否认。同月23日，药家鑫在其父母陪同下到公安机关投案。2011年4月，西安市中级人民法院对此案做出一审判决，以故意杀人罪判处药家鑫死刑，剥夺政治权利终身，并赔偿被害人家人经济损失；药家鑫随后提起上诉。2011年5月，二审判决宣布维持原判；2011年6月7日，药家鑫被依法执行注射死刑。案件审理过程中，药家鑫声泪俱下表示忏悔："我会怀抱一颗忏悔的心、感恩的心回报社会，给我机会，向受害人家属赎罪，如果有可能的话，我愿意给张妙父母养老……"并向法庭递交了悔过书。但网络上舆论鼎沸，喊杀之声高涨，同时西安5位教授联名呼吁免除药家鑫死刑，王新教授表示，大众对一个年轻人的审判，不能在一个非理性、非平和的心态下去进行，这牵扯到对一个生命，对一个人的尊重。大多数人的义愤只是一种朴素的想法，但是不一定是理性的、符合法治精神的，有些人对真相根本不了解，很多细节公众并没有看到。一些人故意夸大事实，对事件进行渲染，使公众看到的都是一些煽动性的言论，从而引导和利用了公众舆论。

2. 同情生命

同情生命是一个道德命题。

恻隐之心人皆有之。

同情是道德的基础，由同情发展出了两类道德：一类是正义，一类是仁慈。

哲学家认为：善良的本质是对生命的同情，对生命的同情是道德的基础。人类的道德是建立在互相同情的基础上，同样，道德的沦丧也起因于同情心的泯灭。

人有两个本能：一是爱惜自己的生命，二是同情别人的生命。如果缺乏第一个本能，不能爱惜自己的生命，这样的人等同于石头，他的心也像冰冷的石头一样，对自己没有感觉，他对别人的生命就必然是冷漠的。缺乏第二个本能的人，没有了同情心，其等同于禽兽，甚至连禽兽都不如。

同情的本能，就是见到别人的生命有危险，遭到威胁或损害，你会设身处地去感受，会感到难过。孟子举过一个例子，当你看到一个小孩在井边玩耍时，突然发现他快要掉下去了，你会非常着急揪心。为什么你会着急呢？因为你与小孩有亲戚关系吗？当然，如果有亲戚关系，甚至是你自己的小孩，你会更着急，但没有亲戚关系你也会着急。因为你会推己及人，在看到小孩遭遇危险的那一瞬间，你会感觉仿佛是自己掉下井里。这就是同情心。

这也是2011年小悦悦事件曝光后，引发社会广泛而巨大的舆论谴责的深层次原因。

2011年10月17日，中广网报道，一名两岁女孩小悦悦被面包车撞倒，肇事车逃逸。随后，有几辆车子和多个行人路过，但竟无人伸手救援，最终小女孩被一名拾荒的阿姨抱起送往医院急救。但终因伤势过重抢救无效而死亡。为什么这件事会引起巨大的舆论谴责，因为它冲击了人类的同情本能和道德底线，在全社会引起强烈的反响。

3. 敬畏生命

敬畏的本义是敬重和畏惧。

敬畏生命是在信仰的层面把生命作为一种神圣的东西来看待和敬重。

敬畏生命这一理念由史怀泽最先提出，随后有许多著作和文章，对其进行了阐述。

史怀泽（1875—1965）是当代最具广泛影响力的思想家，他创立的以"敬畏生命"为核心的生命伦理学是当今世界和平运动和环保主义的重要思想资源。他明确提出："只有当人认为所有生命，包括人的生命和一切生物的生命都是神圣的时候，他才是伦理的。"他的出发点不是简单的恻隐之心，而是生命的神圣性所唤起的敬畏之心。他甚至认为生命的神圣性是无法论证的，承认敬畏生命的世界观是一种"伦理神秘主义"，它是基于我们的内心体验。

"敬畏生命"的理论认为世界的精神本质是神秘的，我们不能全部认识它，只能怀着敬畏之心赞美它、爱它、相信它。

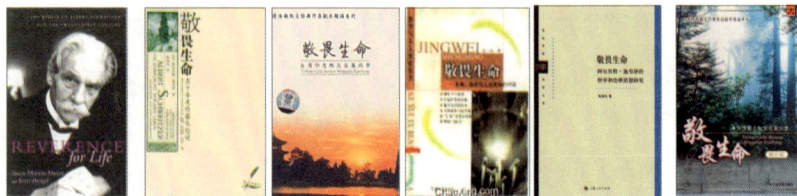

弘一法师敬畏生命的故事

弘一法师 (1880—1942)，本名李叔同，著名音乐家、美术教育家、书法家、戏剧活动家，是中国话剧的开拓者之一。

他从日本留学归国后，担任过教师、编辑，后剃度为僧，法名演音，号弘一，晚号晚晴老人，后被人尊称为弘一法师。1913 年受聘为浙江两级师范学校 (后改为浙江省立第一师范学校) 音乐、图画教师。1915 年起兼任南京高等师范学校音乐、图画教师，并为南京大学历史上第一首校歌谱曲。

弘一法师临终时，嘱咐弟子，在其遗体龛的四个角下各垫一碗水，以免蚂蚁爬上来，火化时被无辜烧死。每读到此，总是被弘一法师对生命的怜悯和敬畏之心深深感动。

在中国近百年文化发展史中，弘一法师李叔同是学术界公认的通才和奇才，作为中国新文化运动的先驱者，他最早将西方油画、钢琴、话剧等引入国内，且以擅书法、工诗词、通丹青、达音律、精金石、善演艺而闻名于世。而他在皈依佛门之后，一洗铅华，笃志苦行，成为世人景仰的一代佛教宗师。他被佛教弟子奉为律宗第十一世祖。他传奇的一生为我国近代文化、艺术、教育、宗教领域里贡献了十三个第一，堪称卓越的文艺先驱，他爱国的抱负和义举更贯穿于一生。

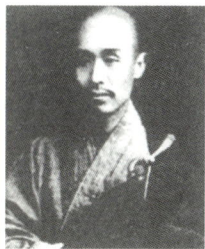

弘一法师

弘一法师不仅是一个身披袈裟的佛教修行者，他也是一个寄身禅院的艺术家，"狂来轻世界，醉里得天真"，充满艺术家的气质和浪漫，他的一首脍炙人口的《送别》词，集成了送别的多种情感意象，强烈震撼着中国人离别的"集体无意识"，成为国人送友离别的一种文化心理符号。

《送别》

长亭外，古道边，芳草碧连天。晚风拂柳笛声残，夕阳山外山。

天之涯，地之角，知交半零落。一壶浊酒尽余欢，今宵别梦寒。

长亭外，古道边，芳草碧连天。问君此去几时来，来时莫徘徊。

天之涯，地之角，知交半零落。人生难得是欢聚，惟有别离多。

4. 灾难唤醒国人敬畏生命之心

2008年5月12日我国四川省汶川县发生8级强烈地震，地震严重破坏区超过10万平方公里，共造成近7万人死亡，374 643人受伤，17 923人失踪。地震造成巨大的生命财产损害，震惊了中国，也震惊了世界。全国上下团结一心，火速投入救援工作，捐款捐物。救援队、医疗队，包括许多志愿者、社会组织紧急奔赴灾区抢救受难人员，涌现出许多可歌可泣、催人泪下的感人场面和故事。媒体对此进行了大量的报道。一时整个中国沉浸在悲痛与爱的海洋之中。多难兴邦，巨大的灾难磨炼了人们的意志，也极大地唤醒和激发了人们对生命的重视、同情和敬畏。

伟大的母爱

救援人员在废墟间隙中发现一个女性逝者尸体，她双膝跪着，整个上身向前匍匐，双手扶地支撑着身体，像古人行跪拜礼的姿势。她的怀里有一个包袱，救援队长伸手摸索了几下，他突然高喊："有人，有个孩子，还活着。"令人惊喜的是抢救出来时小孩还安静地睡着，他熟睡的脸庞给所有在场的人以温暖和希望。随行医生准备给孩子检查时发现了一部手机，手机屏幕上有一条写好的短信：亲爱的宝贝，如果你能活着，一定要记住：我爱你。看到这条短信，这位看惯了生死离别的医生不由得落泪了。手机传递着，每一个看到短信的人都潸然泪下。

尊敬逝者　敬畏生命

在汶川大地震中，日本救援队是第一批赶到的外国专业救援队伍，他们的一些维护逝者尊严的理念和行为，打动了许多人。据报道，就在紧张而繁忙的抗震救灾期间，在北川的建筑废墟下，两排日本救援队员整齐列队，摘下帽子拿在手中，集体为中国遇难者默哀，送别一位年轻的母亲和怀中仅出生75天的婴儿。此举被在场记者拍下，照片迅速在公共媒体中传播。

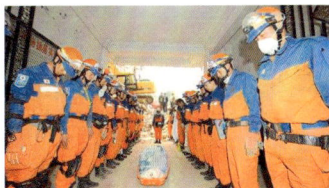

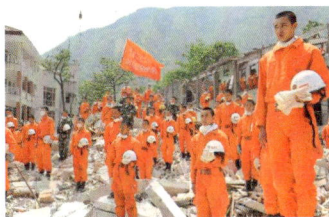

这种尊敬逝者的做法，感动了全中国，随后在许多救灾现场，集体鞠躬默哀的场景成为送别逝者的重要环节。

唯美的生命场景

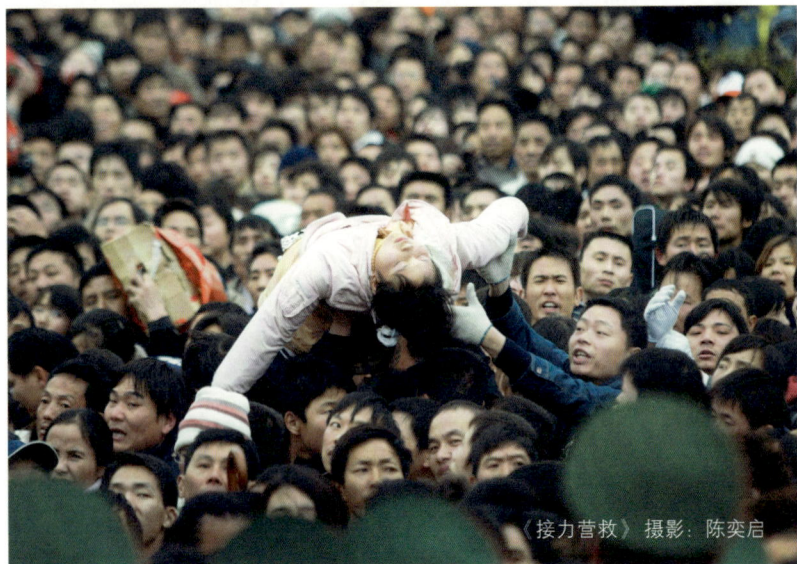

《接力营救》 摄影：陈奕启

　　2008年春节前夕，我国南方遭遇罕见冻灾、交通受阻，15万回家过年的旅客滞留在广州火车站。1月31日，广州部分列车恢复运行，大批焦急万分的旅客聚集在火车站广场外准备进站。突然，一名乘客晕倒在人群中，随时有被踩踏的危险，关键时刻，旁边的乘客将其高高抬起，高举着从众人的头顶上传递着，抢救出来。现场情景十分感人，凸显出人们对生命的关怀与敬畏。有人把这场景拍摄下来，放在网上，其照片既唯美又动人，后来该照片获得了当年摄影奖。

　　生命的伟大与可敬，还在于生命的唯一性，对个体来说，生命只有一次，死而不能复生。但有生就有死，生与死的辩证统一才是生命的最美妙乐章。

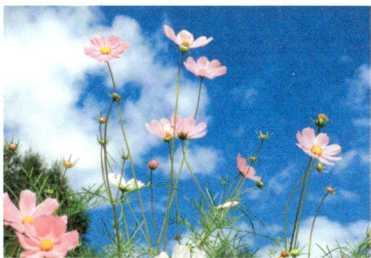

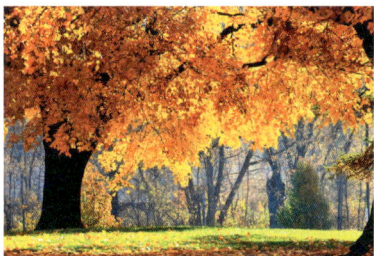

　　生如夏花之璀璨，逝如秋叶之静美。

　　　　　　　　——泰戈尔

人类是宇宙中的"唯一"

　　对人来说，人类在宇宙中是孤独的行者。尽管科学家们在努力探索地球以外的生命，寻找外星人，但据测算，智慧生命在地球外产生的概率为10亿分之一。

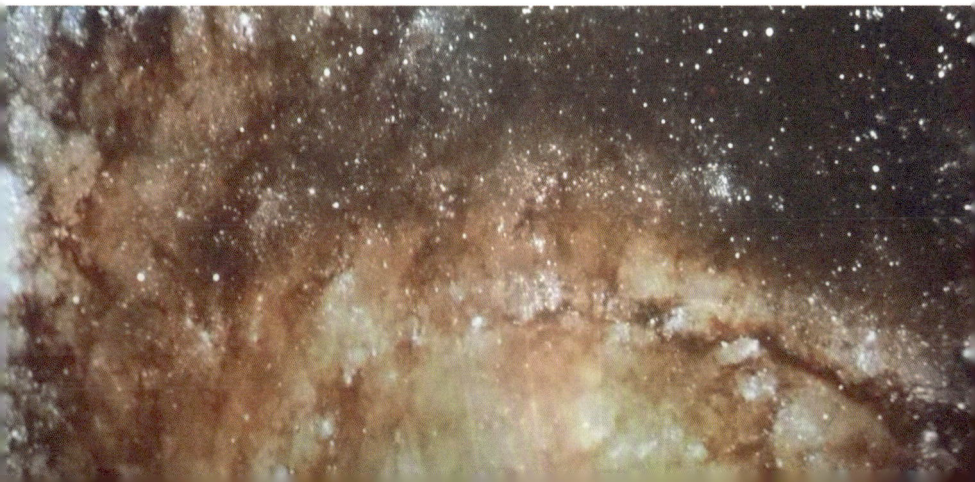

瑞士

二、
尊重头脑的价值

1. 尊重知识

　　人具有理性思维的能力。我们可以归纳、判断、推理、联想和比喻，等等。

　　人的好奇心和思考能力，本身就是有价值的，最著名的例子就是牛顿与苹果的故事，小牛顿好奇苹果为什么会落在地上。这促使他反复地观察、思考和研究，从而发现了地心引力，进而推导出万有引力定律。可惜我们太讲实用性、讲功利，缺乏牛顿这样的好奇心和行动力。我们要努力改进我们文化中的实用性品格。

　　毕达哥拉斯（公元前572

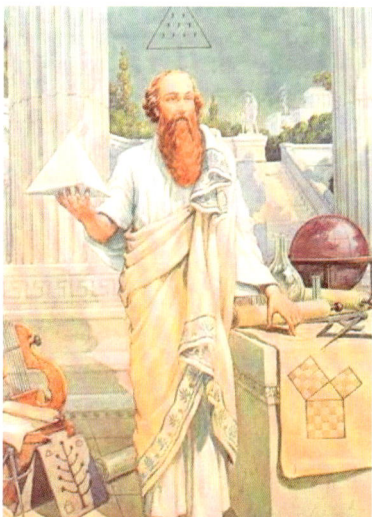

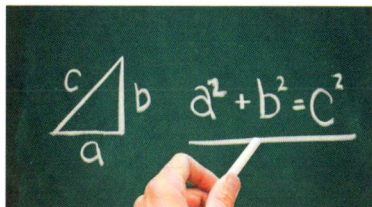

年—公元前497年）于2600年前发现了勾股定理，在当时，勾股定理基本没有什么实用价值，但他特意杀了一百头牛来庆祝这一发现。这足以说明他对知识是多么重视和尊重。

2. 精神需求更高级

当然，人有物质需要，有生理需要，但是更重要的是有精神需求，渴求知识、艺术和尊重，等等。这也是人区别于其他动物的根本所在。知识创造、审美和艺术创造使人的精神需求得到满足，使人的天赋智力和情感能力得到拓展，这也是人文精神的重要方面。

马斯洛理论

根据马斯洛理论，人的需求分为五个层次：第一层次是生理需求，包括空气、水、食物、性和睡眠等；第二层次是安全需求，包括人身安全、健康保障、财产所有、就业保障等；第三层次是情感需求，包括友情、爱情等；第四层次是尊重需求，包括信心、成就感、自我尊重和被尊重；第五层次是自我实现的需求，包括道德、创造力、自觉性、公正度和解决问题的能力等。

五种需求是阶梯式从低到高、逐级递升的。通常某一层次需求相对满足了，就会向高一层次发展，追求更高的需求成为驱使行为的动力。

三、

尊重灵魂的价值

人的精神属性分两个方面：

一是理性，即思考能力。

二是精神追求，即灵魂的需要，包括信仰和道德。

道德和信仰代表着人生的神圣意义。

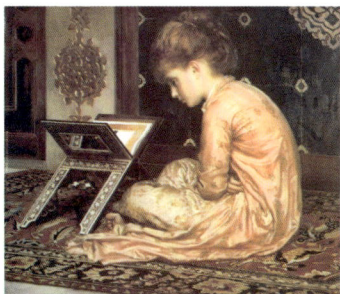

通常人生的意义也有两个方面，世俗的和神圣的，即幸福和道德。

幸福代表人生的世俗意义，指生活质量，比如经济收入、家庭和睦、儿孙满堂，等等。道德代表人生的神圣意义。中国的儒家文化讲人生要"**立功、立言、立德**"、佛教讲"功德圆满"，都是指人生的神圣层面。

对于医生来说，**立功**是看好病，有精湛的临床技能、丰富的临床经验和好的行医品德，能为病人解除痛苦；**立言**是著书立说，在学术研究方面有所创新，形成自己的理论和观点，并被同行所认同，对医学进步有所推动，或者能将自己丰富的临床经验进行总结，并能让他人的临床工作有所借鉴和应用；**立德**是有信仰，是

在看好病，并能著书立说的基础上，建立自己的道德规范和信仰追
求，为同行树立榜样。能做到第一点的，能为病人看好病的医生是
个好医生。如果可以做到既能看好病又能著书立说，在学术上有所
建树的医生，即是一个大医生。如果三点皆能做到的，则是一个功
德圆满的伟大医生了。

　　总之，医生应该是灵魂高贵的人，有恻隐之心，有悲悯情怀。

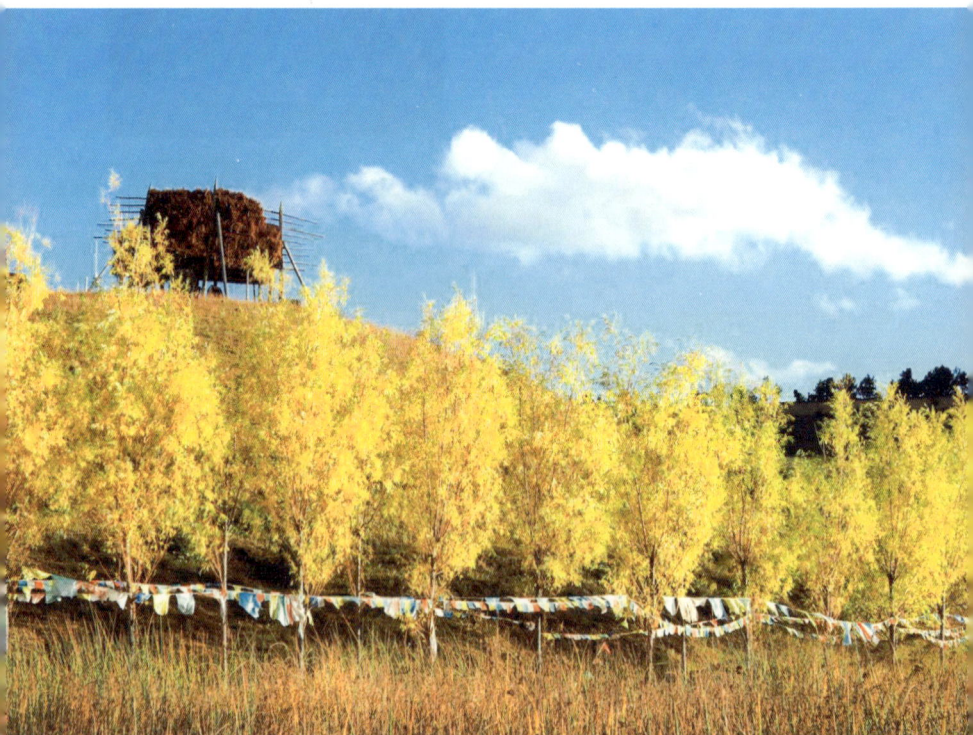

香格里拉松赞林寺

青稞高架，白云飘飘，我蓦然想起童年时母亲吟唱的歌谣

四、
尊重人和生命价值的理由

有社会责任感，作为一个精神高贵的人来对待病人，对待自己。

1. 生命的神圣性和神秘性

生命的神圣性在于两个方面：生命起源的未知性和生命的不可侵犯性。

生命的起源是当代科学三个重大难题之一，另外两个难题是宇宙的起源和意识的起源。

关于生命的起源有许多种解释和臆测。有哲学的、玄学的、科学的和宗教的，等等。

现在科学界比较流行的观点是，地球上的生命，经过几十亿年的漫长时间，由非生命的物质演变为有生命的物质，经历四个演化阶段，即从无机小分子到有机小分子，再到生物大分子，再到生物大分子体系，再到原始生命。原始生命产生以后，便沿着达尔文理论的路径，由低级生命到高级生命不断地进化和发展，最后产生了人类。无疑原始生命诞生是极其漫长而复杂的过程，其中充满了不确定性。

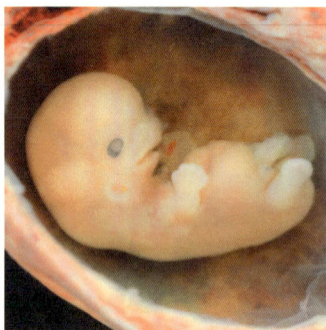

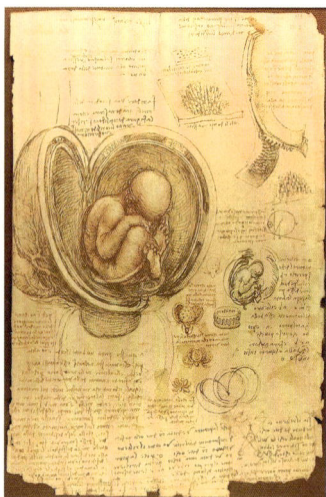

上述理论并没有被所有人接受。质疑者认为，形成一个大分子固然可以，但形成含有生命信息的DNA和蛋白质，需要这些小分子以非常特定的方式组合。这好比给猴子一台打字机，让它打出一本完全随机的"书"可以，但写出《红楼梦》就比登天揽月还难了。其实，科学界关于生命诞生的理论也非常多，充满着争议，也许正是这种多样化的理论和争议，更增添了生命的神秘性。

尽管我们每个人对生命的意义的理解有所不同，但都普遍认同生命的神圣不可侵犯性，因为生命是最宝贵的，也是最有价值的。

2. 生命的遗传性和进化性

种瓜得瓜、种豆得豆，是遗传，有其父必有其子，也是遗传。人比猴子聪明是进化，今天的人比过去的人更聪明也是进化。

遗传和变异是生命的两个基本特征，遗传保持生命的连续性和相似性，它使生物保持相对稳定，使人类可以识别自己。遗传的物质基础是基因（DNA），基因有一定的保守性。但在世代延续的长期发展中，遗传物质（基因）经常会发生一些改变，称为变异，那些优良的改变经自然选择（形状和基因）被遗传和保留，并积累下来，从而形成生命的进化。

　　人类是进化的产物，今天的人类是由猿进化而来，今天的人比过去的人更聪明，未来的人将比现在的人更聪明。可能有人会问为什么现在的猿不能进化为人呢？这个问题很有趣，也很复杂。简单地说，人类从猿进化而来，这里的"猿"是指"古猿"，它是千万年前的一个物种，长相与现在的猿类似，但并不完全一样。我们现在看到的猿是一个进化上跟人类分道扬镳的近亲，它与人类一直在并行进化着。现代猿与人早就分化了几百万年，彼此独立的走向，没有任何进化为人的可能性了，只会越走越远。

　　这说明在生命进化史上，人的诞生和进化是偶然的孤立事件，至少在地球上是这样。这正是人的生命和价值值得尊重的理由。

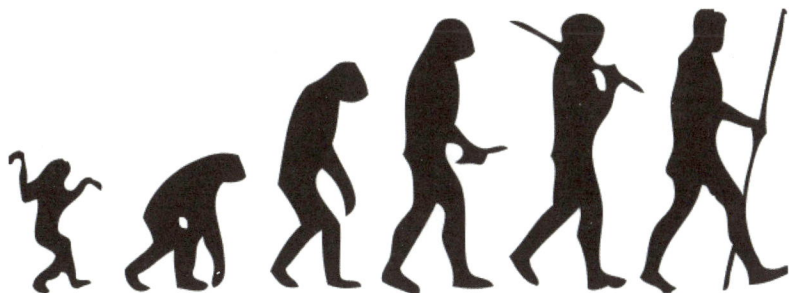

3. 人是有情感的

　　情感是人对客观事物所持的态度体验，其本质是生活现象与人

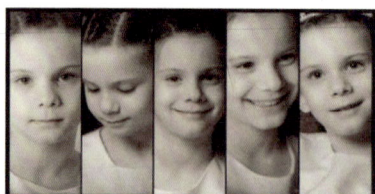
表 情

心的相互作用下，产生的爱。喜怒哀乐，忧思恐惊，都是情感的表现，比如郁郁寡欢、脉脉含情、怒发冲冠、开怀大笑，等等，情感的世界真的太奇妙了，情感的生物学机制更是非常复杂。

尽管神经科学取得了重大进展，对脑和神经元活动的机制有了许多新的认识，但我们还不能将情感活动简单地还原为激素和神经递质（如多巴胺、5-羟色胺等）与神经元相互作用的产物，我们只能说现阶段人的情感的神经机制还是一个科学谜团。

情感始终是横跨在人脑与电脑间一条无法逾越的鸿沟。

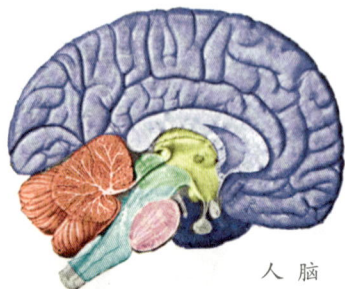
人 脑

现在机器人的研发越来越进步。工业机器人和智能机器人在许多行业已得到广泛的应用，甚至出现了家庭机器人、伴侣机器人。2016年3月，阿尔法狗（AlphaGo）以4∶1的总分战胜世界围棋冠军，更是将人工智能热潮推到了一个新的高度。但与人类相比，机器人的一大难题是，如何赋予其丰富而细腻的情感，这个问题是现在的所有计算

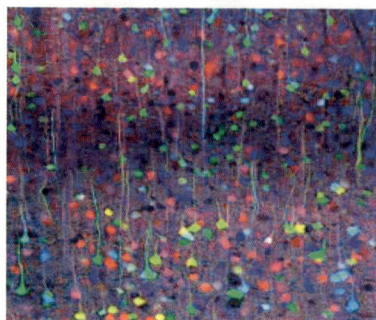
大脑皮层的各种神经细胞

机算法都还无法解决的。

　　人类借助语言和文字，使得其对情感的体验和表达登峰造极、气象万千。

　　表达丰富情感的诗词语句：

　　　　洛阳亲友如相问，一片冰心在玉壶。

　　　　　　　　　　　——［唐］王昌龄《芙蓉楼送辛渐》

　　　　我寄愁心与明月，随风直到夜郎西。

　　　　　　　　——［唐］李白《闻王昌龄左迁龙标遥有此寄》

　　　　仍怜故乡水，万里送行舟。

　　　　　　　　　　　　——［唐］李白《渡荆门送别》

　　　　寻寻觅觅，冷冷清清，凄凄惨惨戚戚。

　　　　　　　　　——［宋］李清照《声声慢·寻寻觅觅》

　　　　小楼昨夜又东风，故国不堪回首月明中。

　　　　　　　——［南唐］李煜《虞美人·春花秋月何时了》

　　　　无为在歧路，儿女共沾巾。

　　　　　　　　　——［唐］王勃《送杜少府之任蜀州》

　　　　感时花溅泪，恨别鸟惊心。

　　　　　　　　　　　　　——［唐］杜甫《春望》

春蚕到死丝方尽，蜡炬成灰泪始干。

——［唐］李商隐《无题·相见时难别亦难》

林花谢了春红，太匆匆，无奈朝来寒雨晚来风。胭脂泪，相留醉，几时重，自是人生长恨，水长东。

——［南唐］李煜《相见欢·林花谢了春红》

花落水流红，闲愁万种，无语怨东风。

——［元］王实甫《西厢记》

原来姹紫嫣红开遍，似这般都付与断井颓垣。良辰美景奈何天，赏心乐事谁家院！

——［唐］汤显祖《牡丹亭》

上述这些诗词语句，有友情、爱情、亲情、乡情，惋惜之情和悔恨之情，等等，意深情切、缠绵悱恻、动魄惊心，将人类丰富的情感表达得淋漓尽致，直击心灵。这些表达情感体验的语言和文字已成了千古流传的佳句。

4. 人类有智慧和理性

思维是人类所具有的高级认知活动。通过分析与综合、比较与分类、抽象与概括去认识事物，揭示事物间的关系，形成系统化的知识。正是知识和创造推动了人类社会的巨大进步，创造了丰富的物质文明和灿烂的精神文化成果。

西方伦理学认为，宇宙的内在具有正义色彩，且其自身特性是理性的。人是一个完整的"小宇宙"，其本质也是有理性、有智慧与良知的。智慧不等同于小聪明，智慧是一种强大的精神力量，尤其可贵的是创新精神、创新意识和创新思维。

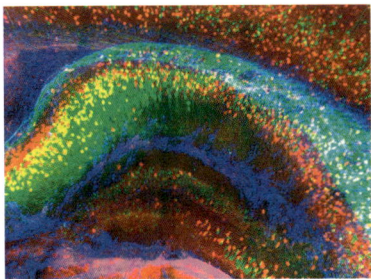

海马——负责记忆的脑区

恩格斯说思维是人世间最美的花朵。尽管神经科学和思维科学已取得了巨大进展，但是目前，思维的奥秘在科学上还是个黑匣子。

5. 人类有语言和文字

人类在长期的进化中创造了语言，语言为知识和情感的交流提供了基础。人类在语言的基础上又创造了文字，而文字又使知识和情感的交流可以跨越时空。

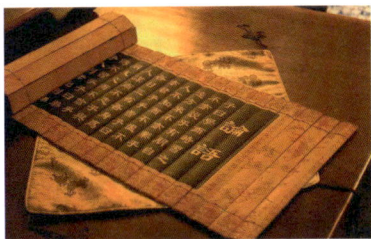

子在川上曰：逝者如斯夫！

——孔子《论语》

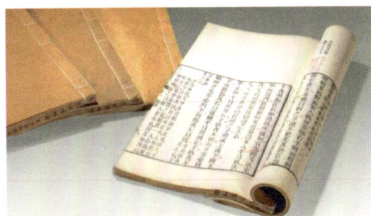

刻在竹简上的这句话，让我们知道两千多年前有一位姓孔的老先生，站在河岸上感叹时间和往事像流水一样滔滔而去，去而不返，并告诫大家应该倍加珍惜时间啊！

语言也是思维的工具，是思维的载体及其物质表现形式，是人类进行逻辑思维运用和信息传递的工具。人们借助语言和文字传递并保存人类文明的成果，这就是语言和文字的作用和魅力。

6. 生命的不可逆性

自然现象可重复出现，花开花落，春去秋来。但对于生命，从新生到繁盛，到衰亡是铁的规律。人的生命理论长度只有120~150年。其实，我们每个人一出生就站在通向死亡的传送带上，或者说是朝向火葬场的人生旅行。一个人从婴儿到少年、成年、老年，经历生老病死，是必须遵循的客观规律。所以，古往今来许多人发出了感叹："有花堪折直须折，莫待无花空折枝""人生易老天难老""花有重开日，人无再少时"，这些都是对生命不可逆性的感慨与劝慰。

生命的不可逆性，也是生命的意义所在。每个人的生命只有一次，美好的童年，焕发的青春，幸福的晚年，每个人都只能经历一次，过去了的就过去了，不能从头再来。由于不可逆性，我们过得谨慎而投入，我们小心翼翼地计算着每一天的付出与收获，认真地计划和思考着明天。唯有这样，才能感受到生命的分量，正所谓"越接近大地，越接近生命的本质"。

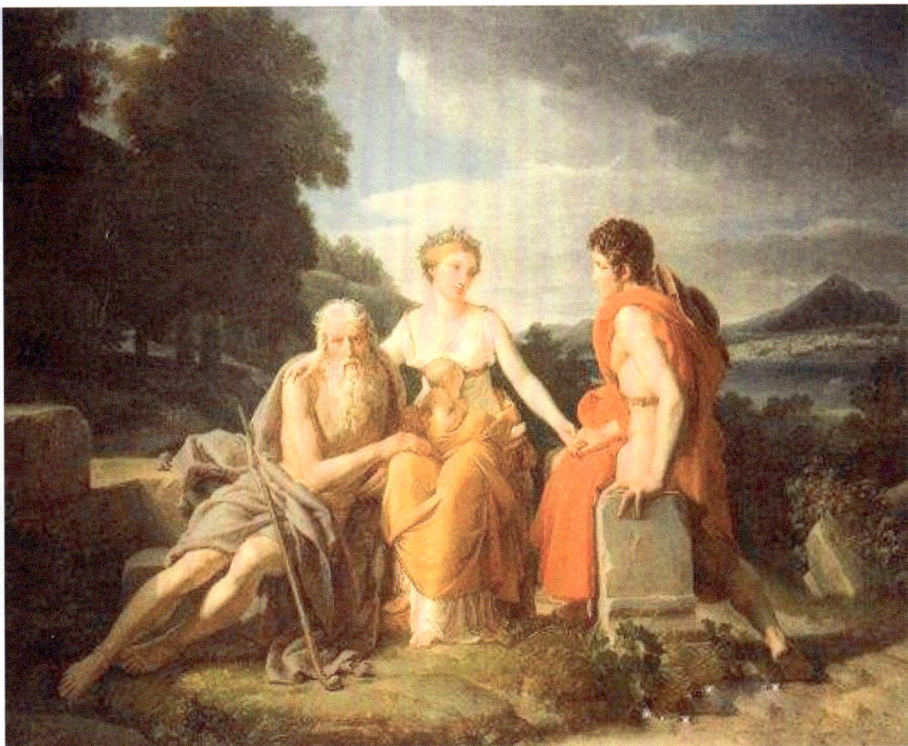

《人生三阶段》（1870），西蒙，画布油画，110.50 cm×144.80 cm

　　画面呈现出尼古拉斯·普桑（1595—1665）式的田园诗般的风光，帕斯卡尔·西蒙通过具体形象表现出人生历程的三个阶段，历经两百多年而依然生动。人类的暮年通过一个老人的形象表现出来，壮年则是充满阳刚的青年；童年的形象是一个熟睡的孩子，画面的中心是一个头戴花环的女人，她把人生的三个阶段（童年、青壮年、暮年）串联在一起，喻示着人生的美好。

7. 生命的多样性与相互依存性

　　地球上所有生物与其生存的环境形成一个统一整体的生物圈，

人类是其中一员。生物圈中，有众多的生物物种，约3000万~5000万种。每个物种都是生物链上的一环，一个物种以另一个物种为食物，本身又作为另一个物种的食物。一个物种的消亡将破坏其他物种存在的条件。尽管人类处于食物链的最高端，但人类的存在紧密地依赖其他生物的存在，依赖生物圈的平衡和稳定。地球是我们的美丽家园，各种各样的生物相互依存，相互影响，形成了生命形式的多样性。生物多样性是人类社会赖以生存和发展的基础，我们的衣、食、住、行及物质文化生活的许多方面，甚至我们的精神文化生活都与生物多样性的维持有密切关系。如果生物多样性遭到严重破坏，最终将危及人类的生存。

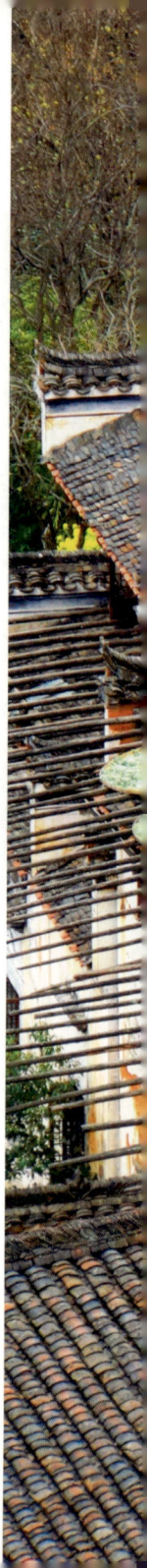

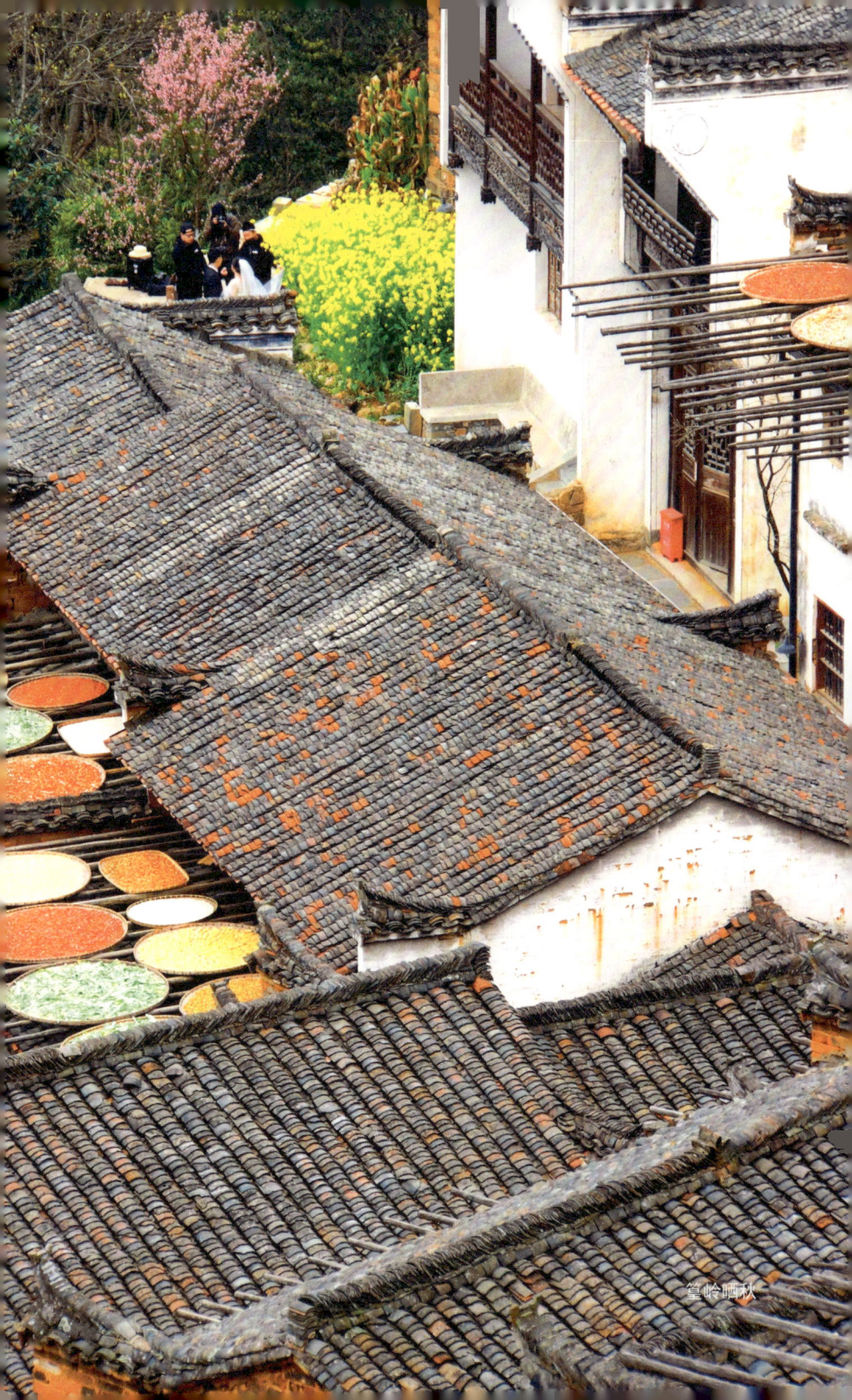

篁岭晒秋

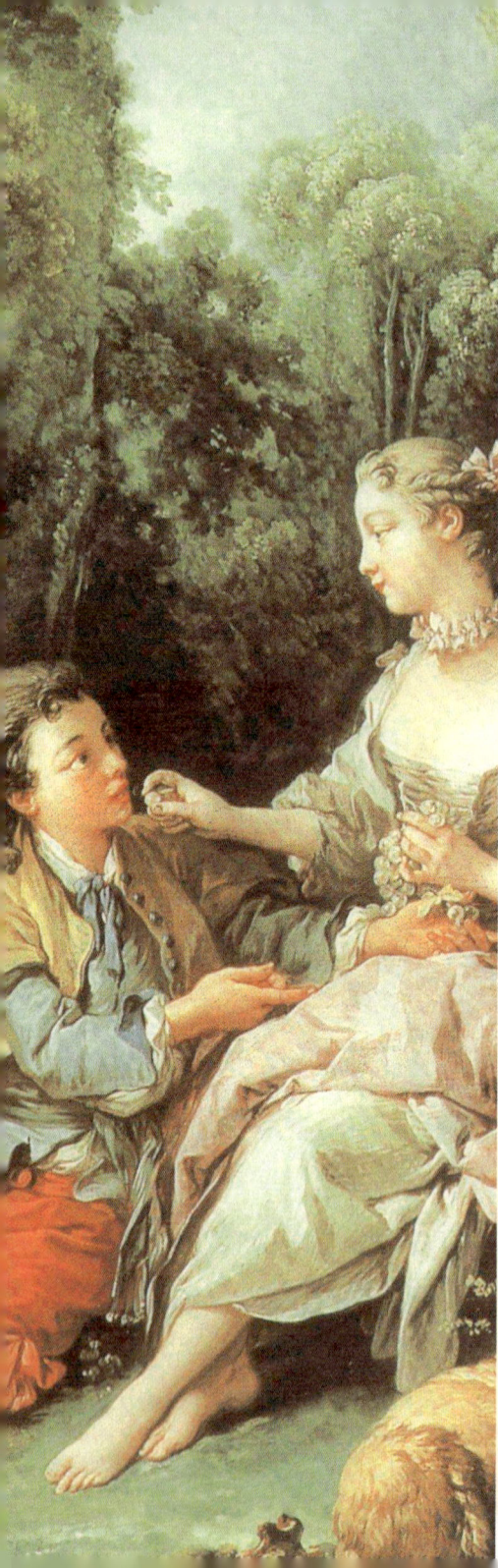

《共享葡萄》（局部）

弗朗索瓦·布歇（Francois Boucher，1703—1770），法国18世纪洛可可绘画艺术的典型代表。出生于巴黎，早先跟随具有洛可可风格的勒穆瓦纳学习过绘画创作。他的作品极力迎合王公贵族的口味，把洛可可艺术发展到了最高水平。作品一般都色彩浓艳、纤巧华丽。代表作有《里纳尔多与阿尔米达》《狄安娜出浴》《沙发上的裸女》以及《蓬巴杜夫人》等。

第二章　医学与人文的关系

医学与人文是一对关系紧密的孪生姊妹。两者相伴而生、相互交织，相互支持，目标一致。

人的一生总是要经历生老病死的。人在生病时充满了痛苦、困惑、恐惧、惆怅和无助，而医疗是与疾病抗争的过程。医学是安慰、帮助、拯救，最终导致疾病的康复，痛苦的消除。在与疾病抗争的每一个环节，医学总是需要人文的支持和帮助，这种支持和帮助对于患者来说，可以克服恐惧，增加信心；对于医者来说，可以增加其对患者的关心和责任心，并增强患者治愈疾病的进取心和必胜信心。所以，医学是一门与人文联系最为紧密的学科，或者说，医学人文具有普适性和天然性。

关系

一、

医学与人文关系紧密的本质原因

医学是关于人的科学，而人文则是尊重人的价值，尊重人的生命、智慧和灵魂价值的科学。

医学除具有科学技术的一般特性以外，还有自身的特殊性。其特殊性在于医学是一门直接关乎人，并服务于人的科学。即医学与人的生命、智慧和灵魂都有着根本的、千丝万缕的联系。这种联系是不能割断的，也无法割断。所以医学比其他任何学科都更强调人文关怀，这也要求医学工作者要具有更完备的人文修养。

从本质上来看：人文与医学的关系是灵魂与肉体的关系。

人文精神是医学的灵魂，医疗技术是医学的肉体。

人文精神是医学的核心价值所在，是行医和进行医学研究的必要前提。它引领着医学的前进和实践方向，没有人文精神，医学就失去了方向和灵魂。

二、
医学与人文关系紧密的历史原因

1. 巫医同源

早期巫师医治疾病是通过代鬼神发言：用唱歌、跳舞、洒水、喷酒等形式营造治病氛围。

在人类早期的思维里，由于对自然力量的不了解和恐惧，对一切事物充满了神秘感，认为有一种超自然的力量在支配着世间万物，神秘感导致人们对天地、山河、祖先、鬼神的崇拜，由此形成了巫术，当巫术逐步有了一定的组织形式和仪式，便出现了专职的巫师。在古人的认知中，巫师不仅是一种负责沟通、祭祀鬼神的带宗教色彩的人物，同时也精通医药和占卜之术，能为人诊病治病。巫师的职能之一是治病，由于当时的人类认识水平低下，认为人之

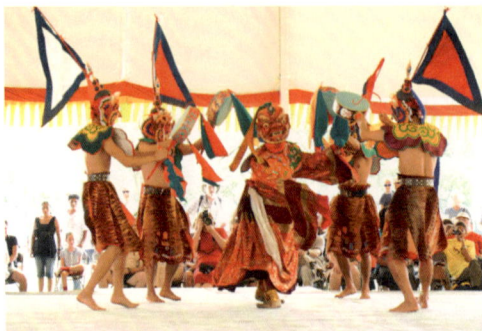

作法驱魔

得病是鬼神附体或中邪等，巫师的治病方法主要是童乩、降神、问卜、画符、念咒、收惊、叫魂、祭祀，等等。通过这些方法驱赶鬼神或者与鬼神进行交流，了解鬼神的意志和传授治病方法。患者按照鬼神的意志去行事，从而达到治病消灾的目的。

2. 早期的医疗属关怀范畴

现代医学诞生前很长时期，早期医疗基本没有有效的治疗手段，即使自然医学中有许多方法，但其疗效并不很确切。比如望闻问切、推拿按摩，总体上都是关照和安慰性的，属于人文关怀的范畴。

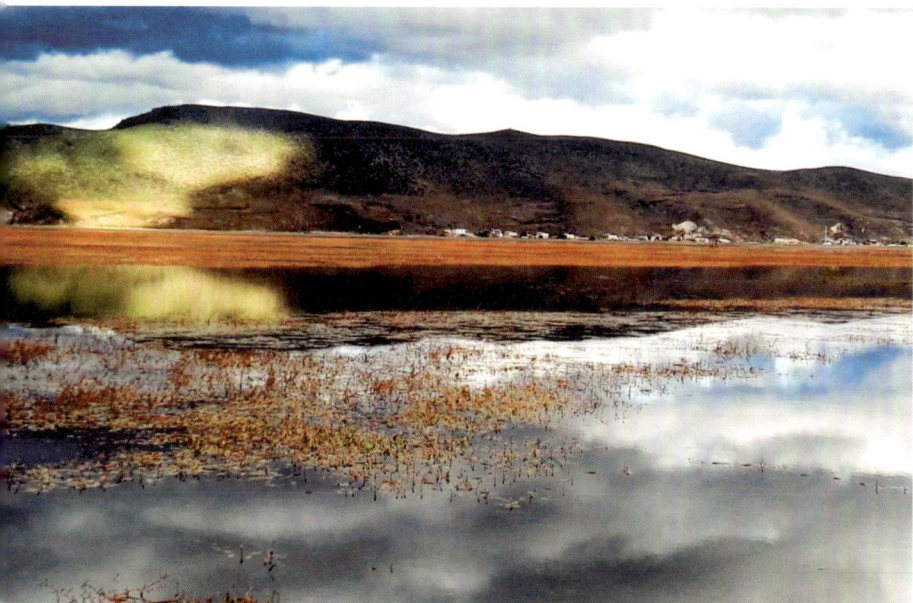

三、
医学与人文关系紧密的现实原因

医患间的情感饥渴召唤人文。

随着经济社会的发展，科学技术的进步，城市化进程的加快，人们的生活方式发生变化及生活节奏加快。人与人之间，医生与病人之间的交流，逐步减少，相互间的距离不断拉大，导致人与人之间，特别是病人与医生之间，情感淡漠，进而产生情感饥渴。这种医患间的情感饥渴，强烈地召唤人文精神在医疗领域的回归。

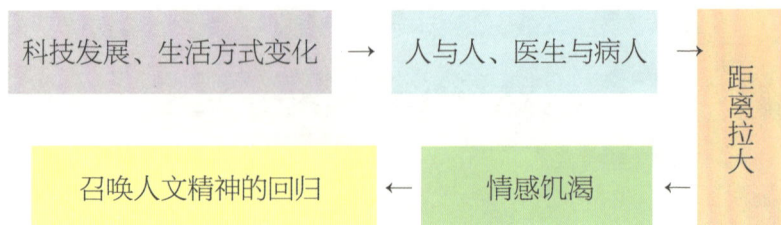

科技发展、生活方式变化 → 人与人、医生与病人 → 距离拉大

召唤人文精神的回归 ← 情感饥渴 ← 距离拉大

四、
医学与人文关系紧密的文学艺术佐证

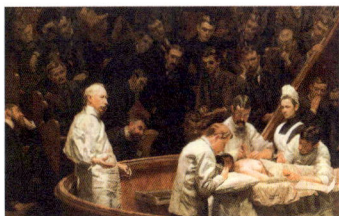

医学与人文的关系一直是许多优秀文艺作品表达的主题。包括文学、绘画、电影等艺术形式。这些作品对医学人文的精彩而动人的描绘，千百年来深深地感动和激励着人们。

1. 医学与文学

医学和文学都是以人为研究对象，都是关于人的学问，在人性上，这二者是共通的。人作为有机个体，必须经历生老病死，在生命的旅程中，有幸福、快乐、痛苦和哀伤。医学研究人的自然属性，即人体的构造、器官、细胞、分子及其相互作用机制和病理特征，从而对人类疾苦给予救助、关爱和关怀。文学研究人的社会属性，展现人的精神交往和人类丰富复杂的心灵世界，围绕神秘而顽强的生命力量，讲述爱恨情仇的故事，以引起读者的共鸣，旨在改善人性、美化人性，促进人类福祉。可以说医学保护着人类的体魄，文学丰富并滋润着人类的心灵，两者聚焦结合、相辅相成，是人类走向完美的基石。

生死问题是医学不断探索的主题，也是文学永恒描绘的主题。

灵魂需要以肉体为依托，而肉体需要灵魂去丰富。两者的共同目标是让人们身心更健康更美好。因此，自古以来，医学和文学有着不解之缘，我国古代许多官员和文人对医术都略知一二，甚至不乏精通者，如曹雪芹、苏东坡等。《红楼梦》里就有许多涉及中医药知识的描述。关于医学与文学的密切关系，我们可以从近百年来诺贝尔文学奖颁给予医学、医生相关的作品中得到佐证：

与医学有关的诺贝尔文学奖作品

年份	作品	获奖者
1929	《魔山》	托马斯·曼
1957	《鼠疫》	加 缪
1958	《日瓦戈医生》	帕斯捷尔纳克
1970	《癌症楼》	索尔仁尼琴
1982	《霍乱时期的爱情》	马尔克斯
2012	《蛙》	莫 言

这些作品的特点都是借助对医学场景或医生命运跌宕的描述以揭示人性、针砭时弊，同时也拓展了人们对医学认知的固有边界和思维空间。许多优秀电影也有类似的表现手法。这说明几乎所有伟大的文学艺术作品都必然贯穿着人类对生命与死亡，疾病与痛苦的审视。笔者强烈建议医生们认认真真地读一读这些作品。

《魔山》等著作的内容简介

《魔山》讲述大学生汉斯来到高山肺病疗养院探望表兄约阿希姆，不料自己也染上了肺病，只好留下来治疗。疗养院里的人来自四面八方，性格迥然，思想各异。汉斯是个有理想的青年，可是同这些人交往后，思想变得混乱，精神变得消沉了；俄国女子克拉芙吉亚更使他神魂颠倒。他忘记了事业和重任，高山成了一座"魔山"，他深陷其中不能自拔。转眼七年过去了，表兄病死，克拉芙吉亚离去，那些交往甚密的朋友也各奔东西，生活把他的幻想一个个击得粉碎，使他感到痛苦和孤独。世界大战的炮火把他震醒，回首往事，汉斯觉得自己是在"魔山"上昏睡了七年，于是他毅然决然地踏上了奔赴前线的征途。

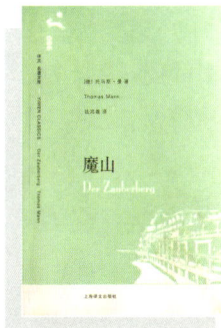

《鼠疫》讲述阿尔及利亚的奥兰发生瘟疫，突如其来的瘟疫让人不知所措。政客狂妄无知，掩饰透过，甚至想利用灾难来获取利益；原来过着萎靡不振生活的小人物，凭借黑市门路，为人民带来各种违禁品，突然间成为城中的风云人物；百姓恐慌无助、自私贪婪，每天都只是过着颓废的生活。瘟疫城市被重重封锁，无人能够自由进出。被困在城中的人民，日夜思念着住在城外的亲朋好友。其中一位到奥兰城公干的记者，也被迫过着无亲无友的生活，只有寄望参与志愿队消磨时间。主角里厄医师这时挺身而出救助病人，与一些同道成了莫逆之交。可他的妻子却远在疗养

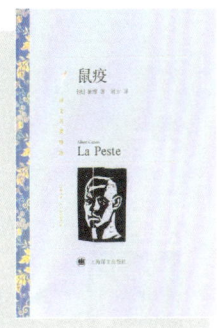

院，生死未卜。最终鼠疫退却了，尽管喧天的锣鼓冲淡了人们对疾病的恐惧，可是奥兰人永远不会忘记鼠疫曾给他们带来的梦魇。

《日瓦戈医生》描述了在战争和革命的宏大背景下，日瓦戈医生与妻子冬妮娅以及美丽的女护士拉拉美丽而动人的爱情故事，充满了人性的觉醒、命运的无奈和历史的迷茫。将梦境幻觉与现实交织，以隐喻来表现人物心理、命运和相互关系。整部小说中以冷色调的景物描写为主，较多出现旷野、冰霜、风雪、寒夜、孤星、冷月的画面，既与主人公超凡而忧郁的气质相恰，又呼应大提琴般沉郁的抒情格调，被誉为俄罗斯文学的一部不朽的史诗和开启知识分子心扉的专门钥匙。

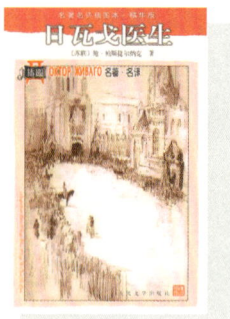

《癌症楼》中，主人公科斯托格洛托夫经过二十几年的军队、劳改营、流放地的生活后，不幸得了癌症，直至奄奄一息才好不容易住进了癌症楼。接受放射治疗后，他的病情渐渐好转。但是，下一个疗程的"激素疗法"将使他失去性能力。在多年劳改、流放、沉冤蒙难的日子中，他已淡忘了女人和性。当他来到"癌症楼"治疗的时候，性意识却在他身上猛醒，强烈的情欲、本能的欲望，成为生命力的标志……通过战地、俘虏营和流放地等广阔画面，展示主人公与病房各色人等的人生坎坷与社会悲剧，命运经历、性格、人性的生与灭的抗争为隐喻，讴歌人生和爱情。

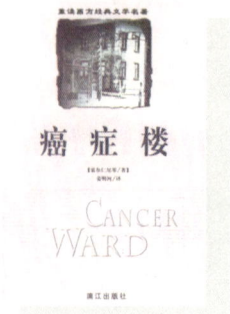

　　《霍乱时期的爱情》，小说开始于乌尔
比诺医生，他前来检查挚友杰勒米雅·德萨因
特·阿莫乌尔的遗体。阿莫乌尔在60岁的时候
自杀，为的是不再变老。回到自己的家中，医
生发现自己心爱的宠物鹦鹉正停在一株杧果树
的顶上，当他试图抓住它的时候，迎向了自己
的死亡。弗洛伦蒂诺·阿里萨选择了这个时候
向乌尔比诺的妻子费尔米娜·达萨表白心迹，但是她被他的唐突，
以及自己所感到的内心深处触发出的情感所吓退。当他们都年轻的
时候，她和弗洛伦蒂诺互相交换了许多炽热的情书，并且曾经决定
结婚。而再次见到他时，费尔米娜却"惊慌地自问，怎么会如此残
酷地让那样一个幻影在自己的心间占据了那么长时间"，并对他说
"忘了吧"。弗洛伦蒂诺则珍守着对她的渴望，并且决心为她保持
童贞直到他们最终能够走到一起，而他却用放纵的生活来排遣分离
的空虚。费尔米娜嫁给了乌尔比诺医生，成为他忠实的伴侣。而医
生本人也有着相似但比较简短的一段前事。在乌尔比诺死后，弗洛
伦蒂诺才重新检视对费尔米娜的爱情，他慢慢地通过自己的文字消
弭了两人之间的隔膜。在一次船上的旅行中，年迈的二人发现自己
重坠爱河。费尔米娜担心这桩情事可能引起的丑闻，于是船长升起了
一面代表霍乱流行的黄旗，护送着这自我放逐但永远不分离的爱情。

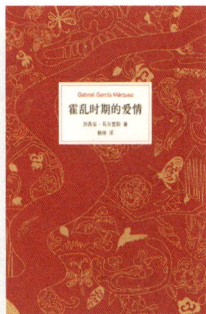

　　《蛙》讲述的是乡村医生"姑姑"的一生。"姑姑"的父亲是
八路军的军医，在胶东一带名气很大。她继承衣钵，开始在乡村推
行新法接生一个又一个婴儿，很快取代了"老娘婆"们在妇女们心

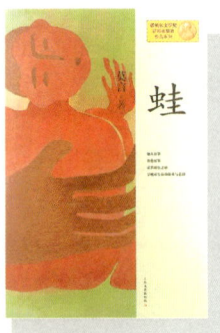

中的地位。姑姑接生的婴儿遍布高密东北乡，可丧生于她之手的未及出世的婴儿也遍布高密东北乡。姑姑一面行医，一面带领着自己的徒弟们执行计划生育政策。让已经生育的男人结扎，让已经生育的怀孕妇女流产。这种既是送子观音，又是扼杀生育权利的"杀人魔鬼"的矛盾人生，极致体现姑姑面对生命，灵魂深处的极致痛苦与残酷。小说通过讲述从事妇产科工作50多年的乡村女医生的人生经历，反映近60年波澜起伏的农村生育史，描述国家为了控制人口剧烈增长、实施计划生育国策所走过的艰巨而复杂的历史过程。

2. 医学与绘画

医学不仅与文学关系紧密，它也与绘画艺术也有密切的关系。世界上有许多著名的绘画作品生动地表现了现代医学发展的历史进程，讴歌医生这一伟大的职业形象。

《医生》

画中描绘了一位医生在一间极其简陋的茅舍内救治病孩的感人场景：在油灯照亮的草房中央，手托着下巴的医生正俯身凝视着由两把椅子搭成的病榻上刚刚苏醒的小女孩，小女孩的左手无力地垂落在床边；角落里病孩的母亲因焦虑、忧伤和疲惫而埋头趴在餐桌上；把所有希望都寄予在医生身上的父亲笔直地站立在一旁，一手轻轻抚在母亲的肩上，坚毅的表情透露出对医生的信心。低矮的窗户投进的破晓晨光，表明此时已经是黎明时分，经过通宵的抢救，

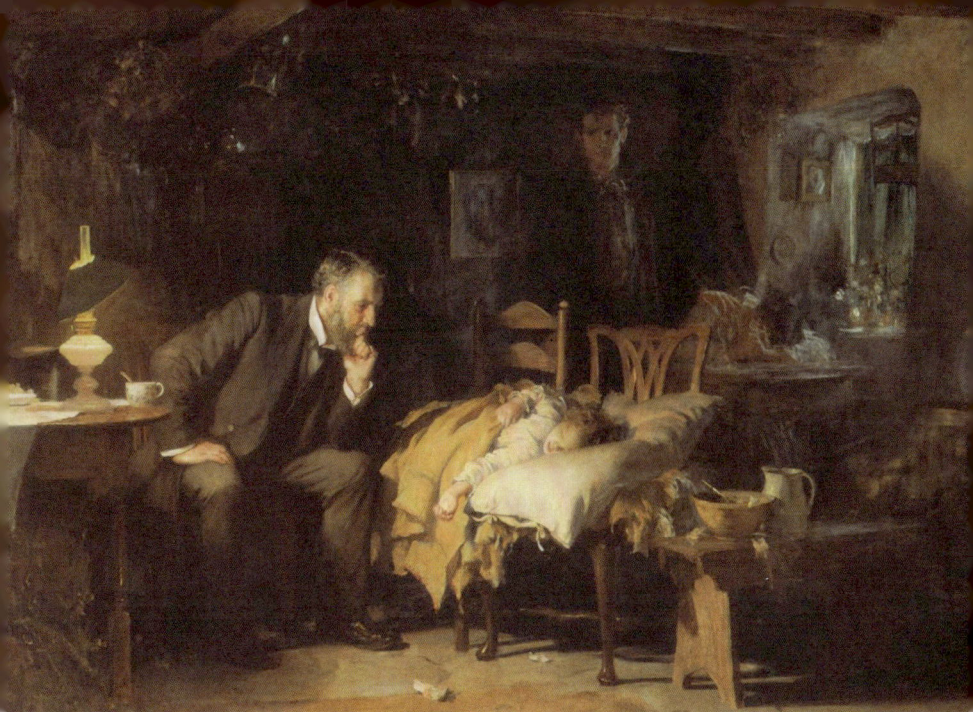

《医生》（1891），菲尔德斯，画布油画，166.4 cm×241.9 cm

危机已经过去，孩子的病情似乎得以控制，而略显疲惫的医生却依然目光专注，全身心地集中于病孩身上，正思考着下一步的治疗方案……

油画创作的年代，正值抗生素发明前的医学黑暗时代，无数的孩子在传染病的肆虐中夭折。这一展现普通医生不论患者贫贱、沉着敬业形象的作品，在维多利亚时代晚期取得空前成功，成为传世佳作。1947年，美国根据该幅油画发行了一枚邮票；1970年，该作品再次成为多米尼加纪念英国红十字会百年纪念邮票。这幅油画如今已成为医生这一崇高职业的形象代言名作。它的复制品被悬挂在很多医院大厅或医生的办公室里，也成为医学院职业道德教育课程的最常用道具，激励着医务工作者为病人的健康而努力奋斗。

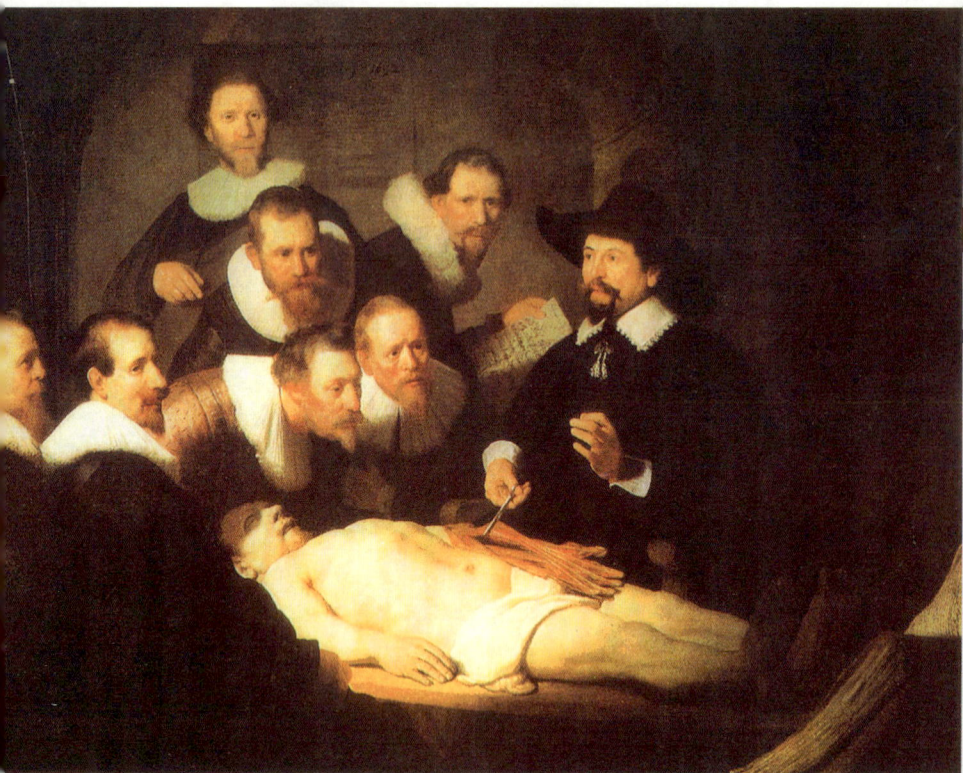

《蒂尔普教授的解剖课》（1632），伦勃朗，画布油画，169.5 cm×216.5 cm

《蒂尔普教授的解剖课》

　　这是画家的成名作。传统的解剖课题材的绘画，人物都安排成一排，姿态明显的有些做作，而人物之间的相互联系几乎被完全忽视。而画家在这幅作品中，强调了画面的情节，并通过这种情节使人物之间的关系紧密地联系起来，使普通的肖像作品具有风俗画的意义。画中学生们围在放置人体标本的桌子周围，正认真地在听蒂尔普医生讲解，每个人物都被生动地作了描绘。画中主要人物蒂尔普形象突出，他与其他画中人的联系得到了强调，从而形成变化中的统一。

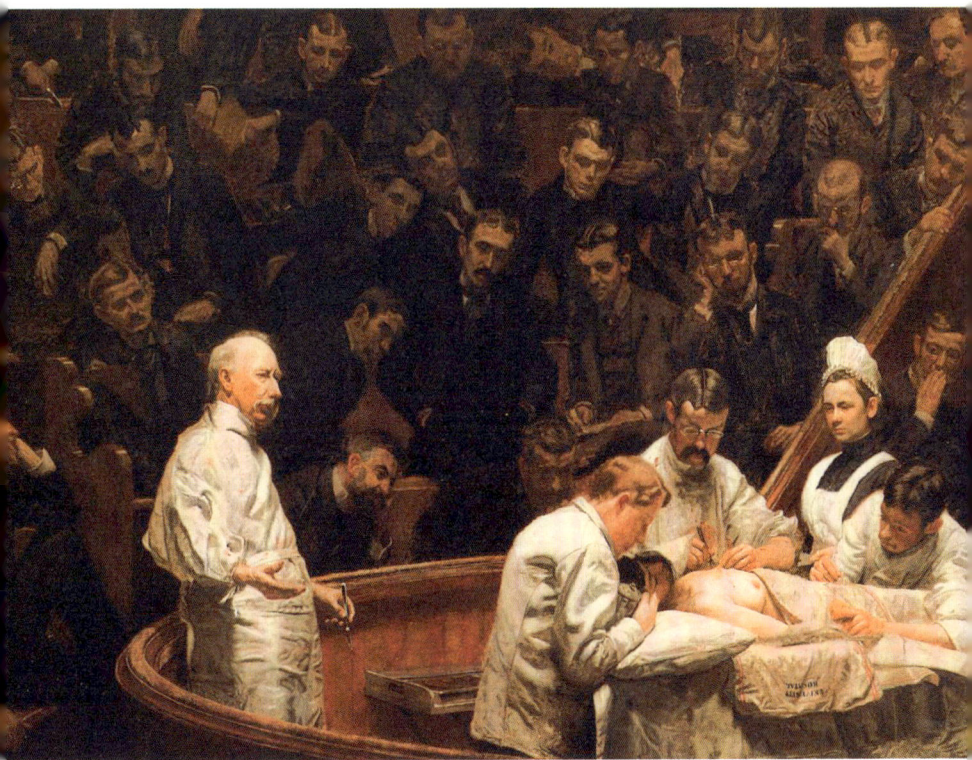

《阿格纽的临床教学》（1889），托马斯·艾金斯，画布油画，214 cm × 300 cm

《阿格纽的临床教学》

　　该画是艺术史上的一朵奇葩，这背后有着一段不平凡的故事。1889年，美国宾夕法尼亚大学医学院的学生和年轻教师找到埃金斯，约请他为即将退休的外科教授海斯·阿格纽大夫画一幅肖像画，作为珍贵的礼物送给他。阿格纽教授是全美著名的外科大夫，参加过1881年加菲尔德总统遇刺时的紧急手术。埃金斯接受委托后非常投入，他不仅要画出大夫的神韵，还要真实地再现手术教学的情景。为此，他多次到医院的手术室里观摩，并约请阿格纽教授到

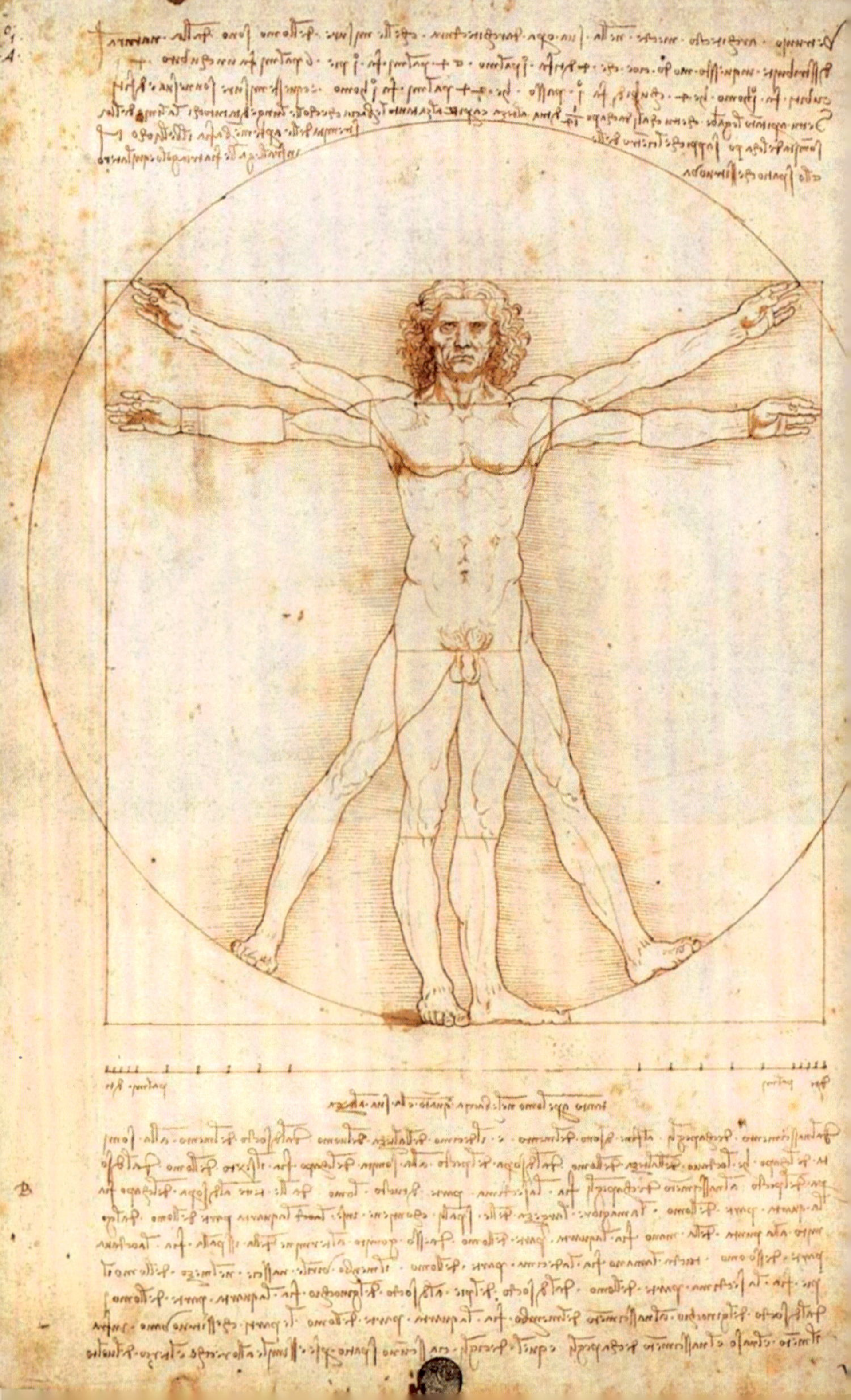

他的画室，多角度、近距离地观察教授的性格与行为特点。他甚至还仔细观察、分析了教授几位助手的特点。画面展现的是一台乳腺手术，麻醉师、护士准备就绪，助手正在做标记。而阿格纽已经消毒完毕，手握柳叶刀，在酝酿情绪，准备登台，犹如大将临风，特有的镇定和豪迈让旁人感到可敬、可信。

《维特鲁威人》

这幅画很著名，给人一种神秘感，外圆内方揭示了人体的黄金分割比例，还隐含着自然界的神秘数据。有人说达·芬奇用坐标方格找出了人类灵魂的实际位置。画面中一个健壮男子，两臂微斜上举、两腿叉开，以他的头、足和手指的各端点，正好外接一个圆形。同时画中可见叠加着另一幅图像，男子平伸两臂站立，头足手各端点正好外接一个正方形。该画是达·芬奇经过几十具尸体解剖，以比例精准的男性为基本绘制的人体素描，画名是根据古罗马杰出建筑家维特鲁威的名字所取的，其在他的著作《建筑十书》中曾盛赞人体比例和黄金分割。达·芬奇把美的生物学基础（形体和比例）和几何学知识（方形和圆形）完美联系起来，妙笔生花，使完美得以呈现。他在解剖方面的兴趣，使所绘制的人体图形和记录非常严格和精准，为揭示人体器官提供了全新的视角。

《维特鲁威人》（1487前后）　'达·芬奇'素描画　34.4cm×25.5cm

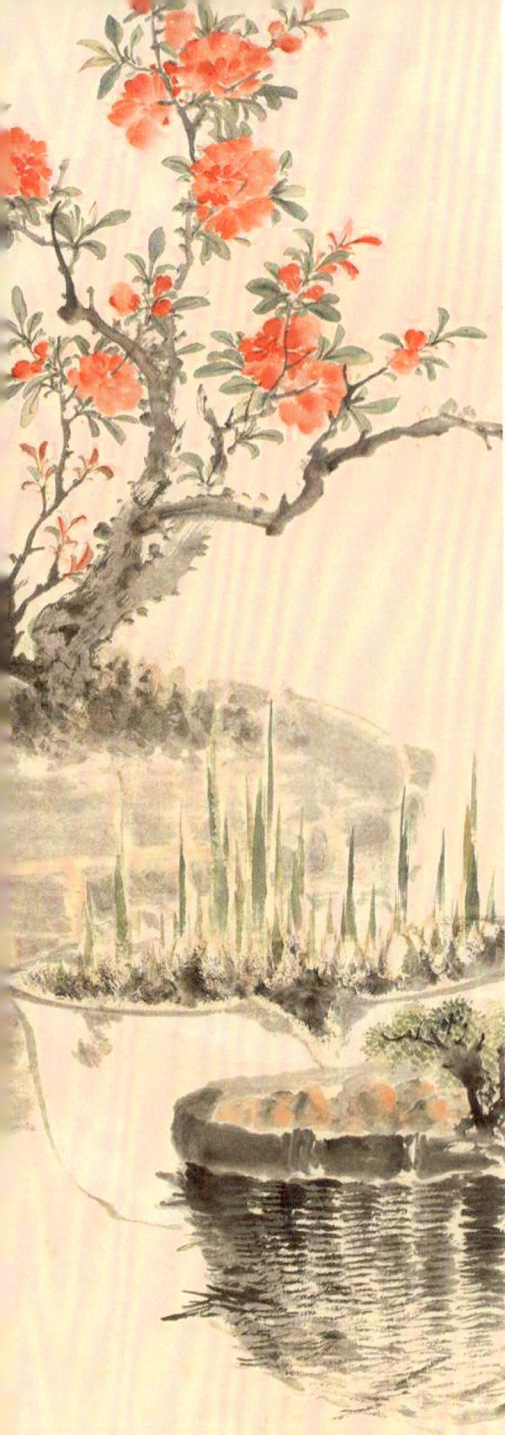

江寒汀（1903—1963），海上著名花鸟画家、艺术教育家，与唐云、张大壮、陆抑非并称"海上四大花旦"；名上渔，字寒汀，画室称获舫，江苏常熟人。擅长花鸟画，尤以描绘各类禽鸟著称于世。他的绘画内师传统，外师造化，广泛地从传统中吸取养料。他曾认真研究历代花鸟画家的技法，上溯宋元诸家，下至明清的陈白阳、徐渭、恽南田、金冬心、八大山人、新罗山人，对双钩填彩、没骨写生，均所擅长。尤对任伯年、虚谷画艺潜心揣摩，系统研究，以致他临摹任伯年、虚谷的作品达到以假乱真的程度，在画坛上有"江虚谷"的美誉。

第三章 医学的现实图景及困境

医学的目标是：

治疗疾病，保障健康，延长寿命。

医学的科学技术取得了巨大的发展，

但医学也陷入了技术崇拜、市场崇拜的泥潭。

医
学

一、

医学的任务和目标

医学是通过科学或技术的手段认识和处理人体各种疾病或病变的学科。或者说医学是处置包括预防和治疗疾病，并使肌体恢复健康的职业技术与艺术。

医学的目标是：治疗疾病，保障健康，延长寿命。

世界上的医学主要有西方的微观医学和东方宏观中医学两大系统体系。但无论是中医还是西医，医学的科学性都在于应用医学理论的指导，不断地进行实践验证，并加以完善。比如运用解剖学、生理学、生物化学、药理学、内科学、中医学和针灸学等知识来认识并治疗疾病，促进健康。

二、
医学的两个特性

医学具有两个特性：

· 工具理性
· 价值理性

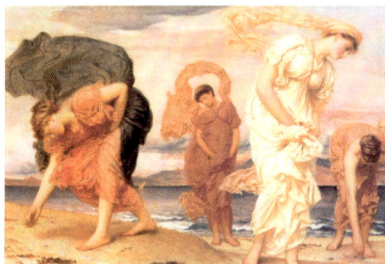

价值理性和工具理性的概念是由马克斯·韦帕提出来的，二者为人的理性不可分割的重要方面。价值理性是注重行为本身所代表的价值。即是否实现社会公平、正义、忠诚、荣誉，并不计较实现它们的手段和后果，以特定的价值取向来看行为的合理性。价值理性是以人为中心，关怀人性、关注人的尊严和感受，其视野中是一个有意义的人性的世界。工具理性是指行为只由追求功利的动机所驱使，其行动借助理性达成自己需要的目的，追求效果的最大化，漠视人的情感和精神价值。

1. 医学的工具理性

工具理性是技术导向的，以功利性与工具特性为特质。

现代医学发展在科学和技术层面突飞猛进、纵横捭阖，取得了极大的进步。

在疾病认识上，人类掌握的技术已深入到分子基因水平：从器官病理到组织病理，再到细胞病理和分子病理，进而到基因、基因组、后基因组、蛋白组等。在疾病诊断上，各种高新精仪器：从X光到B超，到彩超和磁共振扫描机（MRI）进而到功能磁共振fMRI、CT、ECT、PET等。在疾病治疗方面，新的方法和药物层出不穷：免疫治疗、介入治疗、人工器官、器官移植、细胞移植、靶向治疗、基因治疗、纳米药物，以及手术机器人等。

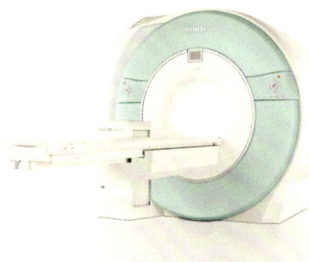

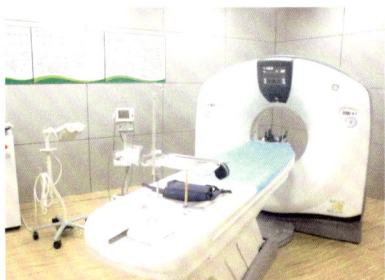

2. 医学的价值理性

价值理性是价值导向的，以主体人为中心，以救助、关怀与温情为特质，以求善求美为指向，是伦理的、艺术的和宗教的。

其实，工具理性和价值理性，二者应共生于人类的医疗实践活动之中，相互渗透、相辅相成。因为价值理性是工具理性的精神动力，而工具理性是价值理性现实支撑。两者相互作用，相互转化和提升，可确保现代医学在正确的轨道上前进。

但是现代医学在"技术至上"的诱导下，在价值导向层面却踟蹰不前，甚至迷失了方向。价值理性的日益失落，工具理性的强势扩张，及两者的疏离和扭曲，是导致当前医疗实践中各种矛盾和危机的根源。

19世纪中叶，马克思和恩格斯在分析资本主义危机及其必然灭亡，社会主义必然胜利的客观规律的《共产党宣言》中，开宗明义地指出："一个幽灵，共产主义的幽灵，在欧洲的上空游荡。"进而创立了科学社会主义的理论。同样，解决现代医学的矛盾和危机，必须看到在医学上空游荡着的人文、人道的幽灵，尽管它有时被市场崇拜或技术崇拜的乌云所遮蔽。

> 一个幽灵，共产主义的幽灵，在欧洲大陆的上空游荡。
>
> ——《共产党宣言》马克思
>
> 一个幽灵，人文人道的幽灵，在医学的上空徘徊，若隐若现，不时被飘过的乌云遮蔽。
>
> ——佚名

三、
现代医学实践的两个迷失

1. 技术崇拜

技术崇拜是指人们心理上对机器、仪器、硬件，及更广的架构，如系统、组织方法和技巧产生的一种敬畏心理，进而无条件地服从它的驱使。具体到医疗领域的技术崇拜，是由于许多新的诊疗方法和诊疗技术，以及许多新设备和新药物不断问世，使得不少医生和病人以为依靠这些新的技术、方法和药物，就能够解决一切临床问题，从而产生盲目的技术崇拜。

医疗技术崇拜的最大弊端是它认为所有的疾病及疾病相关问题都可以通过技术的手段来解决，它忽视了患者作为人的精神（心理）因素和社会属性。盲目夸大医疗技术的作用，忽视现代医学的复杂性和不确定性。现代医学知识告诉我们，人类所患的疾病有几千种，新的疾病还处在不断地发生和发现的过程中。大体上说，这些疾病有三分之一能够通过治疗治愈，另有三分之一疾病是不能够治愈的，还有三分之一疾病是通过肌体的自我调节和修复而自愈的。

导致医疗技术崇拜的因素是多方面的，有文化和教育（知识普及）的原因，也有社会心理和管理的原因，等等。比如媒体对医疗新技术的大肆渲染，医院鼓励和乐于安装和应用新的诊疗仪器和技术，而有些新技术并未经过长期的严格的临床验证和考验。这种舆论渲染和鼓励燃起了民众，特别是患者对新技术的期望，使医患双方都陷入技术崇拜的陷阱和误区。

2. 市场崇拜

市场是经济学名词，既指交易场所，又是交易行为的总称。市场经济作为一种经济体系，其产品和服务的生产及销售由市场的价格所引导，供求双方产生复杂的相互作用，进而达到自我组织的效果。医疗行业引入市场经济的管理方式，以美国的医疗制度最为典型，它充分体现了市场机制主导的优点和缺点。我国于20世纪90年代开始，在医疗行业引入市场机制，促进了整个行业的快速发展。但由于我国的经济社会发展水平和市场的发育程度都未达到发达国家水平，市场机制给医疗行业也带来许多问题和冲击。

医疗的市场化导致了一系列的问题。现行的定价机制、支付方式和医疗机构的营利规则，以及医务人员的分配方式等制度设计，导致医疗管理上的逐利行为，使医疗活动陷入市场的泥潭。同时，在市场旗帜下，一些不良商人的违规，甚至是不法行为，又将我们一部分医务工作者拖进医疗腐败的泥潭。

技术崇拜和市场崇拜是现代医学的迷失。它导致医学的发展脱离了应有的轨道。原本现代医学是人类自我认知、救助的知识、技术与发明，疾病是人的痛苦与心灵的损伤，一切医疗活动都应该是人与人之间身心交往、心心相印与救助的故事，不能是人与机器，或者人与金钱的故事。

四、
技术崇拜与市场崇拜导致不良后果

1. 医患之间距离拉大

技术崇拜、医学技术进步导致医生与病人之间的距离不断拉大，医患之间感情弱化，医患沟通和交流减少，医患误会和矛盾增多，呈加剧之势，医疗生活中的职业之痛，伤痕累累，矛盾重重。

2014年，中国医师协会的调查结果显示，59.8％的医务人员受到过语言暴力，13.1％的医务人员遭受过身体上的伤害，仅有27.1％的医务人员从未遭受过暴力事件。

由于医患矛盾的增多和加剧，导致医闹和伤医事件频发。据人民网舆情监测统计：2016年暴力伤医事件触目惊心。较典型的42起

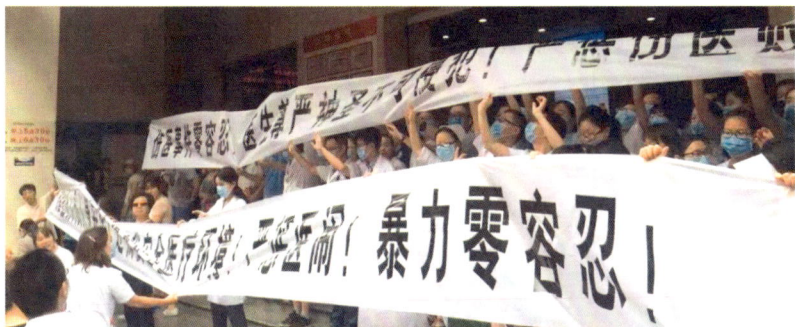

案例中，发现医闹总人数超过230人，共致60名医护人员受伤或死亡。

2. 医疗费用不断上涨

市场崇拜、商业化机制介入，使医疗费用不断增加，患者不堪重负，因交不起医疗费用而耽误了疾病治疗的事件时有报道。

据统计，我国县以上医疗机构次均门诊费和住院费用从1996年到2016年间，分别上升了4倍和3倍。另有报道显示，我们国家7000万贫困人口当中，有42%是因病致贫的，有1000万人患有慢性病或大病。在五大致贫的原因中，大病致贫居首位。

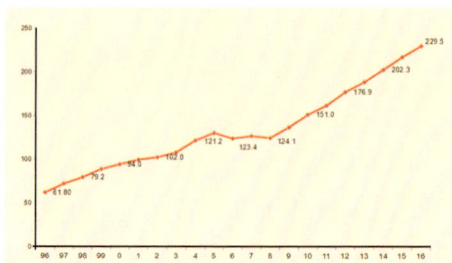

1996—2016年县以上综合医院次均门诊费用

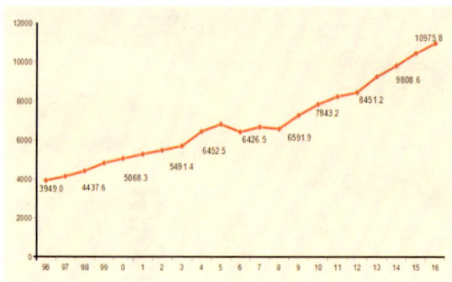

1996—2016年县以上综合医院次均住院费用

3. 医疗环境不断恶化

医疗纠纷频发及部分媒体的推波助澜，使社会对医疗行业的信任感下降，医生的执业环境不断恶化。

医疗纠纷频发，医闹、伤医事件的层出不穷，导致广泛的舆论指责。医疗纠纷发生后，一旦被公开，一些媒体站在"社会正义"和同情弱者的立场，多是批评医方。这一负面舆论场一旦形成，社会和患者对医院和医生普遍持不信任的态度，使得医生、医院受到极大的心理压力，职业荣誉感下降、挫败感上升，自我保护意识上升。2015年《中国青年报》的社会调查显示，71%的医生认为当前医患关系紧张，39.6%的医生不满意自己的职业。关于导致医生执业满意度低下的原因，有61%的医生选择是医患矛盾

1. 医生眼中的医患关系

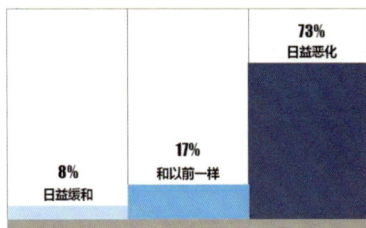

73%
日益恶化

17%
和以前一样

8%
日益缓和

注：另有2%选择"其他"

2. 在工作中被患者骂过的医生比例

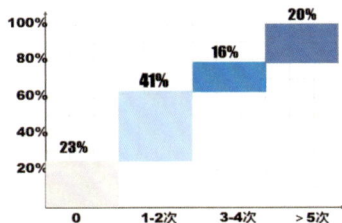

100%
80%
60%
40%
20%

23% 0
41% 1-2次
16% 3-4次
20% >5次

3. 在工作中被患者或患者家属打过的医生比例

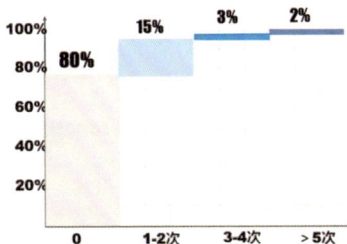

100%
80%
60%
40%
20%

80% 0
15% 1-2次
3% 3-4次
2% >5次

（引自医米调研）

突出。选择社会声望下降和心理满足感减少的医生分别达35％以上，有72％的医生不愿自己的子女"子承父业"选择学医。许多医生用"委曲求全""夹缝中行医""无可奈何"来形容自己的工作状态。2016年医米调研对中国医患关系现状的调研报告中显示：在工作中被患者或者其家属骂过或打过的医生分别达近八成和近两成。紧张的医患关系，一直是医护人员心中之痛。

当然，还是有不少医务工作者对医生这一职业仍有所期待，荣誉感犹存。当他们谈到自己治好一名患者，一个生命在自己手中康复时，会觉得这是很有价值的事情，脸上会露出喜悦的笑容。

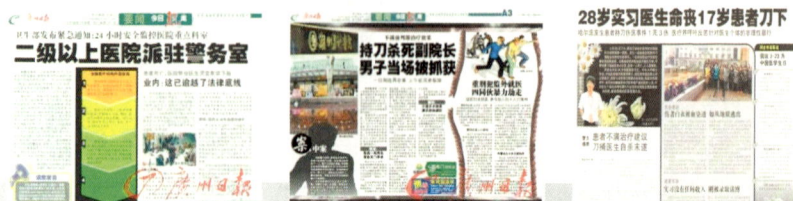

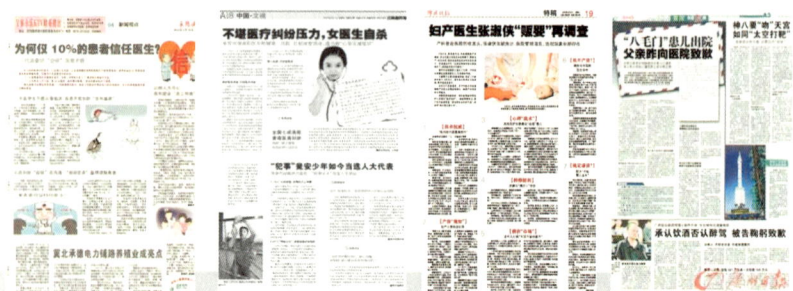

五、
现代医学的悖论

现代医学由于科学技术的突飞猛进，技术和人文的失衡，使得医学发展产生了一系列的悖论。这种悖论不仅是飞速发展的技术与传统伦理道德观念之间的激烈冲突，比如"辅助生殖""器官移植""安乐死"等技术带来的伦理问题，也表现为医学技术的发展与医学目标之间的悖异。

1. 带来新的医学问题

医学技术越进步——解决的问题越多——带来新的问题也不断增多。

以器官移植为例，解决了许多中晚期肝、肾疾病甚至心、肺等重要器官的疾病问题，但移植后肌体产生免疫排斥反应，患者需长期服用抗排斥药物（免疫抑制剂），而长期服用免疫抑制药，会引起肌体免疫力低下，诱发感染、肿瘤等一系列新的问题。再有现在中老年人长期广泛应用的抗凝药物，在防止血栓形成方面发挥了重要作用，但它也增加了脑等器官出血的发生风险和严重程度。

2. 医学干预空间缩小

医学技术越进步——人的寿命越长——生命晚期阶段，医学对疾病干预的有效空间会越小。

据统计，我国人口平均寿命已由改革开放初（1981年）的67.9岁增加到2015年的76.1岁，北上广深等大城市的人均寿命现已达到80岁了。据《国家人口发展规划（2016—2030）》预计，届时我国人口的平均寿命将达到 79岁。促进人均寿命的增加，一个最重要因素是医学技术，包括预防医学和医疗技术的巨大进步。我国无疑已进入了老年社会，生物学规律显示，生命的后期阶段是疾病的高发易发期。与年轻人相比，这个年龄阶段肌体的活力和康复能力都显著降低，而医学对这个年龄段疾病的治疗效果也将大大下降。

3. 期望与效果落差加大

医学越进步，人们对医学寄予的期望值越大，但事物总是有两面性的，一方面医学技术的进步，促进了诊疗手段的完善和临床疗效的改善；另一方面又带来医源性疾病和问题，并增加患者的费用支出。疗效的改善和费用的增加，必然提升患者对疾病能被治好的期望值，但由于上述诸多因素，导致期望与效果之间的差距也越加增大，这种落差也将增加患者及其家属对医生和医院的失望和不满情绪。

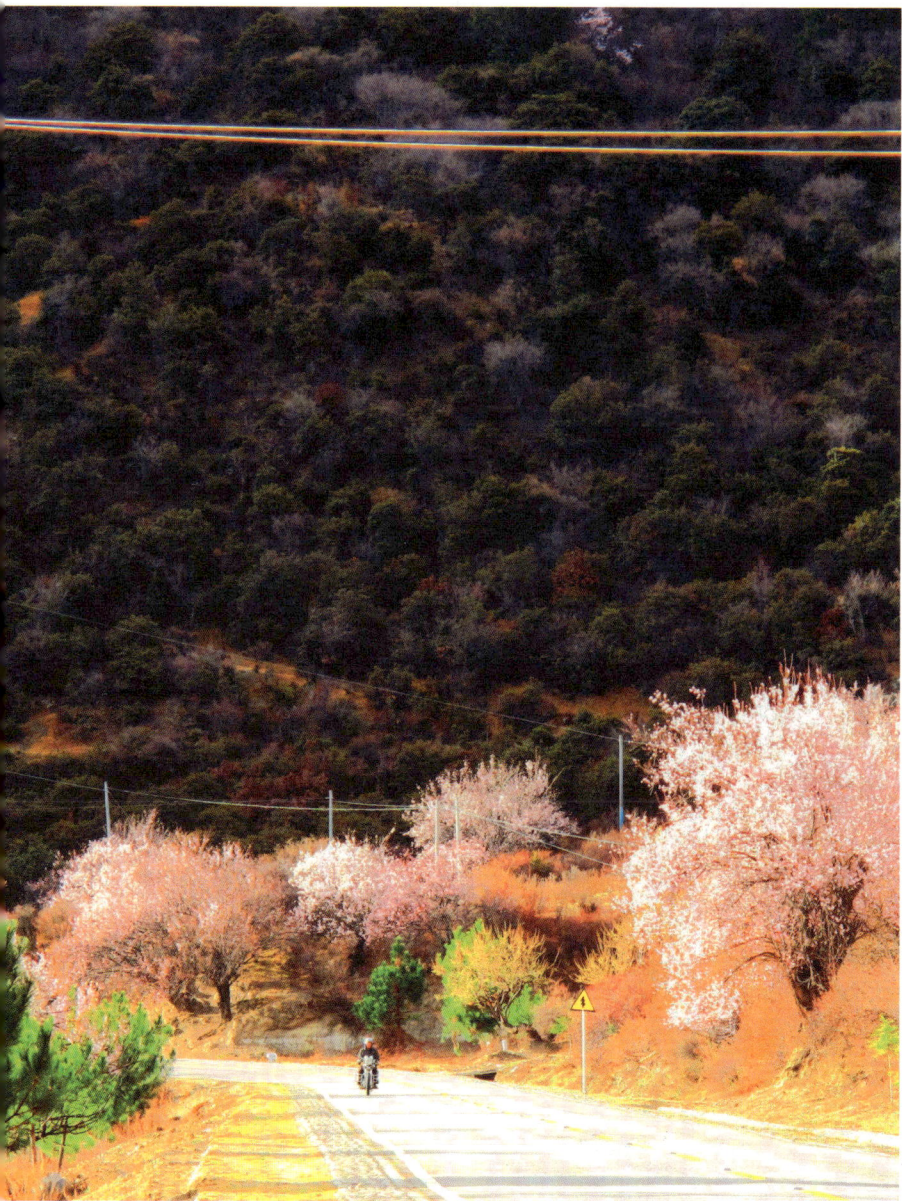

林芝·三月

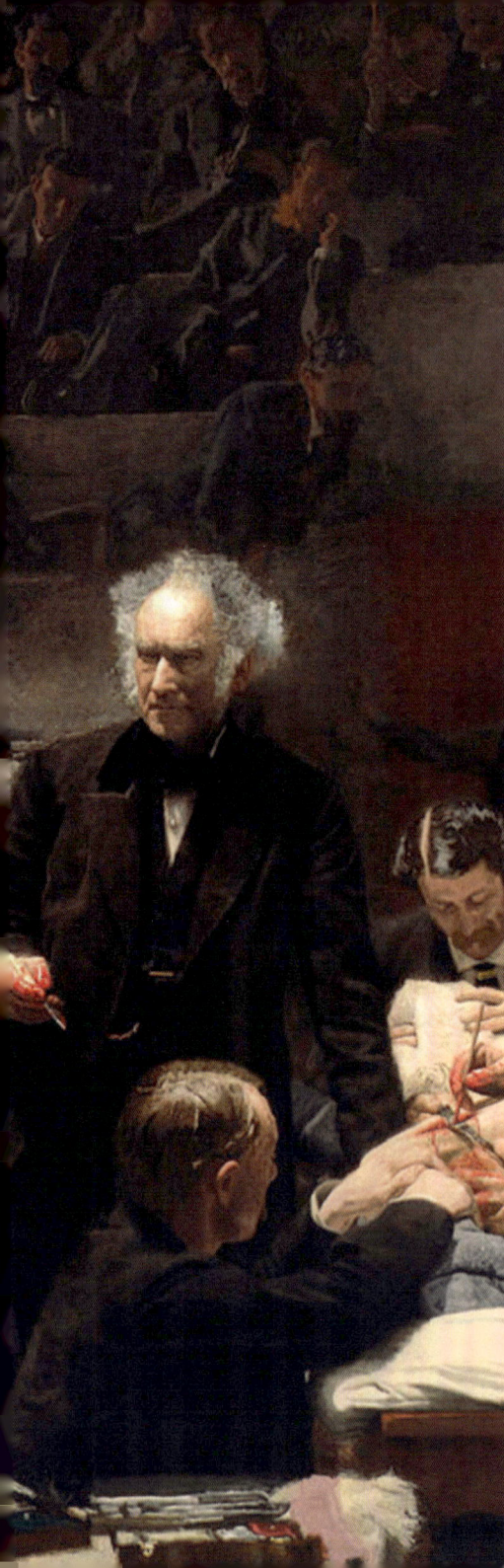

托马斯·艾金斯 （1844—1916），美国的现实主义画家、摄影师、雕塑、美术教育家，被认为是19世纪美国最杰出的艺术家。出生在费城，1866—1870年在欧洲接受艺术教育。在巴黎师从席罗姆，并从西班牙大师委拉斯贵支、里贝拉那里获益良多。1876年开始在费城美术学院教学，坚持使用人体模特儿进行创作。对写实主义的热情使他专心研究人体解剖和高速摄影。但是这些科学的成就对他不是最根本的。肖像深入刻画人物的个性和内在真实，戏剧性的光线处理让人想起伦勃朗的艺术。

第四章　走出现代医学困境的途径

深化医药卫生体制改革，消除市场崇拜，

让医疗事业回归基本、回归公益。

落实现代医学模式，提高医生的人文修养。

困
境

一、

制度的变革

深化医药卫生体制改革，消除市场崇拜，让医疗事业回归基本、回归公益。

医疗制度包括办医制度、卫生预防制度、医疗保险（支付）制度和药物制度。医疗制度是一个国家保障人民健康和公共福祉的重要制度，随着经济社会的发展、人口的变迁和人口老龄化和医学科学技术的进步，各国的医疗制度一直处在不断改革和演变的过程中。

1. 国外的医疗制度改革

世界各国医药卫生体制转型呈现"医疗保障体系走向普遍覆盖、卫生服务体系走向有管理的市场化"的大趋势。十多年来，政府兴办的公立医院的主要改革模式是自主化，即扩大公立医院的经营、用人和分配自主权，也有小部分进行了民营化改制。在英国，1997年工党政府上台后，终止了内部市场的改革，重新把NHS（National Health Service，即英国国家医疗服务体系）体系内部的各个部分组织起来，形成一个高度集成的体系；在美国，2008年奥巴马政府上台后推动医改由追求效率的完全市场化，转向关注服务公平性，强化政府保障责任，着力扩大政府提供的医保覆盖面，增加政府在医疗方面的投入，降低个人保险费用，强化政府在医疗费用筹资以及控制医疗费用中的作用；在德国，主要采取改进付款方式、推进门诊治疗、削减住院天数等措施，来控制医疗费用的开支。对于"有管理的市场化"包括世界卫生组织在内的很多机构和专家表达了不同的看法，认为要避免高收入国家经历过的走高成本、低价值的医疗卫生服务体系的风险。

2. 中国的医疗体制改革

习近平总书记提出

健康优先　改革创新

科学发展　公平公正

四大原则助力健康中国建设。

1998年我国从医疗保险着手开展医疗制度改革，逐步建立以职工基本医疗保险、城镇居民基本医疗保险和新型农村合作医疗为主体，城乡医疗救助制度为兜底，商业健康保险及其他多种形式医疗保险为补充的中国特色医保制度体系，为城乡居民"病有所医"提供了制度保障。

2009年我国开启了新一轮医改。确立了把基本医疗卫生制度作为公共产品向全民提供的基本理念和到2020年建立健全覆盖城乡居民的基本医疗卫生制度，实现人人享有基本医疗卫生服务的奋斗目标。为了实现这一目标，我国相继出台了一系列政策文件，涵盖公立医院改革、全民医保体系建设、药品供应保障等方面，基本建立了较为完善的制度框架。2009—2011年实行扩大基本医疗保障制度覆盖面和保障水平、初步建立国家基本药物制度、健全基层医疗卫生服务体系、促进基本公共卫生服务逐步均等化、推进公立医院改革试点等五项重点改革。2012年以后，着力解决公立医院的运行机制，以破除"以药补医"机制为关键环节，统筹推进管理体制、补偿机制、人事分配、采购机制、价格机制等方面的综合改革。同时，进一步加大力度推进社会办医发展，以求不断满足人民群众多样化、多层次医疗卫生服务需求。2016年明确提出深化医疗服务、医疗保险和医药供应制度的联动改革，将"三医联动"改革作为推动整体医疗制度改革的基本原则和重要抓手。2017年在全国范围内所有医疗机构取消15%的药品加成，此举将在一定程度上降低医疗费用。

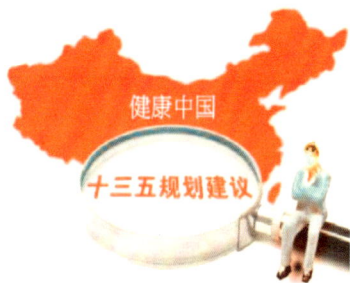

　　随着经济社会发展和医改的不断推进，医疗卫生制度总是处于不断演变和完善的过程中，一个好的医疗卫生制度，不仅为人民群众提供健康保障，也为医疗卫生从业人员提供良好的执业环境和干事创业的平台。

二、
走出技术崇拜的迷雾

将生物—心理—社会医学模式落到实处，是走出医学崇拜的必要途径。

医学模式又叫医学观，是人们观察处理医学领域有关问题的基本思想和主要方法，也是人们从总体上认识健康和疾病以及相互转化的哲学观点。医学模式一旦形成，便会成为医学实践的指导。

纵观医学发展史有五种医学模式：

神灵主义的医学模式

自然哲学的医学模式

机械论的医学模式

生物医学模式

生物—心理—社会医学模式

1. 神灵主义和自然哲学医学模式

远古时代，人们认为世界上的人和一切事物皆被神秘力量所支配。认为有一群神决定着疾病和健康，每种疾病由不同的恶魔管辖，基于此"医学理论"，巫师通过占卜和魔法等方式诊病、治病。随着人们经验的积累和对自然的了解，逐渐认识到求神拜佛无法解决疾病问题，人类开始从自然哲学理论解释疾病和健康，中医学通过取法自然，运用阴阳五行（金木水火土）理论来诊治疾病即是属于自然主义的医学模式。

2. 机械论和生物医学模式

到了17—19世纪，随着现代医学的诞生，人们便形成一种观念：人体是一部精密仪器，疾病则是某些部件出现故障和失灵，医生的工作即是修理和完善机器，遵循的是机械论的医学模式。随着科学技术的进步，医学的研究逐渐从宏观进入微观，特别是随着哈维的实验生理学和魏尔啸的细胞病理学的出现，微生物和免疫学等生物科学体系的形成，加之外科消毒和麻醉技术的产生，医学界对于将人视为"人体机器"的观点，注入了新的思想，于是生物医学模式诞生了。

生物医学模式是建立在经典的西方医学基础之上，尤其是在细菌理论的基础上。其重视疾病的生物学因素，并用生物理论来解释、诊断、治疗和预防疾病。该模式的局限是把人看成单纯的生物体，只注重人的生物学指标，忽视病人的心理、行为和社会性。它认为任何疾病都能以生物机制来解释，都可以在器官、组织和生物大分子上找到形态、结构和生物指标的特定变化。

毋庸置疑，生物医学模式对现代医学的发展和人类的健康事业产生了巨大的推动作用。然而，我们必须看到这一模式的片面性和局限性。首先，它仅从生物学的角度去研究人的健康和疾病，忽视了人的社会属性；其次，它在临床上只注重人的生物机能，而忽视人的心理机能及心理社会因素的致病作用。

3. 生物—心理—社会医学模式

20世纪70年代，美国罗切斯特大学的恩格尔教授提出，应该用生物—心理—社会医学模式取代生物医学模式。他指出，为准确地理解疾病，以达到合理的治疗和卫生保健效果，医学模式必须综合考虑病人和病人的心理因素、病人生活的环境（自然和社会）以及帮助病人的医疗保健体系。

然而，由于文化的差异及经济和社会发展程度的不同，生物—心理—社会医学模式的转换和落实，在不同国家和地区还有很大差距。如何将其落实到医学教学和研究过程中，落实到临床实践和医疗保健制度之中，还需要社会、政府和广大医务工作者，以及患者及其亲属的共同努力。

落实生物—心理—社会医学模式，有助于重塑医疗行业的职业形象和道德自觉。

三、
提高医生的人文修养

　　人文修养是医生职业修养的重要方面，良好的人文修养有助于提升医生的职业形象和道德自觉，有助于建立良好的医患关系。

1. 特鲁多医生的故事

　　一提到提升医生的人文修养，我们马上想起撒拉纳克湖畔，特鲁多医师的墓志铭：To Cure Sometimes, To Relieve Often, To Comfort Always.（有时去治愈，常常去帮助，总是去安慰。）

　　特鲁多（1833—1915），1833年出生于纽约市的一个医药世家，20岁进入哥伦比亚大学深造。1873年，他被确诊患了肺结核。那时，肺结核属于不治之症，医学界对肺结核尚无有效的治疗手段。不得已，特鲁多满含无奈与悲戚，只身来到荒凉的撒拉纳克湖畔，等待着死神的到来。一段日子过后，他惊奇地发现自己不但没有死掉，身体反而在日益好转，体力也有了很大的恢复。他康复返校后，通过一步步的努力，获得了博士学位，取得行医资格。

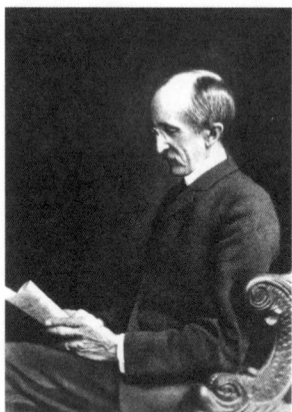

特鲁多医生

就这样，特鲁多开始了自己在城里的行医生涯。奇怪的是，每当他在城里住得久了，结核病就会复发。然而，一旦回到撒拉纳克湖畔生活一段时间，他又会恢复体力和心情。1882年，特鲁多干脆全家迁居到了撒拉纳克湖畔，并用朋友捐赠的资金，创建了美国第一家专门的结核病疗养院，通过在空气新鲜的自然环境里的静养、细致周到的照料以及辅助药物来治疗结核病。随后，他建立了美国第一个肺结核研究实验室，并成为美国第一个分离出结核杆菌的人。1915年，特鲁多终因结核病而去世，他被葬在撒拉纳克湖畔。墓碑上"有时去治愈，常常去帮助，总是去安慰"就是他一辈子行医生涯的总结。一百多年来，世界各地一批又一批的医生怀着朝圣之心来到这里，拜谒这位医学同行，也期望在此寻找医学人文的踪迹。

特鲁多的故事告诉我们，医学发展的局限性，技术上医生常常是无奈的，而帮助病人，温暖病人，给病人以关爱、友善和良好感知是多么重要。让病人和家属得到安慰，是医疗的良好结果之一，也是医疗工作者应该追求的境界。

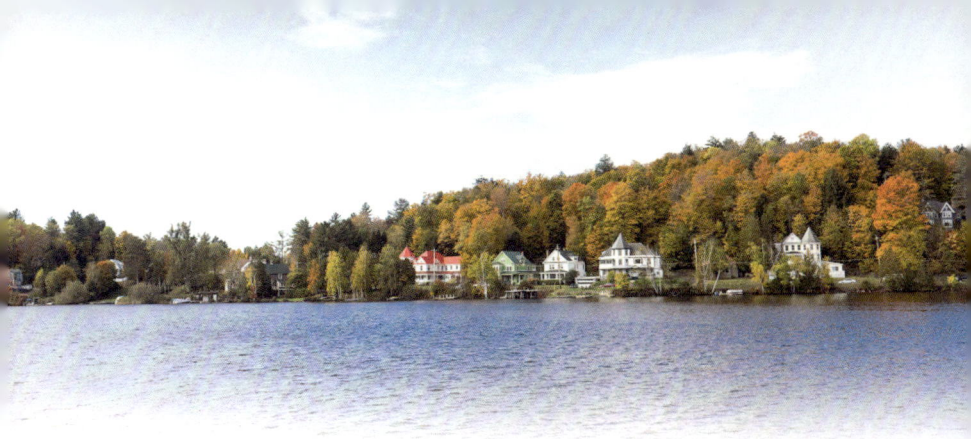

撒拉纳克湖风光

2. 提高医生的人文素养

人文素养的培育是通过培养优秀的人文文化实现的。医生的人文素养的基本架构应包括人文知识（历史知识、哲学知识、宗教知识和美学知识）、人文精神（使命感和责任心、爱心、维护公平和正义、信仰和追求）和人文方法（直觉、体验和内省）。

- 提升文化知识（文、史、哲、美等）
- 培养博物情怀和自然情感
- 艺术修养和文化品位
- 培养好奇心和求知欲（对知识的渴求）
- 信仰和追求，安顿好自己的心灵

随着医学模式的转换，生物—心理—社会医学模式的落实，一个合格的医生不仅要精通医学知识和技术，还要熟知心理学、社会学、伦理学、文史哲美等更多知识。

医学模式能否转换成功主要取决于我们广大医生对心理、艺术和社会学等知识掌握和应用的能力和程度。

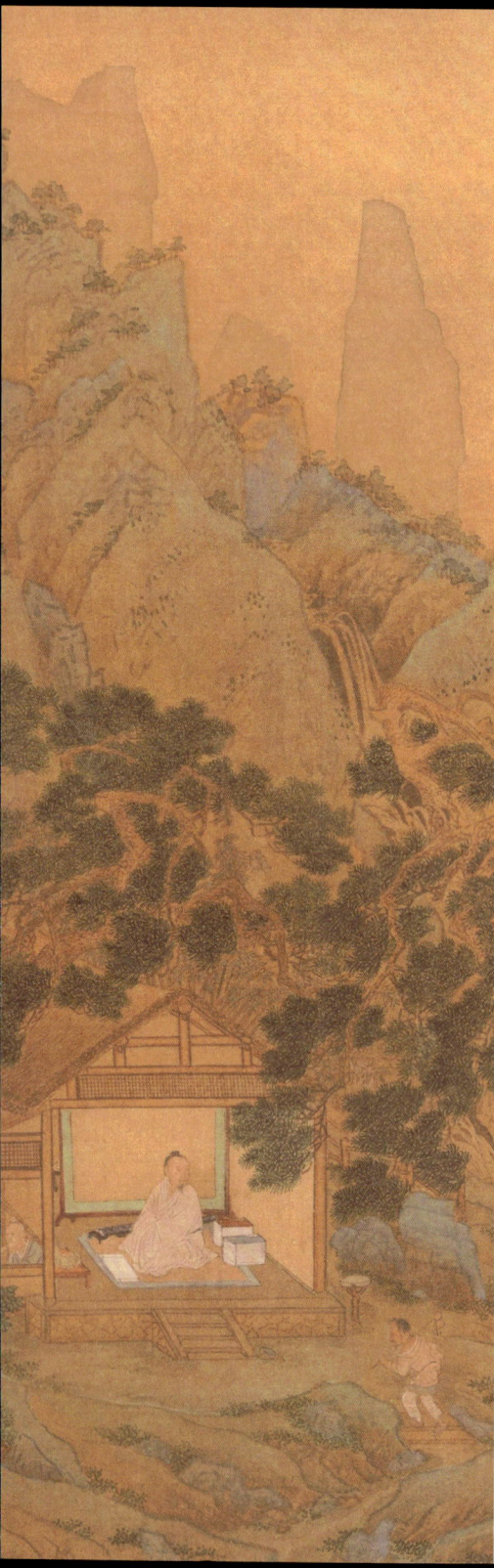

《高山流水》（局部）

仇英（1494—1552），字实父，号十洲，中国明代绘画大师，原籍江苏太仓，后移居苏州。生年不详，考订约生于弘治甲寅（1494年），卒于嘉靖壬子（1552年）秋冬之际。吴门四家之一。擅画人物，尤长仕女，既工设色，又善水墨、白描，能运用多种笔法表现不同对象，或圆转流美，或劲丽艳爽。偶作花鸟，亦明丽有致。与沈周、文徵明、唐寅并称为"明四家"。

第五章 提升文化知识

读书是在别人的思想的帮助下，建立自己的思想。

医生是读书人，也是写书人。

文化

一、

阅读，提倡非职业性阅读

医生应该是一个读书人，是一个爱书人。

读书是在别人的思想的帮助下，建立自己的思想。

之于一个民族，阅读之功用在于阅古察今，博引万流之长，任何伟大的民族都拥有灿烂的文化，任何灿烂的文化最终都会聚集在书籍之上，继而愈积累，愈强大，愈自信。

之于个人，开卷有益的滋养可以涤荡灵魂，启迪智慧，构建强大的精神后花园，宠辱不惊的安居现世，同万类友好，与恼愠和解，留余爱与温玉在心。

医生作为知识人，其兴趣面、阅读面要更宽些，涉猎更多文史哲、诗书画等方面的经典作品。通过阅读提升自我，比如四大名著，以及《牡丹亭》《百年孤独》《简·爱》《瓦尔登湖》等。年轻时我们可能都读过，但进入职业生涯后有否读过？再读一遍，随着你人生阅历的增长和

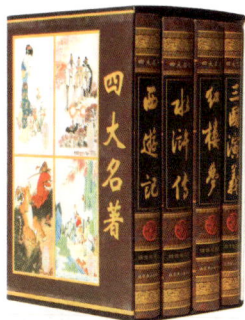

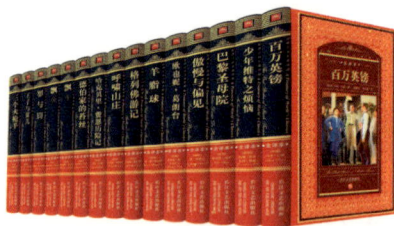

职业经历的丰富，其阅读感受和收获是完全不一样的。在这里奉劝年轻医生们一定要广泛阅读，还要重读经典。

当然，一个时代有一个时代的流行作品，不能简单说只能读经典，只有经典才是好的。通俗文学也有好作品，关键要看它传播什么样的思想理念，立意站得高不高，是否引导人向善、向真、向美，是否促进社会进步与和谐。

再比如中国的古典诗词，有很多优美的佳作，熟读后会让你受益无穷。

> 春江潮水连海平，海上明月共潮生。
> 滟滟随波千万里，何处春江无月明。
> ······
> 江畔何人初见月？江月何时初照人？
>
> ——［唐］张若虚《春江花月夜》

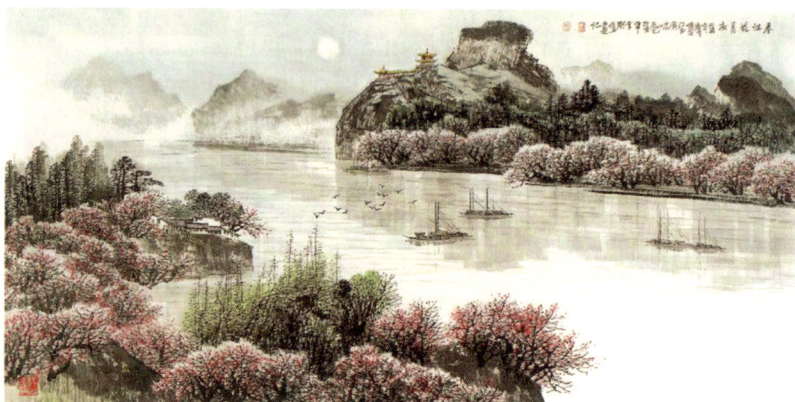

美学大师宗白华说读这样的诗句，能让你进入美丽、静谧的世界，产生美妙的宇宙意识和联想 。似乎这微渺的心和那遥远的自然、悠深的历史、茫茫的宇宙及广大的人类，打通了一道地下的深沉的神秘通道，使人在绝对的寂静里，获得自然与人生的亲密接触。

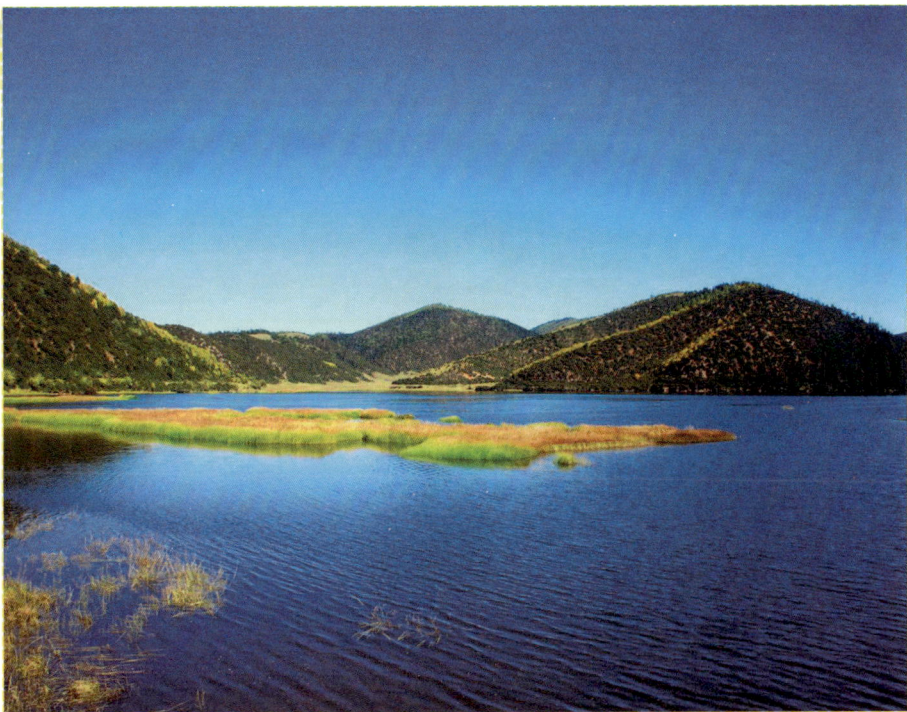

庄生晓梦迷蝴蝶，望帝春心托杜鹃，
沧海月明珠有泪，蓝田日暖玉生烟。

——［唐］李商隐《锦瑟》

　　有人说这是爱情诗，描述对美好年华和爱情的追忆。有人说是政治诗，诉说对现实政治的幽怨。其实这些都并不重要，重要的是诗句描绘了一种复杂的、美好的、淡淡忧伤的情感。

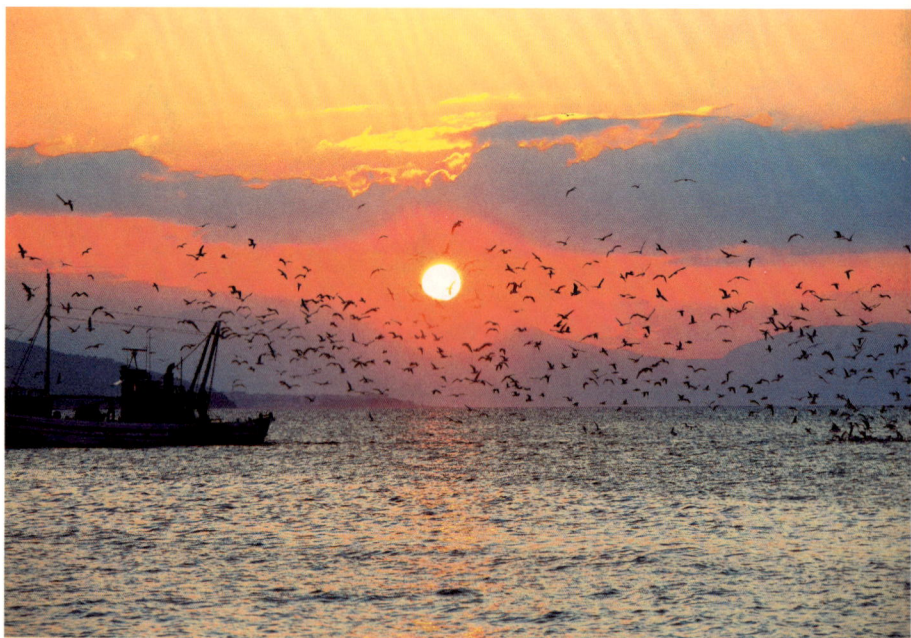

大漠孤烟直，长河落日圆。

——［唐］王维《使至塞上》

　　读这样的诗句，眼前将呈现一幅开阔、苍凉、壮丽、雄浑的景象。

二、
动笔写点东西

1. 写作可以滋养精神家园

建议医生可经常记写一些东西，养成写作习惯、勤动笔。日记、笔记、微博等（文体不限），以提高观察和思考的能力。我们有时也能从报刊或网络上看到一些专家包括医生的写作，他们除了写生命、写城市以外，更多的是写故乡、童年，写乡村风物、乡人的逸事，写阳光星空，写花草树木……他们重新激活了童年的、乡土和自然的家园。当然，这也许与这几代人的成长经历相关，他们经历了中国社会快速的工业化和城市化的进程，面对着传统失落、物质丰盈和精神断裂的多重压力，于是，他们转而在写作中呼唤精神家园的回归。

最近，我看到一本散文集《守护精神家园》，作者蔡建华从中大法律系毕业，在国企从事法律事务工作，利用业余时间写作。他在《草木本有心》一文中写道："院子里，春兰可佩、秋菊堪餐，草木各自婉转，如果我们也能成为他们中的一分子，能聆听与感应它们的心灵……"这段话让人感到作者是在用生命的视角写作，以此观物，万物皆如灵性，在自己的生命舞台上翩翩起舞。生命的视角也是医者的视角，这可以拓展我们人生经验的边界，并可最大限度地打开自身，更深切地体会生命的独特与丰富。

2. 医生写作的职业优势

医生不仅是读书的人，也可以是出书的人。

国外的许多医生都有写作方面的爱好和传统，特别是写日记和自传，有些还成了传世之作，可惜中国医生在这方面有所欠缺。其实写作是一种自我选择的内心生活方式，而医生从事写作更能进入内心，更能贴近生活，切入生命的深处，许多学医者转行后成为著名作家可能也与此有关。

医学以人体为对象，文学则以人心和精神为描写对象，学医者从事文学创作，必然在他们的作品中流注着一条与医学有关的血脉。他们的作品多闪烁着生命和人性的光辉。比如鲁迅的《药》、郭沫若的《残雪》、余华的《活着》和《兄弟》、毕淑敏的《红处方》和《血玲珑》、柯南道尔的《福尔摩斯探案集》、契诃夫的《第六病室》，等等。

值得一提的是日本著名作家渡边淳一，1958年他从札幌医科大学毕业后，经历了十年的骨科医生生涯后，开始从事文学创作。1970年他发表的《光与影》，所描述的就是两个军人因主治医师临时采用对两人不同的治疗方案而发展出两段完全不同的命运的故事。该作品为他赢得日本著名的"直木奖"。随后他的多部作品都与医学有关，如《无影灯》《遥远的落日》《双心》等。他的医学知识和经验为他的畅销小说《失乐园》提供了大量的素材和科学思维，使得他对于性爱的描写达到沉着、优美、洁净的境地，给人以无罪感的审美和毫无道德压力的阅读欣赏。

著名作家、医学博士冯唐，在回答写作与医生之间有什么必然联系时说："我想，可能是痛苦，医生缓解的是身体的痛苦，写作缓解的是人心的痛苦。"其实，生死性（爱）和苦乐愁是医学和文学的共同而永恒的精神母题。

前几年有一本书，书名叫《死亡如此多情——百位医生口述的临终事件》，由《中国医学论坛报》整理编辑。书中所描述的垂危病人对这个世界和人生的深深眷恋，病人与家人和朋友之间的浓浓之情，令人感动。更使人感动的是医患之间的那份真情，在疾病和死亡面前，医者和患者是由生命串联到一起的朋友，患者把自己的生命托付给医者，医者将挽救病人生命，减少病人痛苦作为自己的天职。这是何等神圣而亲密的关系！该书用"叙事医学"的方式，把患者求医过程中，正规病历以外的细枝末节、心理过程乃至家属的感受记载下来，使我们临床医学更加富有人性，更加充满温情，这将大大有助于提高患者的诊疗效果，有效减轻患者的痛苦。韩启德先生在该书的序言中说："这样的工作与文学结合能产生触及人们灵魂的好作品。"

文学是写人的，人是最鲜活的生命，生命最深处是灵魂，当生命受到威胁时，灵魂必然被触动。我想写作或阅读这样的文字时，灵魂也必然会被触动。

3. 医生写作的典范——《阿图医生》

作者阿图·葛文德，白宫最年轻的健康政策顾问，哈佛医学院外科教授，影响奥巴马医改政策的关键人物，投资大师查理·芒格

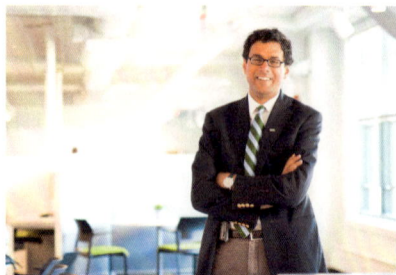

由衷敬佩其为妙手仁医。他是《纽约客》医学专栏撰稿人，获美国文化界最高奖——亚瑟奖，2010年入选《时代周刊》全球最有影响力的100位人物。2014年《展望》杂志将他评为十大"全球年度思想家"。然而，在诸多金光闪闪头衔的背后，他最看重的身份，仍是医生。

《阿图医生》共三部，分别为：《医生的精进》《医生的修炼》《最后的告别》。书中描述了一位年轻、出身医学世家、毕业于名门学院的新手医生阿图，满怀抱负进入梦想中的白色巨塔，在那里他遇到许多意想不到的试炼。硬着头皮第一次拿起手术刀的他，将如何处理突如其来的变故？在错误切到病人气管的时候，他又如何面对即将在自己手边一丝丝逝去的生命？在"成功是常态，失败就是一条生命"的职业生涯中，在每一个患者温暖或者惊悚的病例故事背后，尽管这些故事发生在远隔重洋的美国，在当下的中国却也如此熟悉。

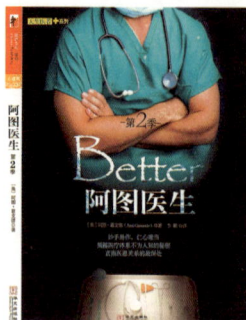

作者以一个外科医生的生涯手记，挑战敏感题材，用手术室中的医学案例披露年轻医生成长中的真情纪事，超越零散的门诊和病房的故事，将视野扩展至引发医疗纠纷的更深层面，超越医疗技术层面的思考，揭示医疗体系中诸多不为人知的真相。该书在美

国面世后，很快引起广泛关注，并迅速席卷各大排行榜。

正如畅销书作者、马尔科姆·格拉德威尔所述：这是一本医学人文书，但读起来却像一本悬疑小说。作者手法高妙，笔端饱含情感，文章中不时可见惊人的洞察力。他细细剖析每一个主题，让人看得屏气凝神。阿图的故事虽然发生在白色巨塔之内，但读过之后，你会对巨塔外的世界有更深的领悟。

4. 阿图·葛文德的名言

医学并不是一门完美的科学，而是一个时刻变幻、难以捉摸的知识系统。不断进步的科学技术指引着我们，当然也有习惯和本能，还靠一些经验，有时还有运气，当然医生知道的和医生追求的目标之间总会存在一些差距，不过，正是这个差距驱使医生更努力地做好每一件事。

治疗中最大的挑战就是病症的未知性，而并非如何去治疗。医学的本质就是不确定性。面对不确定性，要如何去做，这就要看医生和病人的智慧了。

哈佛法学教授布莱恩指出：医疗过失的发生率不会因为医疗官司的存在而减少。那些提出医疗过失诉讼的病人中，只有很少的一部分确实是医疗过失的受害人。而医疗官司最终能否打赢，主要取决于原告病人的状况有多惨，而并非这个结果是不是由医疗过失所造成的。

病人最希望从医生那儿获得的并非自主权，而是希望能够看到他们的能力，并感受到他们亲切的态度。亲切感通常包括尊重病人的自主权，保证他们自己做重大决定的权利；另一方面，在病人不

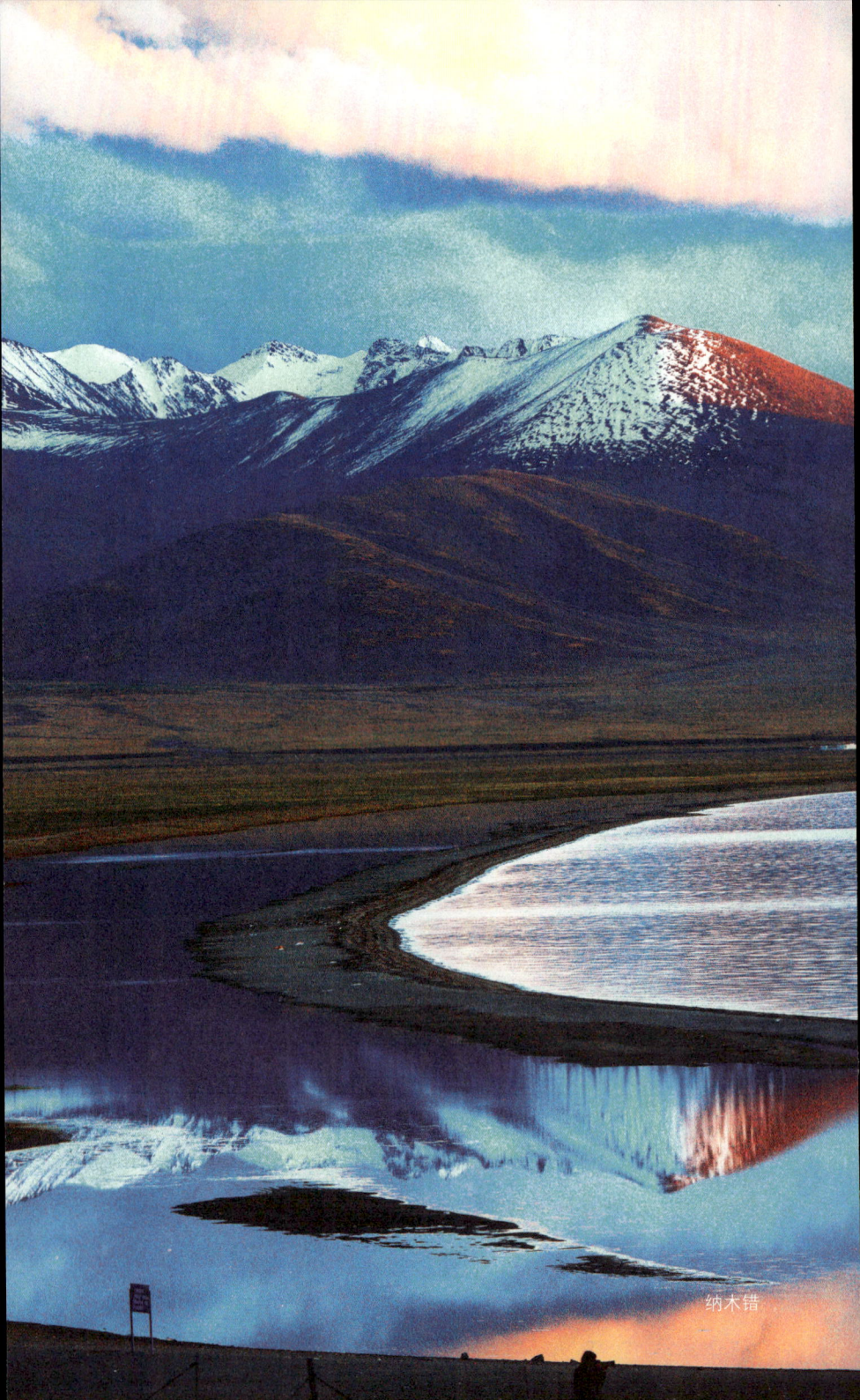

纳木错

想做决定的时候，我们要为他们承担做决定这个沉重的责任，或是引导病人选择正确的方向。即使是病人自己做的决定，有时我们也不得不提出一些意见，比如让病人接受令他们不安的手术或治疗，或是要他们放弃一些执迷不悟的想法。

医学真的很奇妙，在很多方面都难以理解。风险那么高，病人却信任我们，将性命交付于我们，让我们自由发挥。不过，当你靠近我们时，近得可以看见我们皱起的眉头、看到我们不解的神情、看到我们的成功与失败，你就会发现，医学世界是如此混乱、如此麻烦和不确定。

在医学世界里，我们不得不面对可能性。我们之所以被这门不完美的科学所吸引，是因为我们迷恋可以妙手回春的那一刻——我们抓住每分每秒，用自己的知识、能力去改变一个人一生的命运，让这个人过得更好。

有时，手术能成功，完全是靠运气。那对医生来说，简直就是黑暗中的一次探索。我们期待医疗过程能够有条不紊、井然有序，然而，事实并不能如我们所愿。

医学普遍存在于现实生活中，但它却保持神秘，常常令人难以捉摸。有时，我们将医学看得过于完美，其实，它并没有那么神奇。

《湖边》（局部）

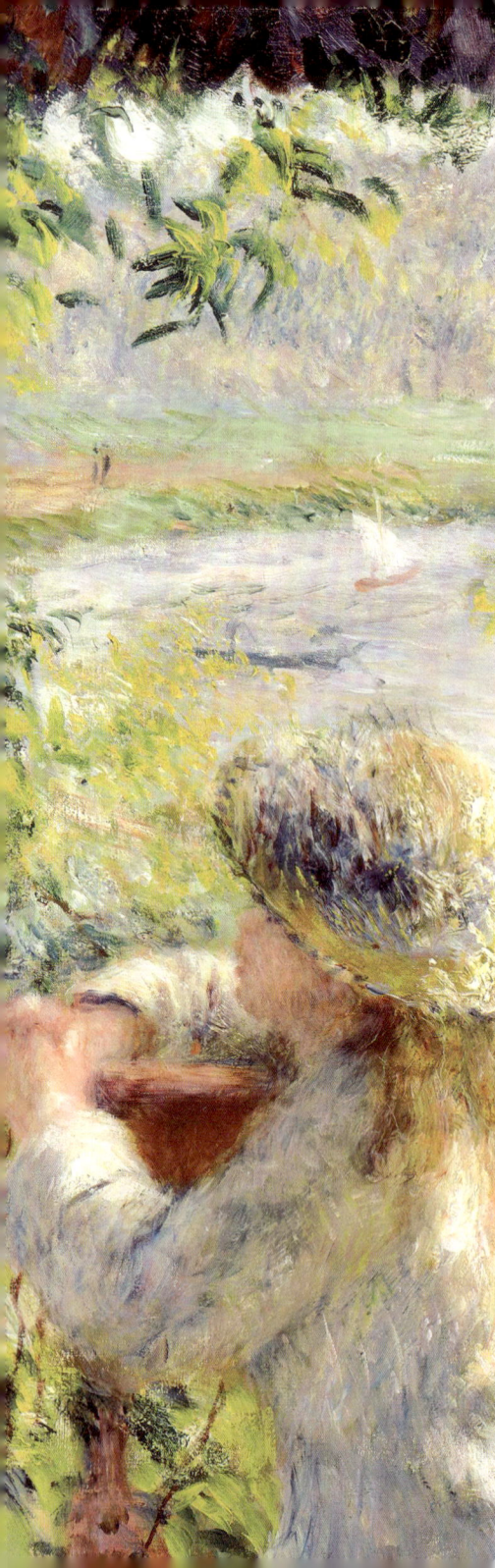

皮耶尔·奥古斯特·雷诺阿（1841—1919），法国印象派画家代表人物之一。出生于利莫市，曾从事陶瓷的绘图工作，后来才开始学习绘画。他是印象派画家中年龄较小的一个。他对人物题材画情有独钟，留下了大量的人物画。善于通过纯净、透明的色彩表现人物富有弹性的皮肤和丰满的身躯。他的代表作还有《红磨坊的舞会》《秋千》《钢琴前的姑娘》《包厢》《浴女》等。

第六章 培养博物情怀和自然情感

博物是一种情怀。

博物从观察身边的自然开始，

山川、河流、草木、虫鱼、风花、雪月……

这些都是博物情怀的寄托对象。

博物是一种情怀。博物从观察身边的自然开始，山川、河流、草木、虫鱼、风花、雪月……这些都是博物情怀的寄托对象。

博物学科和数理科学曾经是近代科学的两大支柱，为科学的发展做出了重要贡献，但20世纪后，曾经创造了进化论的博物学，则风华不再。而数理科学却随着相对论、量子力学、分子生物学、大爆炸理论和信息技术的诞生，一路高歌猛进。博物学看来似乎没什么用了，其实，博物学是很有用的。对于个人来说，它有趣、好玩、休闲，门槛很低，它有助于我们身心健康的发展，让我们重拾对自然的热爱、谦卑和敬畏。博物学强调知识、情感和价值的三合一。强调鉴赏性、体验性，它将会导致我们生活方式的改变，它也是焦虑的现代人休闲放松的一种生活方式，是人与自然和谐共处的帮手。佛教曾有"一花一世界""一木一浮生"的真言，这是佛语的心境，这也是博物学展现给现代人的内在情怀。

培
养

一、

博物与收藏

1. 故事一：大英博物馆起源

　　大英博物馆起源于一个医生汉斯·斯隆（1660—1753）的捐赠。汉斯·斯隆出生于爱尔兰，是一名内科医生，更是一名大收藏家，其收藏品来自世界各地。1753年他去世后遗留下7万多件个人藏品（包括古玩、字画、珍宝）、大批植物标本以及书籍、手稿。根据他的遗嘱，这些收藏全部捐给英皇乔治二世。后来英国议会立法设立基金会，建立博物馆。于是，世界上第一个博物馆——大英博物馆于1759年1月15日在伦敦市成立

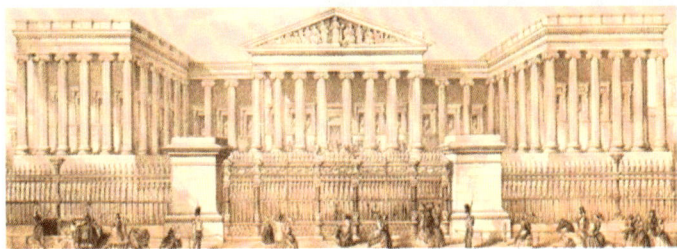

并对公众开放。斯隆也是一位具有创新力的医生，他研制出一种天花疫苗，推广了抗疟药奎宁的使用，还发明一种有助健康的牛奶巧克力饮料。1719年他成为英国皇家医学院院长，1727年担任皇家学会会长。斯隆的故事告诉我们，医生的职业生涯中有一个巨大的精神天空，只要伸手打开天窗，就可以看到灿烂的星空，看到奇妙浩瀚的宇宙，可以诗意地生活。

2. 故事二：香港大学美术博物馆

2008年我受香港特区政府邀请，访问香港大学，当参观港大艺术博物馆时，碰巧有一个明清瓷器展览，我因对瓷器比较感兴趣，便认真观看，发现里面展品大多是借展的，仔细观察展品来源发现竟然有很大一部分藏品来自港大医院医生们自己

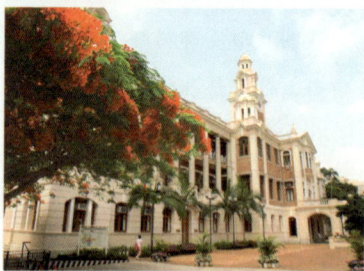

的收藏。当时，这对我触动很大。原来港大医院的医生们，许多人都有收藏的爱好。我不知道，这是否有英国文化的影响，甚至受汉斯·斯隆的影响，或者是中国传统文化在香港保留比较好的原因。

博物往往与收藏联系在一起，建议我们的医生们培养收藏的小

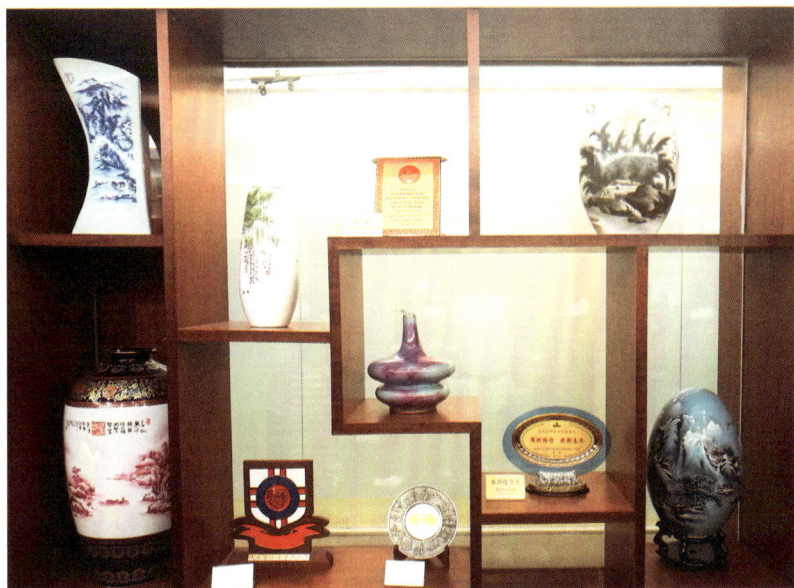

爱好，培养自己的博物情趣。

　　收藏作为一种爱好，可以是有价值的古董，也可以是小物件，如书画、瓷器、玉器、邮票或明信片等。医生从事收藏活动是业余的爱好，是一种乐趣、一种文化，不必在乎收藏品的经济价值，但收藏是要有一定的经济消费的，应视个人的趣味和经济承受能力而定。

二、
集邮收藏

集邮是一项收藏欣赏、交流与研究邮票的文化活动。邮票本身是作为交纳邮资的凭证，当它走完通信过程，完成其邮资使命后，

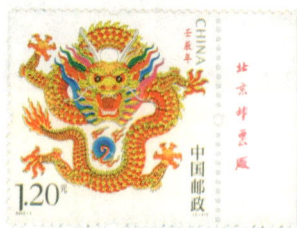

2012壬辰龙年生肖邮票

人们发现它还有欣赏、收藏的价值。集邮是一项参与度较高的社会文化活动，通过收集研究各种邮品，集邮者可以学习世界的历史、地理、花草虫鱼和人物的相关知识，还可以培养出一种禅定的情趣、耐性和修养。

1. 邮票知识

邮票图案：指邮票票面，一般图案的内容包罗万象，由与发行目的相关的图案、国名、面值、说明文字及边饰等组成。有政治、经济、科技、文化艺术、历史地理、自然风光和人物，等等。图案可以使集邮者获得丰富的百科知识。

邮票版铭：在整张邮票纸边上印有邮票编号、版号、张号、色标、设计者和印刷厂名等，统称版铭。

邮票水印：邮票是预付邮资的凭证。为了防止伪造，在造纸过程中，用特殊方法加压在纸里的一种标记，称水印。水印是一种无色标志，图案多很简单。

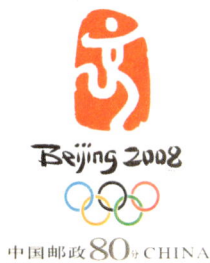

2008北京奥运会邮票

小型张邮票：是面积较小的全张邮票，往往全张上只有一枚，或几枚印制精美的邮票，既可撕下作为邮资凭证贴用，又特别适宜收藏和欣赏。

首日封：新邮票发行首日，贴用该种邮票并盖首日普通邮戳的信封。信封可贴上一枚或多枚邮票，经邮政部门实际寄递的称为首日实寄封。

变体票：由于印刷过程中的失误造成的图案、花纹、颜色或齿孔等异状，而且检查中被疏漏，使这种不合格的邮票流入市场称为变体票。物以稀为贵，变体票通常很少，加之求异心理的作用，使得变体票成为广大集邮者追寻的对象。

2. 邮票选赏

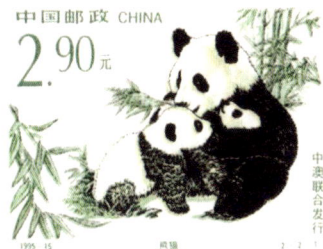

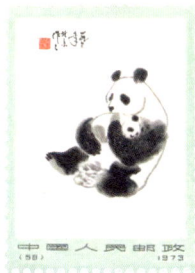

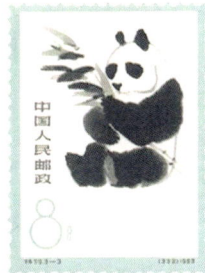

1995年中澳联合发行熊猫邮票

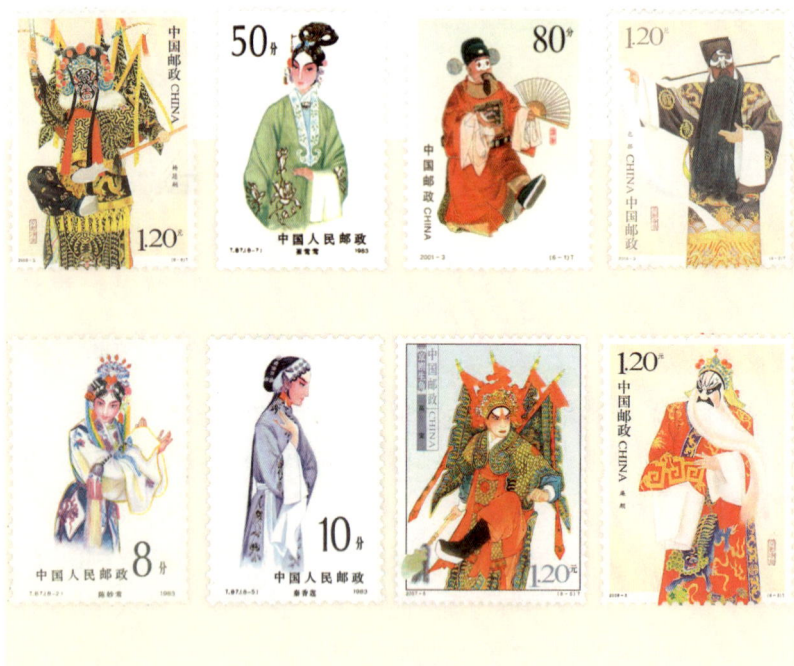

京剧人物邮票

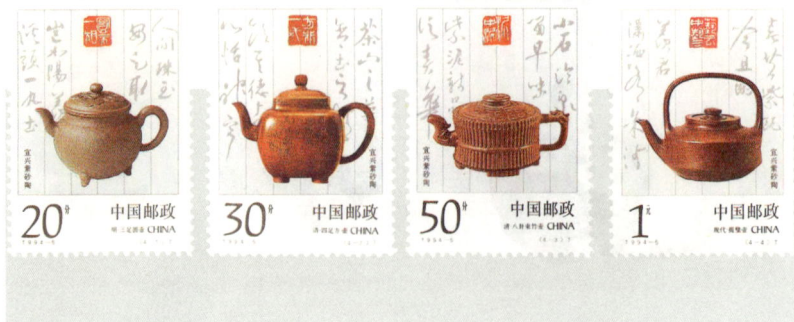

紫砂壶邮票

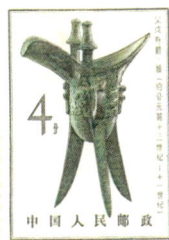

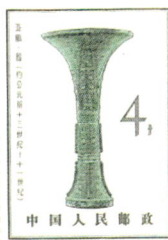

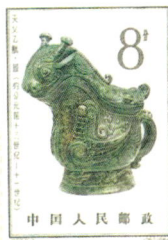

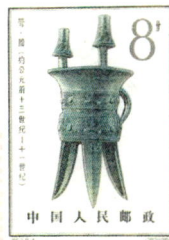

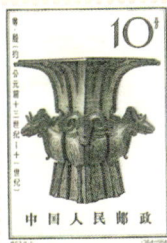

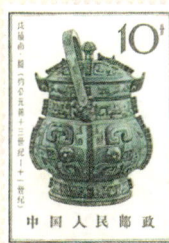

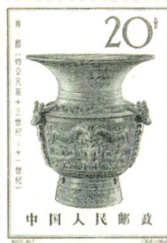

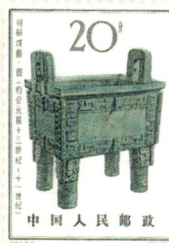

青铜器邮票

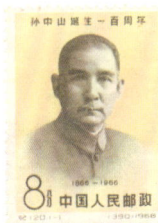

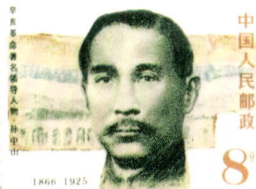

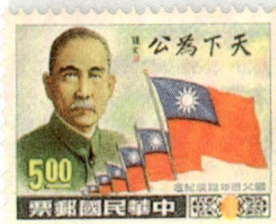

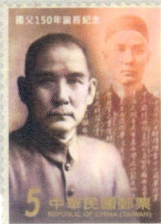

大陆和台湾发行的
纪念孙中山邮票

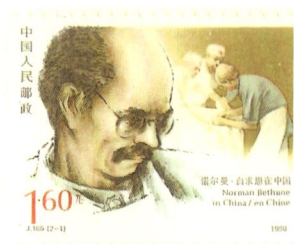

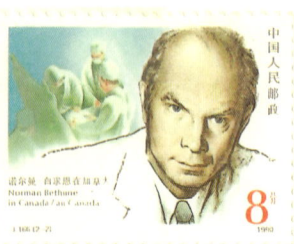

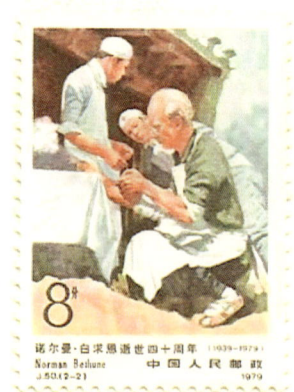

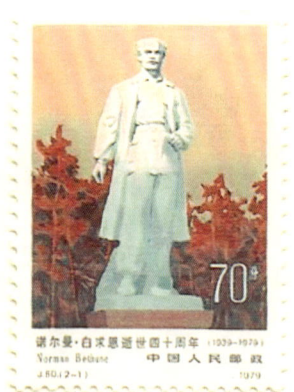

纪念白求恩邮票

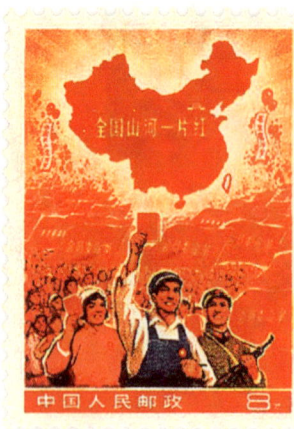

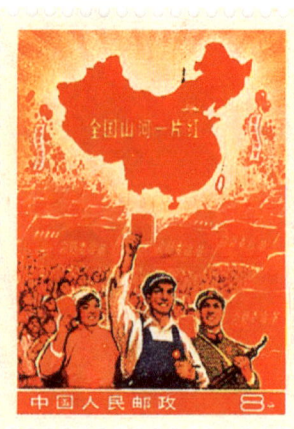

祖国山河一片红
邮票

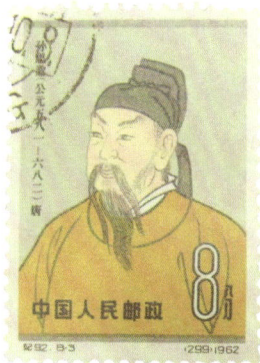

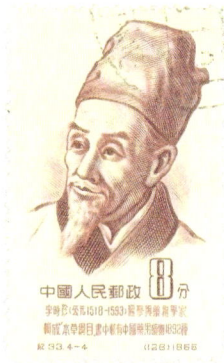

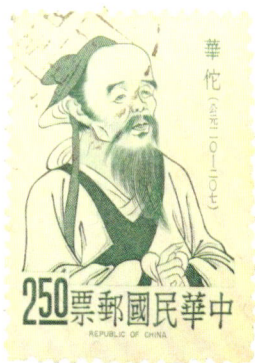

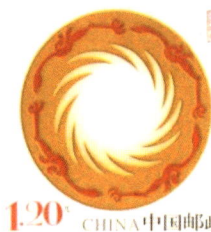

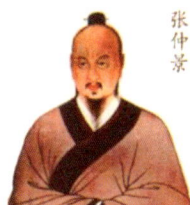

中国古代名医邮票

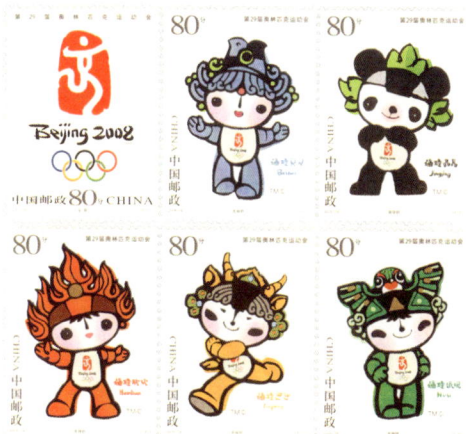

2008奥运福娃邮票

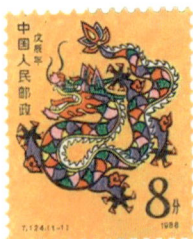
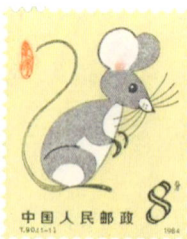
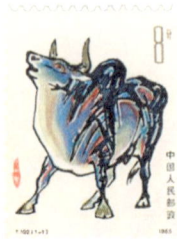

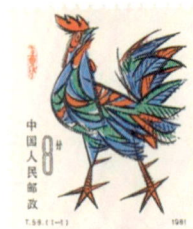
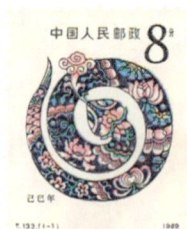
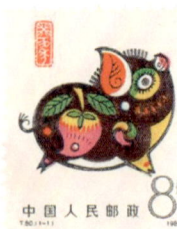

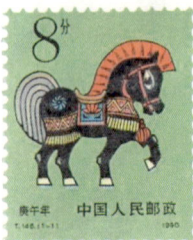
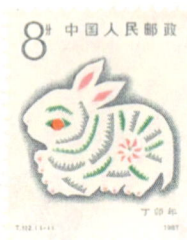
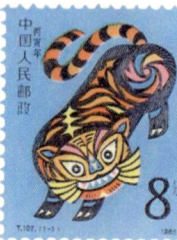

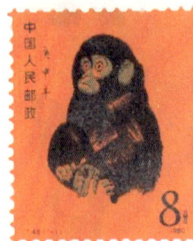
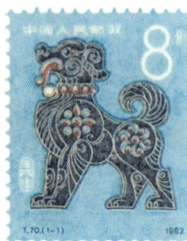
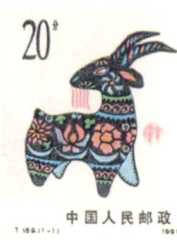

十二生肖邮票

三、

瓷器收藏

瓷器形状精美、瓷质细腻，深受人们的喜爱，它不仅可做日用品，也可作为艺术品存在，因此深受藏家青睐。收藏瓷器是一件很有文化品位的事情。中国是瓷器大国，瓷器生产历史悠久、品种繁多，工艺水平高超。瓷器收藏要掌握一定的知识，了解瓷器发展的历史。

1. 瓷器的定义与制作

瓷器是由瓷土烧制而成，外施玻璃质釉的物器。其制作过程包括：先将瓷土（高岭土、化妆土，并含石英石、长石等成分）制作为一定器型的胎坯后，经高温（约1200—1300℃）烧制而成，胎白色，具有透明或半透明性，吸水率不足1％，或完全不吸水。然后在胎的表面施釉或彩绘，并再次在高温下烧制，使釉形成玻璃质。

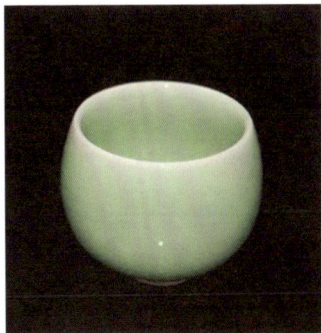

梅子青尊

2. 瓷器的发展

瓷器从陶器发展而来，隋唐时代发展了青瓷、白瓷两大单色釉瓷系，并产生了刻花、划花和印花等花纹装饰。宋代的瓷器以各单色釉为特长，釉面写作冰裂纹（俗称开片），并能烧制窑变色及两重彩，釉里红、釉里青等。窑变色也从一种而发展为窑变红、绿、紫三种。清代生产"彩瓷"，图样新颖、瓷色华贵，以"珐琅瓷""粉彩"最为杰出。

宋代是我国瓷器发展的一个重要阶段，在胎质、釉料和制作技术等方面，有较大发展，烧瓷技术趋于成熟。宋代有许多名窑：耀州窑、磁州窑、景德镇窑、龙泉窑以及被称为五大名窑的汝、官、哥、钧、定等窑，每个窑的产品都具有各自的特色和风格。

明代瓷器丰富多彩，加釉方法的多样化，标志此时期制瓷技术的进一步发展。成化年间开始制烧出可在釉下青花轮廓上添加釉上彩的"斗彩"；嘉靖、万历年间精制的直接用多种色的五彩，都是著名的珍品。

清代瓷器传承宋明的技术和风格，并进一步发展，达到新的高度。康熙时的素三彩、五彩，雍正、乾隆时的粉彩、珐琅彩都是闻名中外的精品。

当代我国著名的瓷器产地有：江西景德镇，以青花瓷、青花玲珑瓷、颜色釉资和粉彩瓷闻名。河北的唐山、山西的长治、广东的石湾都能运用传统工艺及现代设备烧制各色瓷器。此外，还有河南禹县的钧瓷、临汝的汝瓷、浙江龙泉的青瓷等。

我国瓷器釉彩发展是从无釉到有釉，又从单色釉到多色釉，然后再由釉下到釉上彩，并逐步发展为釉下与釉上合彩、五彩、斗彩。釉下彩是先在瓷器胎胚上画好图案上釉后入窑烧炼；釉上彩是先在胎胚上釉后入窑烧炼成瓷器，再在瓷器上彩绘，又入炉经炉火烘烧而成彩瓷。

3. 瓷器知识

青瓷

　　青瓷是瓷中珍品，其青色釉的色调主要是胎釉中含一定量的氧化铁，在还原焰中焙烧而成。有些青瓷因含铁不纯，还原气氛不足，色调便呈现黄或黄褐色。青瓷以瓷质细腻，线条明快流畅，造型端庄浑朴，色泽纯洁而斑斓著称。有诗人以"九秋风露越窑开，夺得千峰翠色来""雨过天晴云破处，梅子流酸泛青时"的名句来赞赏青瓷，说它"如蔚蓝落日之天，远山晚翠；湛碧平湖之水，浅草初春"。青瓷有粉青、豆青、梅子青、艾色和翠青等，唐代的越窑，宋代的官窑、汝窑、龙泉窑、耀州窑都属青瓷窑系。

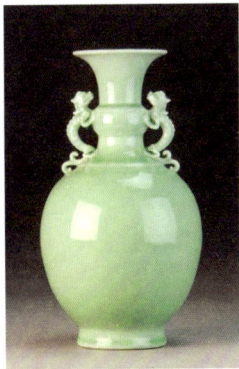

青瓷双耳瓶

青花瓷

　　青花瓷又称白地青花，属釉下彩瓷。青花瓷是用含氧化钴的钴矿为原料，在瓷坯坯体上描绘纹饰，再涂上一层透明釉，经高温还原火焰一次烧成，钴料烧成后呈蓝色，着色力

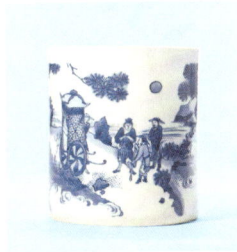

青花笔筒

强，色彩鲜艳，青花瓷发端于唐宋，成熟于元代，明清发展到顶峰。

粉彩瓷

粉彩瓷是清宫廷创烧的彩瓷。在烧好的胎釉上施含砷物的底粉，涂上颜料后用笔洗开，由于砷的乳蚀作用，瓷器颜色产生了粉化效果。由于吸收了各姐妹艺术的滋养，采用了点染和套色手法，

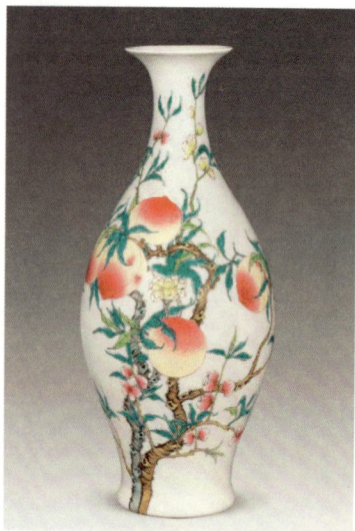

清乾隆寿桃粉彩橄榄瓶

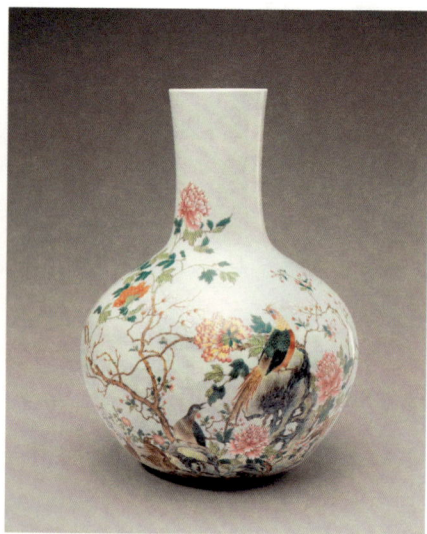

粉彩锦鸡牡丹图天球瓶

使所描绘的对象，山水、人物、花鸟都显得质感强，色泽鲜艳逼真，明暗清晰、层次分明，以达到透丽雅致、粉润柔和的艺术效果。粉彩的描绘，着色技法比较复杂细致，工序也较繁多。

釉里红

釉里红是将含金属元素铜的料涂绘在瓷胎上，再施透明釉后在

高温中（约1300℃）一次烧成。因铜红在釉下，故称釉里红，属于釉下彩，创制于元代景德镇。明代趋于成熟，清代雍正时期达到鼎盛。釉里红因温度要求严格，烧制难度大，成品率不高。郎窑红是铜红釉中色彩最鲜艳的一种，其特点是，色彩绚丽、红艳鲜明，且具有较强烈的玻璃光泽，由于釉汁厚，在高温下产生流淌，所以成品的郎红瓷口沿部往往会露出白胎，呈旋状白线，俗称灯草边，其

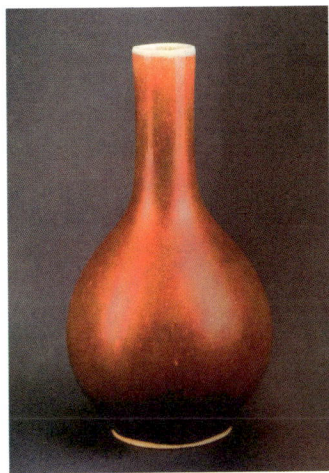

郎窑红小胆瓶

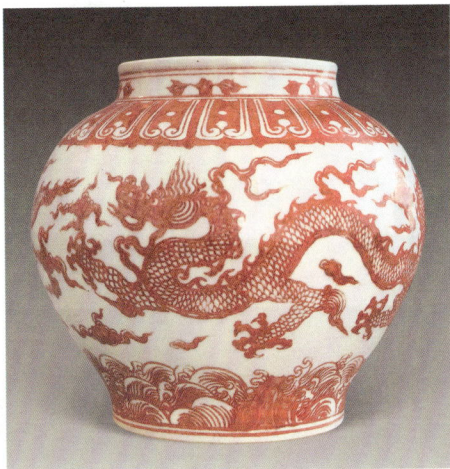

五爪海水云龙纹釉里红罐

底部因釉汁流垂凝聚，近于黑红色，其他的红釉瓷还有豇豆红、胭脂红和霁红。

开片

开片，为瓷器釉面的一种自然开裂现象。开裂的原因有两种：

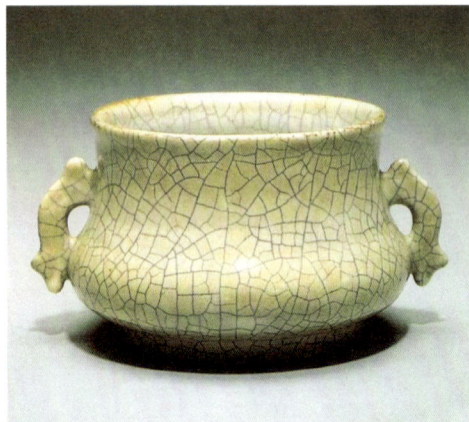

哥窑双耳炉

一是成型胚泥沿一定的方向延伸，影响分子的排列；二是胚、釉膨胀系数不同，焙烧后冷却时釉层收缩率大导致的。因此，开裂原本是瓷器烧制中的一个缺点，但人们掌握了开裂的规律而制出的开片釉（即裂纹釉），便将开片变成为瓷器的一种有特殊艺术风格的装饰。根据裂纹的大小形态，有鱼子纹、柳叶纹和蟹爪纹，其纹的颜色有黄色的称金丝线，黑色称铁丝线，或两者具有的称金丝铁线。宋代的汝、官、哥窑都有这种产品，其中以哥窑最为著名。

窑变釉

窑变釉是器物在烧制过程中呈现出的意想不到的釉色效果。由于窑中含有多种呈色元素，经氧化还原作用，

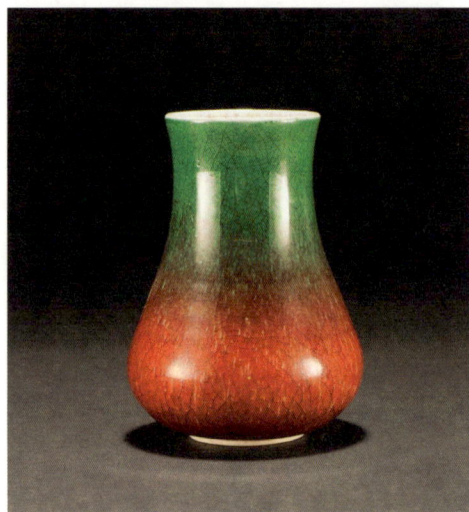

红绿釉尊

瓷器在出窑后会呈现出意外的釉色，其色彩形态变化莫测，或如春花秋云，或如大海波涛，绚丽多姿、斑驳陆离、独树一帜、美轮美奂，达到鬼斧神工、独一无二的神秘艺术效果，深受人们的喜爱。早期的窑变瓷器多被视为不祥的"怪胎"，往往被捣毁，但随着对其认识的深入，窑变的缺陷逐渐得到人们的接受和喜爱，久看后给人以回味无穷的感觉。窑变釉在许多瓷器品种中均可出现，如郎窑红、苹果绿等，但以钧窑最为典型。钧瓷以"入窑一色，出窑万彩"而著名，到宋代因其烟云变化、莹润典雅之美受到文人雅士、王公贵族的喜爱，朝廷下旨在河南禹州设官窑，烧制贡瓷，为其全面发展创造了机会。

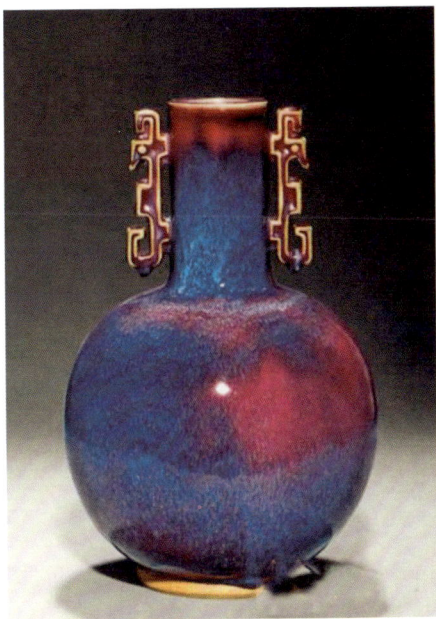

清双耳钧瓷瓶

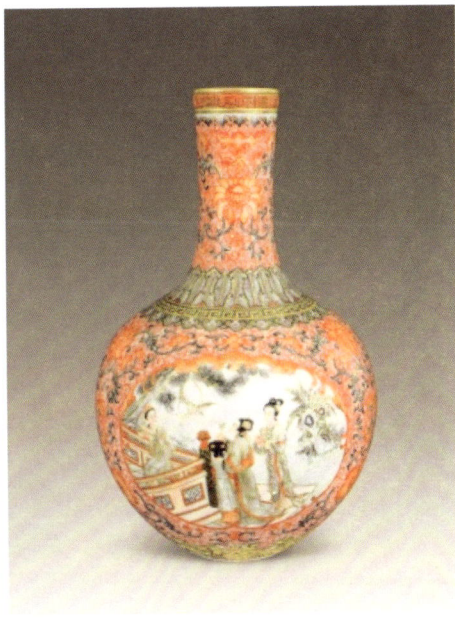

珐琅彩天球瓶

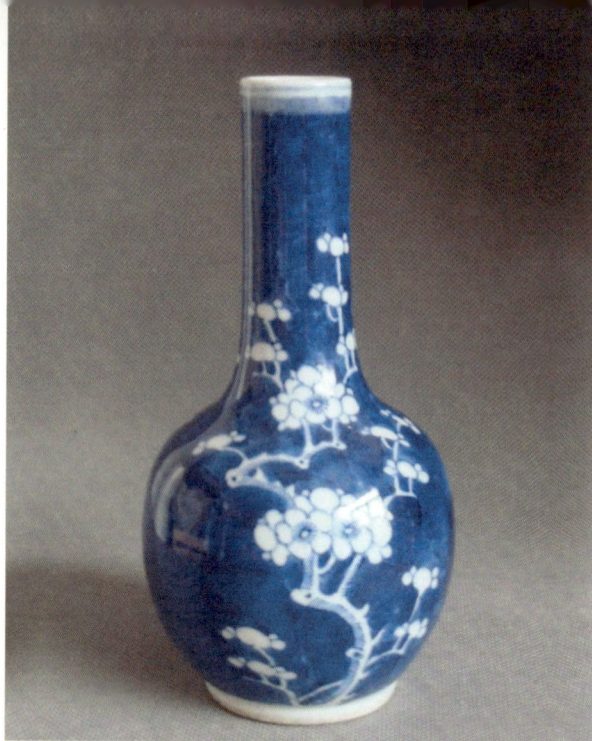

青花梅花天球瓶

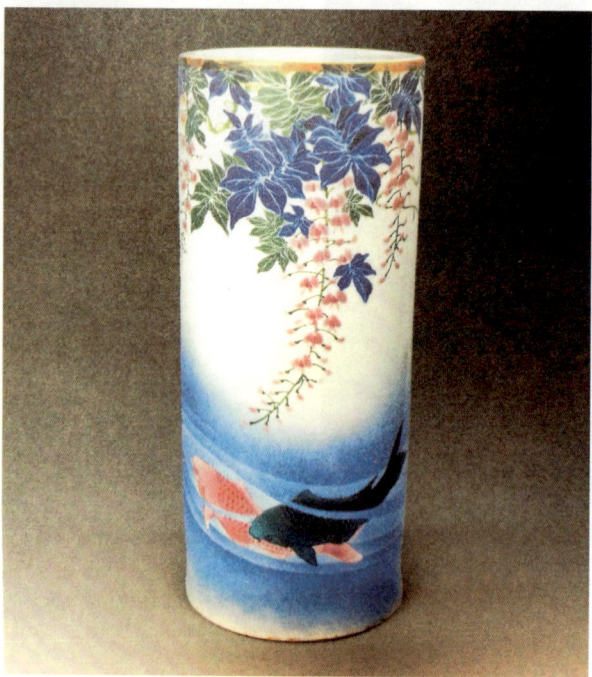

清釉下五彩游鱼纹帽筒

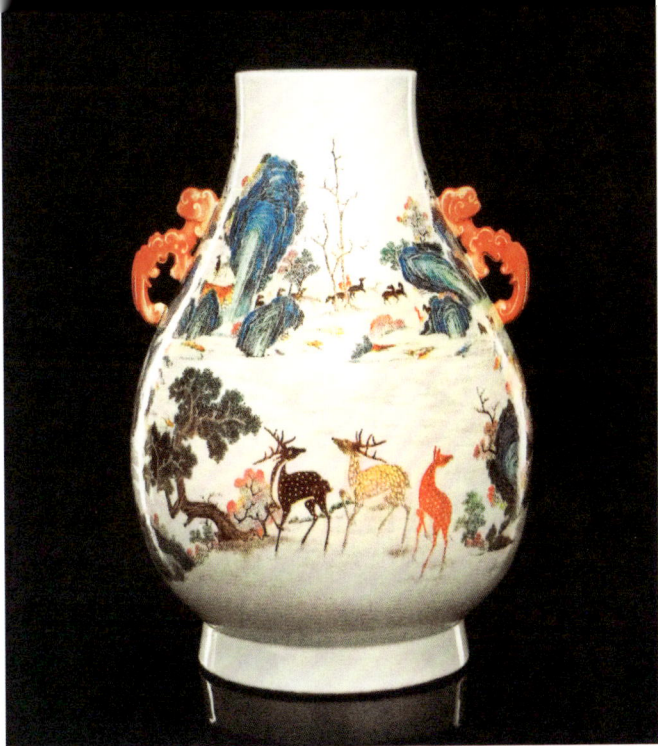

康熙粉彩双耳尊

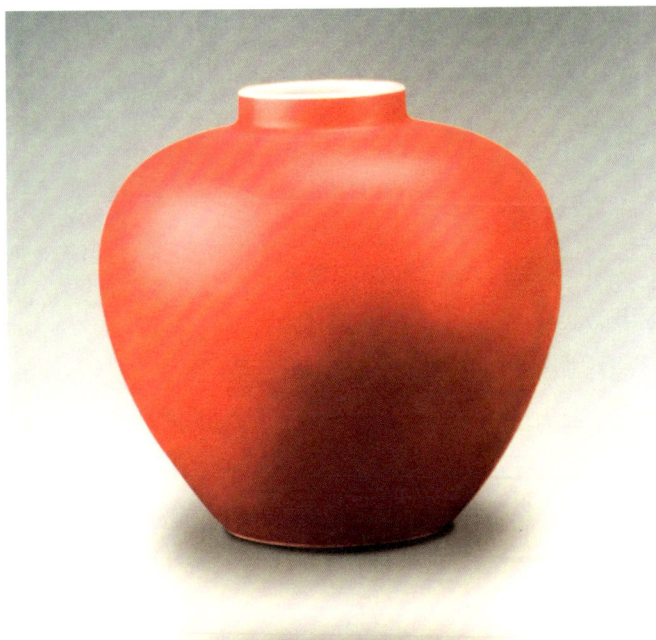

胭脂红罐

四、
旅游、摄影和自然山水

1. 旅游

　　旅游是一种生活方式，一种高级的精神享受，是在物质生活条件基本满足后的精神追求。从生活的角度看，旅游有四种性质。1.享受性：在"求新、求知、求乐"的心理支配下，领略异地的新风光和新生活，在异地获得不易得到的快乐。2.知识性：增长见识，了解当地的风土人情和历史，丰富人文知识。3.意志性：给旅游者带来心灵的意志，会让思维迸发心情飞扬。4.休闲性：舒缓现代人高速运转的工作与生活压力，使身心放松，解除疲劳，比如，到海滨城市享受阳光、沙滩和大海，到青藏高原，享受高山大川、蓝天和白云。

　　行万里路，读万卷书。

　　医生是一个繁忙的职业，体力和脑力的消耗和压力都很大，容易造成身心的疲劳。因此，工作之余定期抽时间去旅游一下，有利于身心健康，有利于增长见识，也有利于亲近自然山水，培养对大自然的情感。

　　旅游时有两件事可以做好，参观博物馆和摄影。

2. 参观博物馆

增长历史、艺术知识，
了解当地风土人情

　　博物馆是集收藏、研究和教育为一体的多功能机构，通过收藏和陈列历史实物资料，成为历史的见证。特别是有很多遗址型博物馆作为现代城市中的一组古建筑，已成为城市中的别样风景。另外，还有许多综合性博物馆、艺术博物馆、主题博物馆，其陈列和宣教极其重视运用现代声光电等技术将展品蕴含的信息传达给观众。这类博物馆已成为对成人进行知识传授、修身教育的理想场所，以及辅助学校教育不可缺少的生动课堂。

　　比如，去英国应该去大英博物馆、国家美术馆、泰勒现代美术馆看看；去法国应去罗浮宫、奥赛美术馆、蓬皮杜艺术文化中心；去日本应去东京国立博物馆、国立科学博物馆、江户东京博物馆。美国的赛尚博物馆、大都会艺术博物馆，意大利的梵蒂冈博物馆（罗马）和乌菲齐美术馆，希腊的卫城博物馆，俄罗斯的埃尔米塔什博物馆（又称冬宫），西班牙的普拉多博物馆，中国北京故宫博物院（北京）、台北故宫博物馆、中国国家博物馆、湖北省博物馆、辽宁省博物馆、湖南省博物馆、上海博物馆、陕西历史博物馆、金沙遗址博物馆还有秦皇兵马俑博物馆，西安碑林博物馆、安阳文字博物馆，等等。

博物馆简要介绍：

西方博物馆，一般划分为艺术博物馆、历史博物馆、科学博物馆和特殊博物馆四类。

（1）艺术博物馆：包括绘画、雕刻、装饰艺术、实用艺术和工业艺术博物馆。也有把古物、民俗和原始艺术的博物馆包括进去的。世界著名的艺术博物馆有大英博物馆、罗浮宫博物馆、艾尔米塔什博物馆、大都会艺术博物馆等。

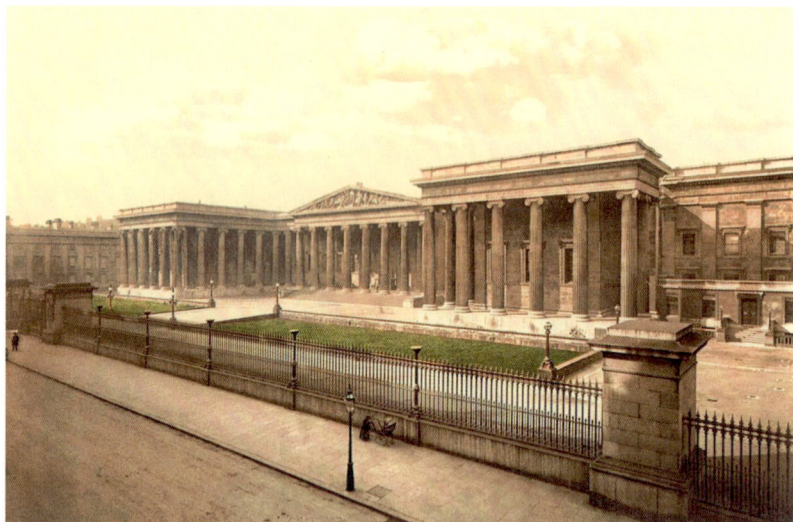

大英博物馆

大英博物馆是世界上历史最悠久、规模最宏伟的综合性博物馆，拥有藏品600多万件。它位于英国伦敦，收藏了世界各地的许多文物和图书珍品，藏品之丰富、种类之繁多在全世界博物馆中极为罕见，其中不少是仅存的珍本。18世纪至19世纪中叶，英帝国向世界扩张，对各国进行文化掠夺，大量珍贵文物运抵伦敦，数量之多，英国国家博物馆装不下，只得分藏于各个博物馆。埃及文物馆是其中最大的陈列馆，有7万多件古埃及文物，代表着古埃及的高度文明。希腊和罗马文物馆、东方文物馆的大量文物反映了古希腊罗马、古代中国的灿烂文化。

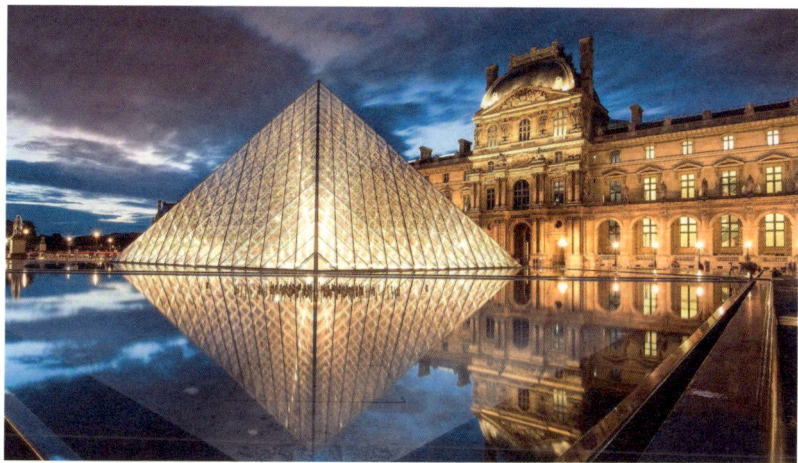

罗浮宫

罗浮宫位于法国巴黎市中心的塞纳河北岸，位居世界四大博物馆之首。罗浮宫始建于1204年，原是法国的王宫，曾居住过50位法国国王和王后，是法国文艺复兴时期最珍贵的建筑物之一，以收藏丰富的古典绘画和雕刻而闻名于世。现为罗浮宫博物馆，历经800多年扩建重修达到今天的规模，占地约198公顷，分新老两部分，宫前的金字塔形玻璃入口，占地面积为24公顷，是华人建筑大师贝聿铭的杰作。1793年8月10日，罗浮宫艺术馆正式对外开放，成为一个博物馆。罗浮宫藏有被誉为世界三宝的断臂维纳斯雕像、《蒙娜丽莎》油画和胜利女神石雕，拥有的艺术收藏达40万件以上，包括雕塑、绘画、美术工艺等艺术品，分为古代东方、古埃及、古希腊和古罗马等6个门类。罗浮宫已成为世界著名的艺术殿堂，最大的艺术宝库之一，是举世瞩目的万宝之宫。

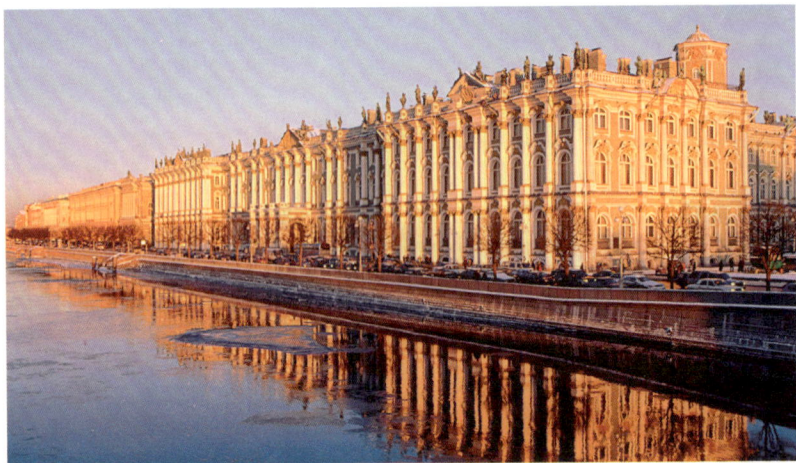

俄罗斯艾尔米塔什博物馆

俄罗斯艾尔米塔什博物馆，又名冬宫博物馆，位于俄罗斯圣彼得堡涅瓦河畔，是大型的艺术与文化宫殿。18世纪下半叶，喜爱收藏的俄国女皇叶卡捷琳娜二世把冬宫中的一部分房子拨出，专门用来存放自己从柏林购入的伦勃朗、鲁本斯等人的250幅绘画，并把珍藏这些东西的地方称为"艾尔米塔什"。"艾尔米塔什"一词源于法语，意为幽静之地。随后，叶卡捷琳娜二世为彰显权势，不断大量地收购、收藏各种类别的艺术品，并陆续将自己的收藏品存放于此处。随着收藏品的增多，俄国从1764年至1789年先后建造了小艾尔米塔什和大艾尔米塔什，二者成为名副其实的私人博物馆。叶卡捷琳娜二世去世后，历代冬宫的主人对这个皇宫内的博物馆不断进行充实完善，藏品日益增多。 1922年，政府将原来宫廷房舍和整个冬宫拨给艾尔米塔什，正式建立国立艾尔米塔什博物馆。自此，艾尔米塔什博物馆由冬宫、小艾尔米塔什、旧艾尔米塔什、新艾尔米塔什、冬宫储备库以及可容纳500多观众的艾尔米塔什剧院等建筑物组成，下设原始文化部、古希腊罗马世界部、东方民族文化部、俄罗斯文化史部、钱币部、西欧艺术部、科学教育部和修复保管部等八个部，藏品共有270余万件，藏品中名家绘画闻名于世，从拜占庭最古老的宗教画，到现代的马蒂斯、毕加索的绘画作品，及其他印象派、后期印象派画作应有尽有，多达15 800余幅。其中意大利达·芬奇的两幅《圣母像》、拉斐尔的《圣母圣子图》和《圣家族》、荷兰伦勃朗的《浪子回头》，以及提香、鲁本斯、委拉士贵支、雷诺阿等人的名画均极珍贵。

大都会艺术博物馆是美国最大的艺术博物馆，也是世界著名博物馆之一。位于美国纽约第五大道的82号大街，与著名的美国自然历史博物馆和纽约海登天文馆遥遥相

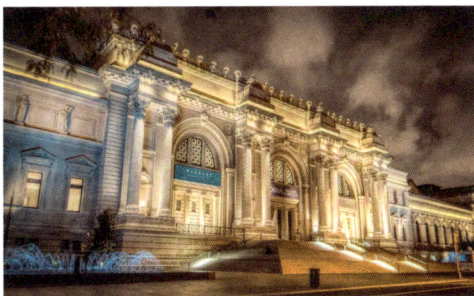

大都会艺术博物馆

对，占地面积为13万平方米 。它与同在纽约的联合国总部一起，构成了人类（世界）过去跟未来的两大交汇点。大都会博物馆记录着人类（世界）的过去，而联合国总部则在描绘，或者说在规划和展望着人类（世界）的未来。截至目前，该馆共收藏有300万件展品，现为世界上首屈一指的大型博物馆。

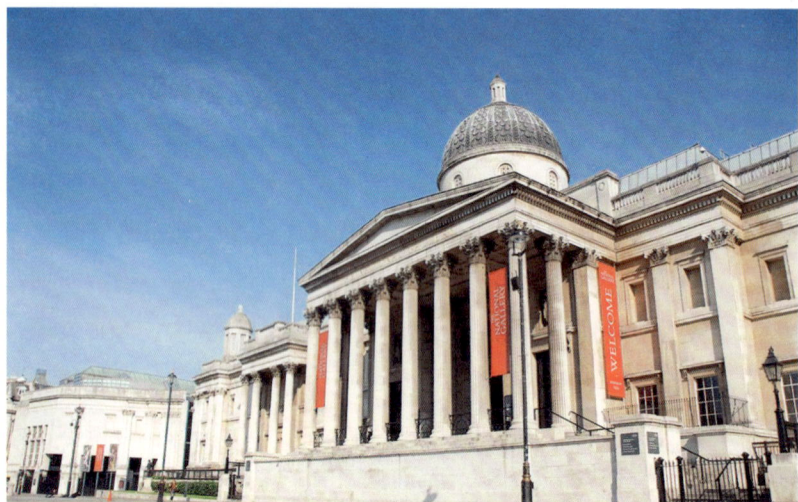

英国国家美术馆

英国国家美术馆成立于1824年，至今已有一百七十余年的历史，是拥有西欧名家绘画最多、最全面、最具代表性的画廊之一。因此，它在欧洲公共美术馆中有着独特的历史地位。国家美术馆在1824年开馆之时仅有38幅画作，其后，收藏家乔治·布蒙特等人不断收到民间收藏家的寄赠，藏品数量日渐增多。1855年，首任馆长查理·伊斯特列克爵士买入大量初期意大利绘画。1856年又有英国浪漫主义画家威廉·特纳收藏的寄赠，藏品开始丰富起来。美术馆创设三十年后已然成为代表欧洲名品的宝库，并陆续拓展为现在以绘画收藏为主的国家级美术馆。

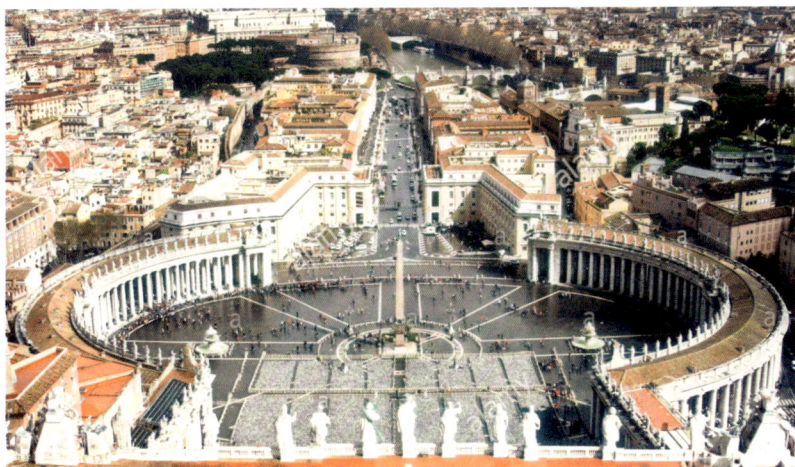

梵蒂冈博物馆

梵蒂冈博物馆是世界上最早的博物馆之一，早在公元5世纪就有了雏形。博物馆本来是罗马教皇的宫廷，后来被改造成为梵蒂冈国家博物馆，主要以收藏艺术品为主。拥有12个陈列馆和5条艺术长廊，汇集了希腊、罗马的古代遗物以及文艺复兴时期的艺术精华，大都是无价之宝，如米开朗琪罗创作的《创世纪》和《最后的审判》都藏于此。

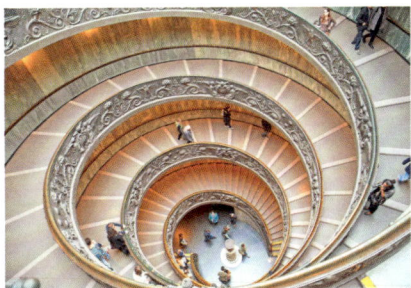

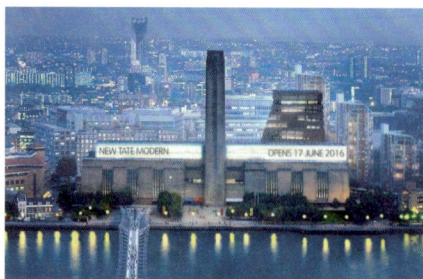

泰特现代美术馆

泰特现代美术馆专门收藏20世纪现代艺术，最受欢迎的馆藏为拉斐尔前派和特纳的作品。美术馆未按传统的年代编排方式陈列它的艺术品，而是把艺术品分成四大类，分别摆放在3楼和5楼的展厅内。这四大类是：历史—记忆—社会、裸体人像—行动—身体、风景—材料—环境、静物—实物—真实的生活。这种割破历史脉络的陈列方式使得观众在同一个空间与时间中与不同年代的同一主题创作的艺术品相遇。人们在观看莫奈的大型壁画《睡莲》的同时，可以瞥见身旁的理查德·朗（英国大地艺术的代表艺术家）创作于1991年的石头阵。不同的艺术思维和创作手段在此直接碰撞，这正是泰特现代美术馆的高明之处，也是它指引人们思考艺术的精神魅力所在。

奥塞美术馆是巴黎的近代艺术博物馆，主要收藏1848年到1914年之间的绘画、雕塑、家具和摄影作品。博物馆位于塞纳河左岸，和罗浮宫斜对，原来是建于1900年的火车站，是从巴黎到奥尔良铁

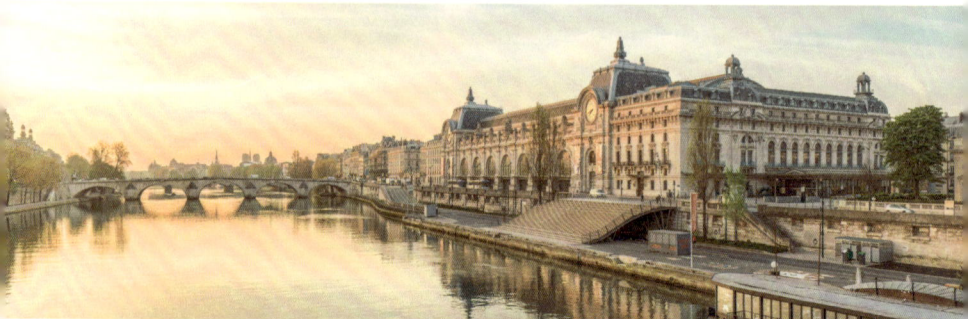

奥塞美术馆

路的终点奥尔赛车站。1939年进入巴黎的铁路取消后，车站关闭。1978年被列为受保护的历史建筑，1986年改建成为博物馆，原来存放在罗浮宫、茹德葆博物馆以及蓬皮杜艺术中心国家现代艺术博物馆内的有关藏品全部集中到这里展出。

东京国立博物馆位于东京台东区上野公园北端，内有本馆、东洋馆、表庆馆及法隆寺宝物馆4个展馆共43个展厅，陈列面积1.4万余平方米，约有11万件收藏品。博物馆的主体建筑由象征日本历史的建筑物构成，历来被称为

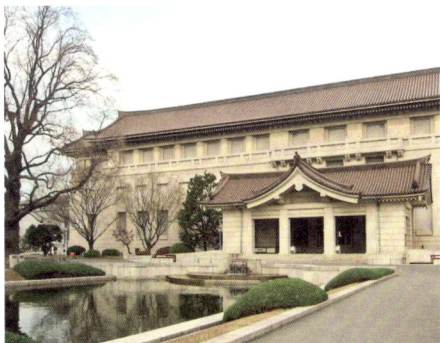

东京国立博物馆

"美术馆建筑与博物馆建筑的博物馆"。主馆中分类展出了日本美术品、出土文物、工艺品。东洋馆中陈列着亚洲、埃及等地的美术品和考古文物。另外法隆寺宝物馆中收藏有7世纪至8世纪奈良法隆寺中的宝物约300件。

普拉多博物馆建于18世纪，位于西班牙马德里，普拉多博物馆被认为是世界上

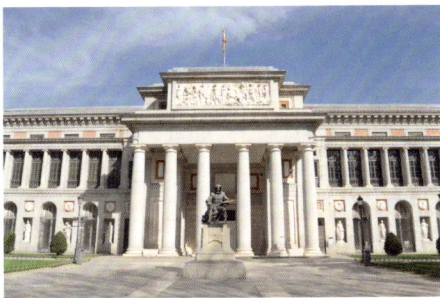

普拉多博物馆

最伟大的博物馆之一，亦是收藏西班牙绘画作品最全面、最权威的美术馆。收藏有15—19世纪西班牙、佛兰德和意大利的艺术珍品。尤其以西班牙画家戈雅的作品最为丰富。

北京故宫博物院成立于1925年10月10日，位于北京故宫紫禁城内。是在明朝、清朝两代皇宫及其收藏的基础上建立起来的中国综合性博物馆，其文物收藏主要来源于清代宫中旧藏。院中设立了综合性的历史艺术馆、绘画馆、分类的陶瓷馆、青铜器馆、明清工艺美术馆、铭刻馆、玩具馆、文房四宝馆、玩物馆、珍宝馆、钟表馆和清代宫廷典章文物展览等，收藏有大量古代艺术珍品，据统计共达105万余件，占中国文物总数的六分之一，是中国收藏文物最丰富的博物馆，也是世界著名的古代文化艺术博物馆，其中很多文物是绝无仅有的无价国宝。例如：绘画有东晋顾恺之的《洛神赋

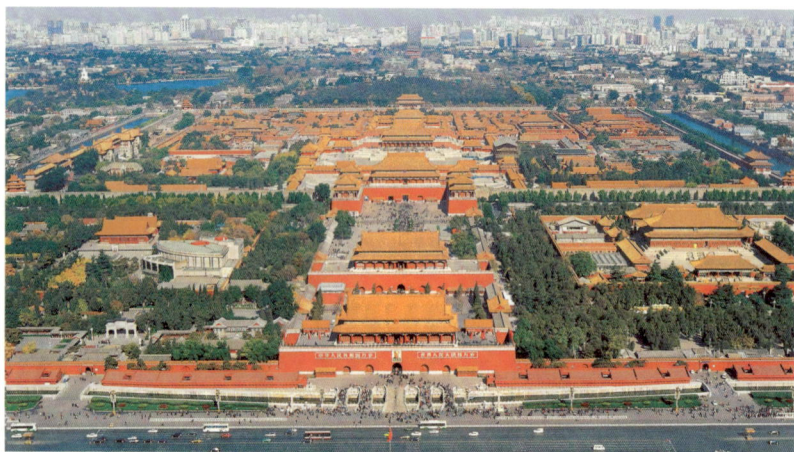

北京故宫博物院

图》、唐代韩晃的《五牛图》、五代顾闳中的《韩熙载夜宴图》、北宋张择端的《清明上河图》；书法有陆机的《平复帖》、神龙本《兰亭序》、王献之《中秋帖》、王珣《伯远帖》、苏轼《新岁展庆帖》、米芾《向太后挽词帖》等；瓷器有唐代花瓷腰鼓、宋孩儿枕、明代斗彩鸡缸杯、五彩镂空云凤纹瓶；青铜器有三羊尊和莲鹤方壶；等等。

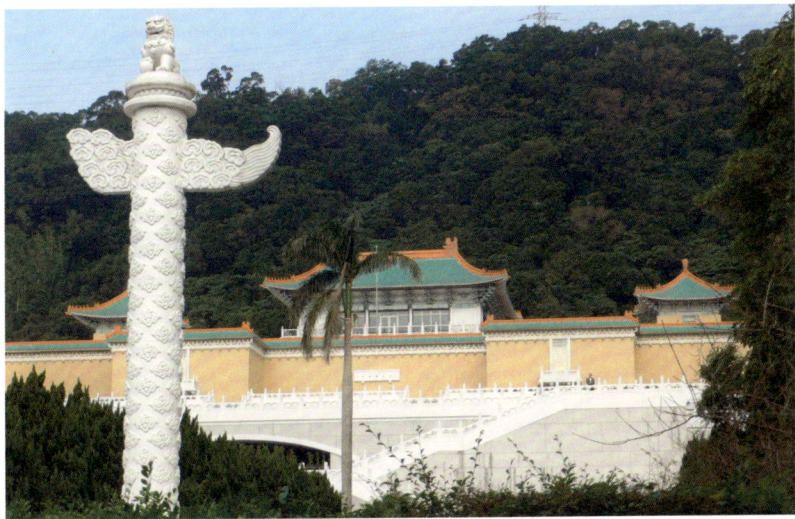

台北故宫博物院

　　台北故宫博物院是台湾规模最大的博物馆，也是中国三大博物馆之一，是研究古代中国艺术史和汉学的重镇。台北故宫博物院内收藏有南京国立中央博物院筹备处、国立北平故宫博物院和国立北平图书馆等所藏的来自北京故宫、沈阳故宫、避暑山庄、颐和园、静宜园和国子监等处的皇家旧藏。所藏的商周青铜器，历代的玉器、陶瓷、古籍文献、名画碑帖等皆为稀世之珍。在台北故宫博物院收藏的珍品中，有甲骨档案2万多片；陶瓷器2万多件，包括从原始陶器到明清瓷器；铜器1万多件，包括历代钱币，其中有商周到春秋战国时期的青铜器4300多件，其中有著名的新石器时代的玉璧、玉圭、玉璜以及闻名海内外的清代玉雕《翠玉白菜》《避邪雕刻》《三镶玉如意》等；古代书画近万件，其中有唐代至清代历代名家的代表作，如三稀之一的王羲之《快雪时晴帖》（书法传世精品《中秋帖》传为王献之所书，与王羲之的《快雪时晴帖》，王珣的《伯远帖》合称"三稀"，其中《快雪时晴帖》收藏于台北故宫博物院，另外二稀存放于北京故宫博物院），还有黄公望的《富春山居图》后部长卷，怀素的《自叙帖》，颜真卿的《刘中使帖》，苏东坡的《寒食帖》，张宏的《华子冈图》等；善本古籍有近20万册，包括中国仅有四部的《四库全书》较完整的一部；明清档案文献近40万件，其中有清朝历代皇帝朱批奏折、军机处档案、清史馆档、实录、起居注等，以及世界罕见的满文老档40巨册。展馆每三个月更换一次展品。截至2014年年底，馆藏文物达69.6万余件。

湖北省博物馆是全国八家中央地方共建国家级博物馆之一，国家一级博物馆，出土木漆器保护国家文物局重点科研基地，坐落于武汉东湖风景区，占地面积约8.2万平方米，建筑面积约5万平方米，展厅面积约1.35万平

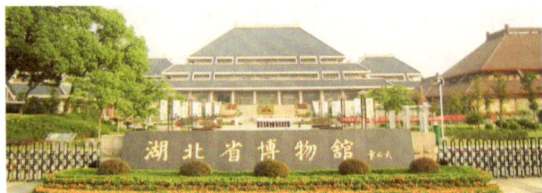

湖北省博物馆

方米，其中还有中国规模最大的古乐器陈列馆。现有馆藏文物26万余件（套），以青铜器、漆木器、简牍最有特色，其中国家一级文物945件（套）、国宝级文物16件（套）。越王勾践剑、曾侯乙编钟、郧县人头骨化石、元青花四爱图梅瓶为该馆四大镇馆之宝。

（2）历史博物馆：包括国家历史、文化历史博物馆,在考古遗址、历史名胜或古战场上修建起来的博物馆也属于这一类。

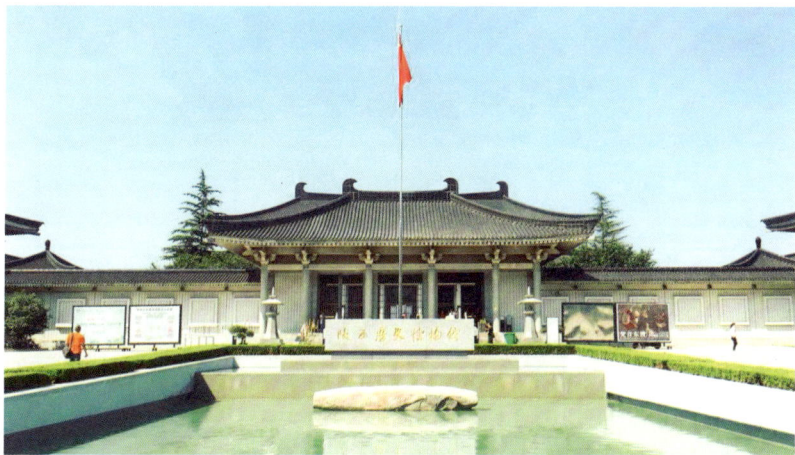

陕西历史博物馆

陕西历史博物馆位于陕西省西安市，是中国第一座大型现代化国家级博物馆。陕西历史博物馆前身为1944年6月成立的陕西省历史博物馆 。馆区占地 6.5万平方米，展厅面积1.1万平方米。珍藏陕西地区出土的珍贵文物37万余件，上起远古人类初始阶段使用的简单石器，下至公元1840年前社会生活中的各类器物，时间跨度长达一百多万年。文物不仅数量多、种类全，而且品位高、价值广。

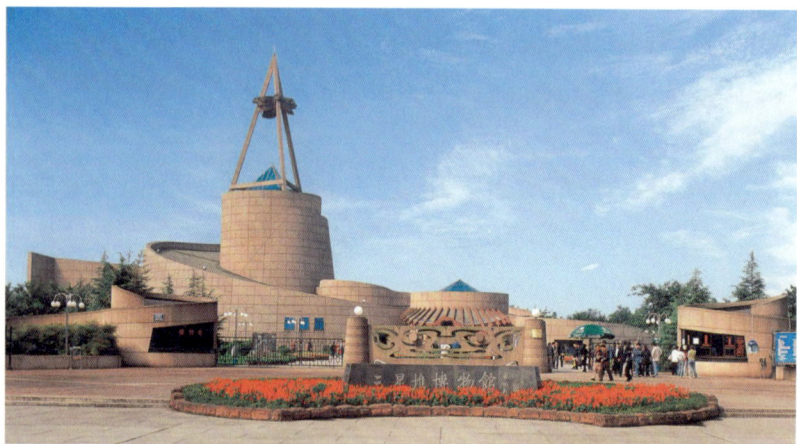

三星堆遗址

    三星堆遗址为中国西南地区的青铜时代遗址，位于四川广汉南兴镇。1929年春，当地农民燕道诚在宅旁挖水沟时，发现了一坑精美的玉器，由此拉开三星堆文明的研究序幕。三星堆遗址自1980年起进行系统发掘，出土大量古蜀国的各类工具和器物，引起了世界考古学界的轰动。遗址中发现城址1座，据专家指出，其建造年代至迟为商代早期。已知东城墙长1100米，南墙180米，西墙600米，为人工夯筑而成。清理出房屋基址、灰坑、墓葬、祭祀坑等。1986年发现的两座大型祭祀坑，年代约为商末周初，被认为是蜀人祭祀天地山川诸自然神祇的遗迹，出土有大量青铜器、玉石器、象牙、贝、陶器和金器等。三星堆遗址的发现，与长期以来历史学界对巴蜀文化的认识大相径庭，有些地方甚至完全不同。以前历史学界认为，中华民族的发祥地是黄河流域，随后逐渐传播至全中国。而三星堆的发现将古蜀国的历史推前了5000年，证明了长江流域与黄河流域一样同是中华民族的发祥地，也证明了长江流域地区存在过不亚于黄河流域地区的古文明。有观点认为，三星堆代表了古羌人彝人文化。

（3）专题博物馆

中国文字博物馆位于河南省安阳市，是中国首座以文字为主题的博物馆。该馆是一组具有现代建筑风格和殷商宫廷风韵的后现代派建筑群，由字坊、广场、主体馆、仓颉馆、科普馆、研究中心、交流中心等建筑组成，总占地143亩，总建筑面积约3.5万平方米。共收藏文物4123件，其中一级文物305件，涉及甲骨文、金文、简牍和帛书、汉字发展史、汉字书法史、少数民族文字、世界文字等

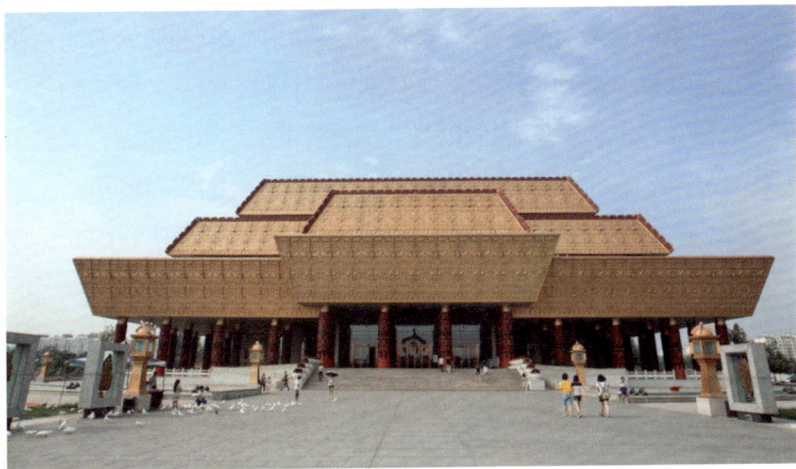

中国文字博物馆

多个方面。主体馆设有序厅、前厅、字法自然、甲骨纪事、钟鼎千秋、物以载文、文字一统、由隶到楷和说文传字共九个展厅。

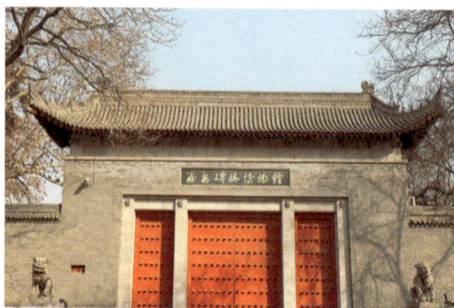

西安碑林博物馆

西安碑林博物馆是陕西创建最早的博物馆，它以收藏、陈列和研究历代碑刻、墓志及石刻为主，成为在中国独树一帜的艺术博物馆。 现有馆藏文物1.1万余件，其中国宝级文物19个号134件，一级文物535件。著名的"昭陵六骏"就有四骏藏于该馆，还有东汉双兽、汉画像石砖、唐李寿石椁及墓志等，雕刻手法多样，风格各异，皆为各个时期的精品。陈列由碑林、石刻艺术和其他文物展览三部分组成，共12个展室。其中碑林是在保存唐代石经的基础上发展起来的。创建于公元1087年，是收藏我国古代碑石时间最早、数目最大的一座艺术宝库，陈列有从汉到清的各代碑石、墓志共一千多块。 它既是我国古代书法艺术的宝库，又汇集了古代的文献典籍和石刻图案；记述了我国文化发展的部分成就。

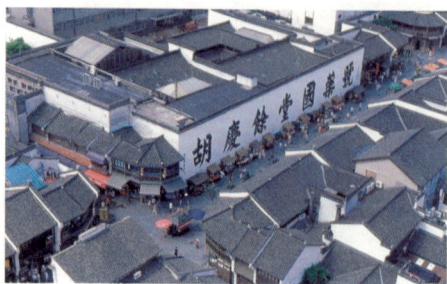

胡庆余堂中药博物馆

胡庆余堂中药博物馆是中国专业性博物馆，位于浙江省杭州市。1987

年，胡庆余堂在古建筑群内，创办了我国首家中药主题博物馆。中药博物馆以胡庆余堂古建筑为依托，秉"原址保护、原状陈列"之原则，集中药起源、陈列展示、手工作坊、营业大厅和保健诊疗五大部分，展示了大量的中药传统制药器具及上万种中药植物、动物、矿物标本，其中堪称珍品的如7000年前浙江河姆渡文化时期、西汉长沙马王堆、宋代泉州湾沉船等出土的药材以及被称为"中药四宝"的马宝、狗宝、丑宝、猴宝等。

3.　旅游摄影——把审美情趣与山水人文情怀结合起来

摄影是一门艺术，但也是一种生活。把摄影与旅游结合起来便是一种艺术化的生活方式。当然，摄影需要器材设备和技术手段，但随着电子技术与摄影设备结合——摄影装备越来越小型化、便利化和电子化，甚至手机的摄影功能和成像质量都已相当好了，这为旅游摄影的普及施行提供了极大的方便。

提倡医生在旅游过程中兼顾做好摄影，并非要大家一定去做那种纯粹的摄影发烧友。当然，一定的设备和技巧有助于提高作品的"质量"。但更重要的是拥有一颗热爱生活、热爱自然、热爱生命的心。当你的镜头记录下夕阳青山，记录下一朵小花或一行飞雁时，记录下一条村头的小路或一条小河、一座小桥时，记录下童真的目光或一个依稀相识的老人的身影时，你的心会被这景象所感动。当记忆泛黄时，我们再次拿起自己拍摄的照片，又总会记起很多东西，有回忆、有思考、有快乐，还有成长，许多美好的东西是可遇不可求的，我们大脑的记忆有时是不可靠的，它会随着时间的推移而褪色、模糊，用相机记录下来，或许是最佳的保留方式。

女医生的二十四节气图

上海某医院消化科的一位80后女医生，喜爱旅游和摄影，她偶然看到日本有个二十四节气照片的网站，觉得非常美，于是她从自己拍摄的照片素材中整理、挑选、制作出一套摄影图片，放在网上，由此迅速蹿红，受到网友热评，被誉为"美得令人窒息的二十四节气图"。该系列图也被选入了联合国教科文视频中，助力中国二十四节气成功申遗。

下面选择其中的立春、谷雨、立冬、冬至四个节气的照片并配上节气歌谣供大家欣赏。

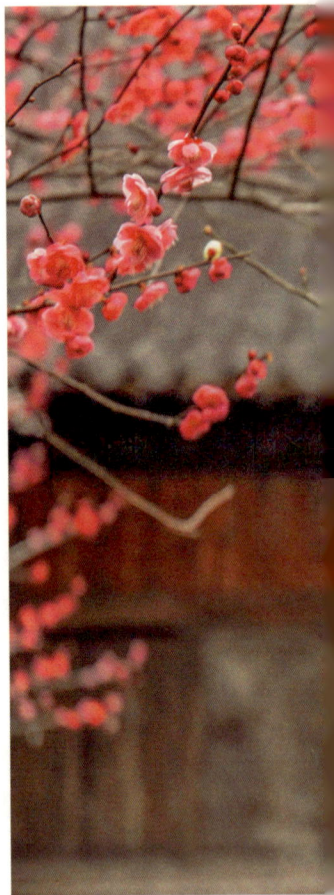

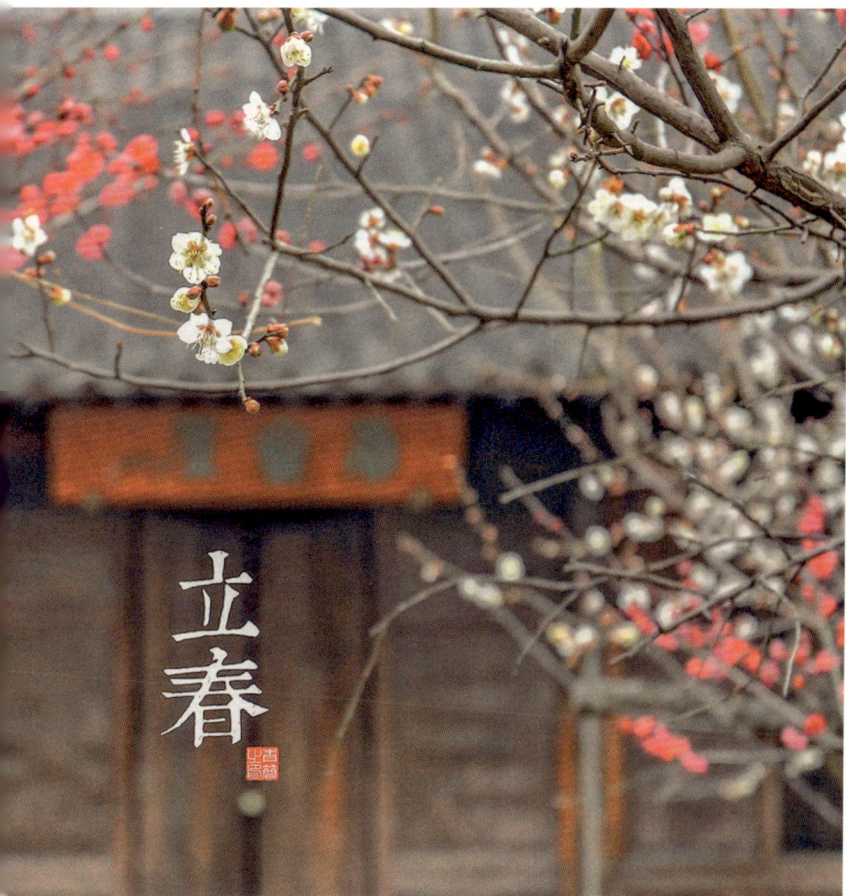

立春
（2月3日—5日）

西园梅放立春先，云镇霞光雨水连。
惊蛰初交河跃鲤，春风蝴蝶梦花间。

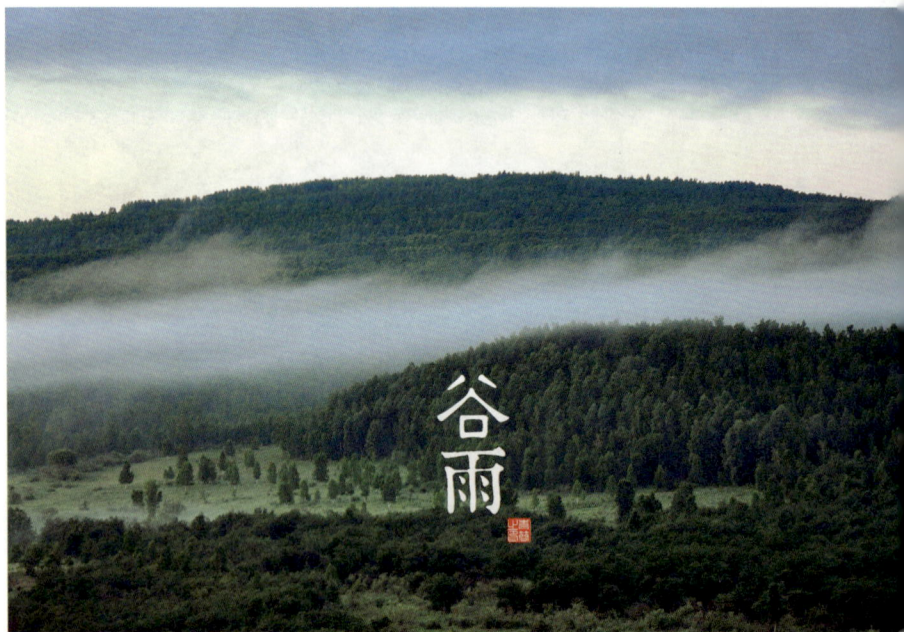

谷雨
（4月19日—21日）

清明时放风筝好，谷雨西厢宜养蚕。
牡丹立夏花零落，玉簪小满布庭前。

枯山寒露惊鸿雁，霜降芦花红蓼滩，

立冬畅饮麒麟阁，绣襦小雪永诗篇。

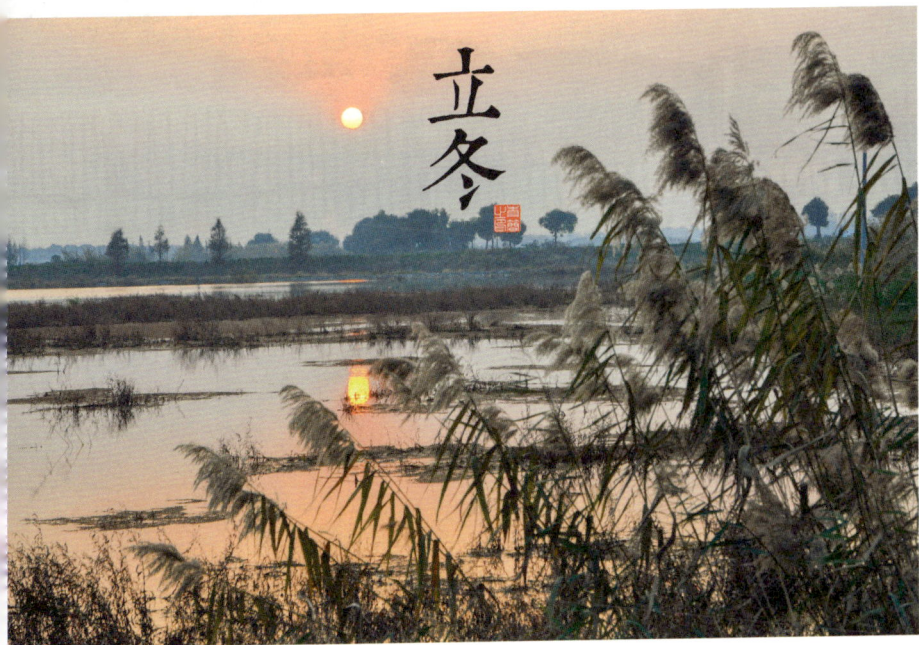

立冬
（11月7日—8日）

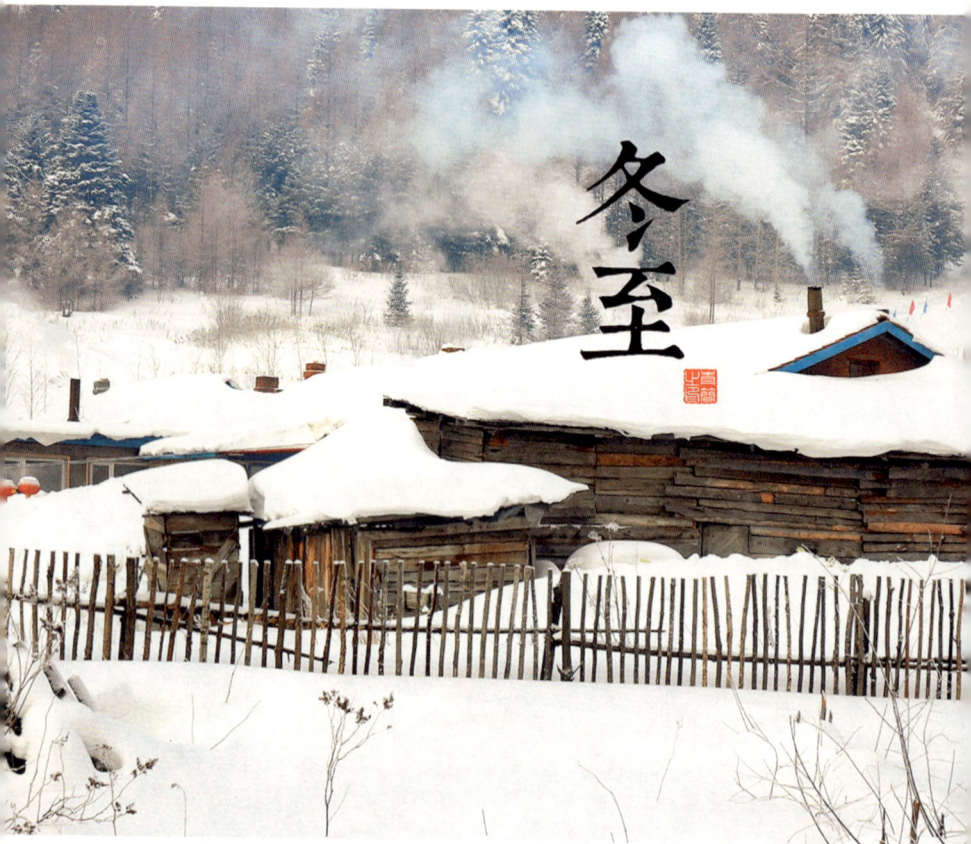

冬至
（12月21日—23日）

幽阁大雪红炉暖，冬至琵琶懒去弹。

小寒高卧邯郸梦，捧雪飘空交大寒。

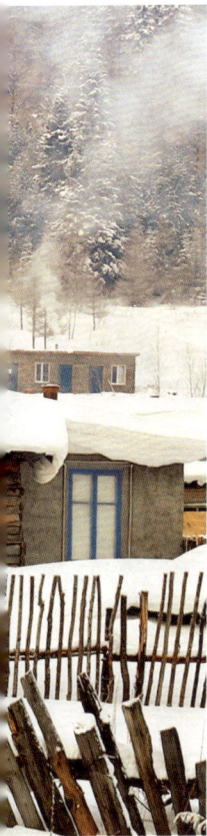

二十四节气是中国农历中表示季节变迁的24个特定的节令，是根据地球绕太阳轨道位置而定，有很高的科学性。在公历中它们的日期是基本固定的，前后不差一两日。二十四节气是中国历法的独特创造，几千年来对推动中国农牧业发展，发挥了重要作用。我国各地区还流传着不同版本的二十四节气歌，农民根据二十四节气歌，来观察了解气候物候的变化，指导耕种和收获。它是中国农耕文化的重要组成部分。

古代文人写了许多关于二十四节气的诗词，最著名的有杜牧的"清明时节雨纷纷，路上行人欲断魂"，韦应物的"微雨众卉新，一雷惊蛰始。田家几日闲，耕种从此起"，郑板桥的"几枝新叶萧萧竹，数笔横皴淡淡山。正好清明连谷雨，一杯香茗坐其间"，李白的"玉阶生白露，夜久侵罗袜。却下水晶帘，玲珑望秋月"，杜甫的"大暑运金气，荆扬不知秋。林下有塌翼，水中无行舟"，白居易的"邯郸驿里逢冬至，抱膝灯前影伴身。想得家中夜深坐，还应说着远行人"。还有陆游的《大雪》，杜甫的《小寒食舟中作》，元稹的《小寒》等。

4.旅游摄影照片选赏

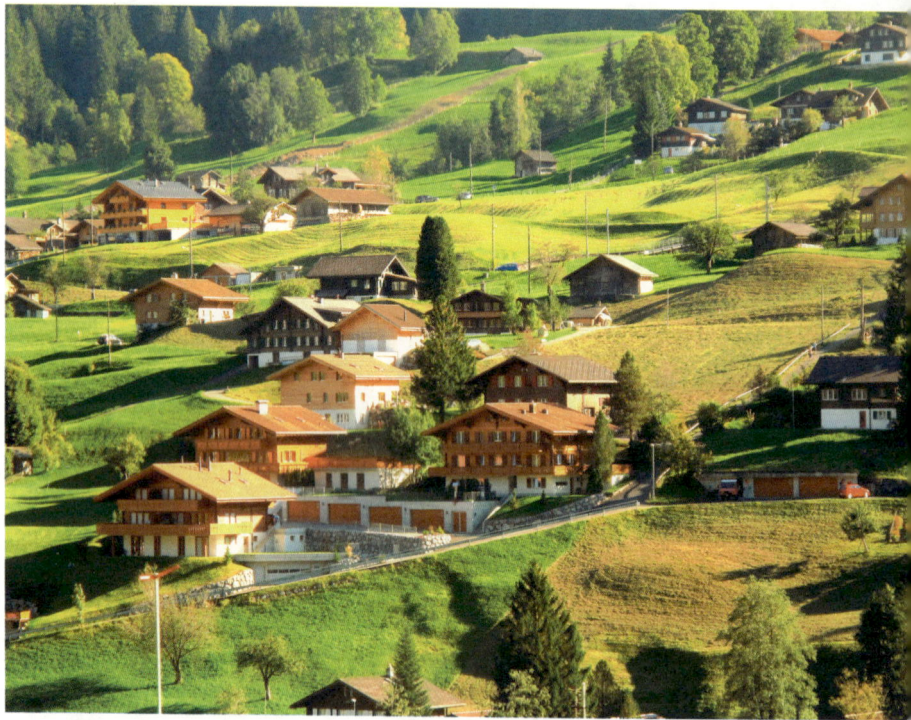

瑞士山村

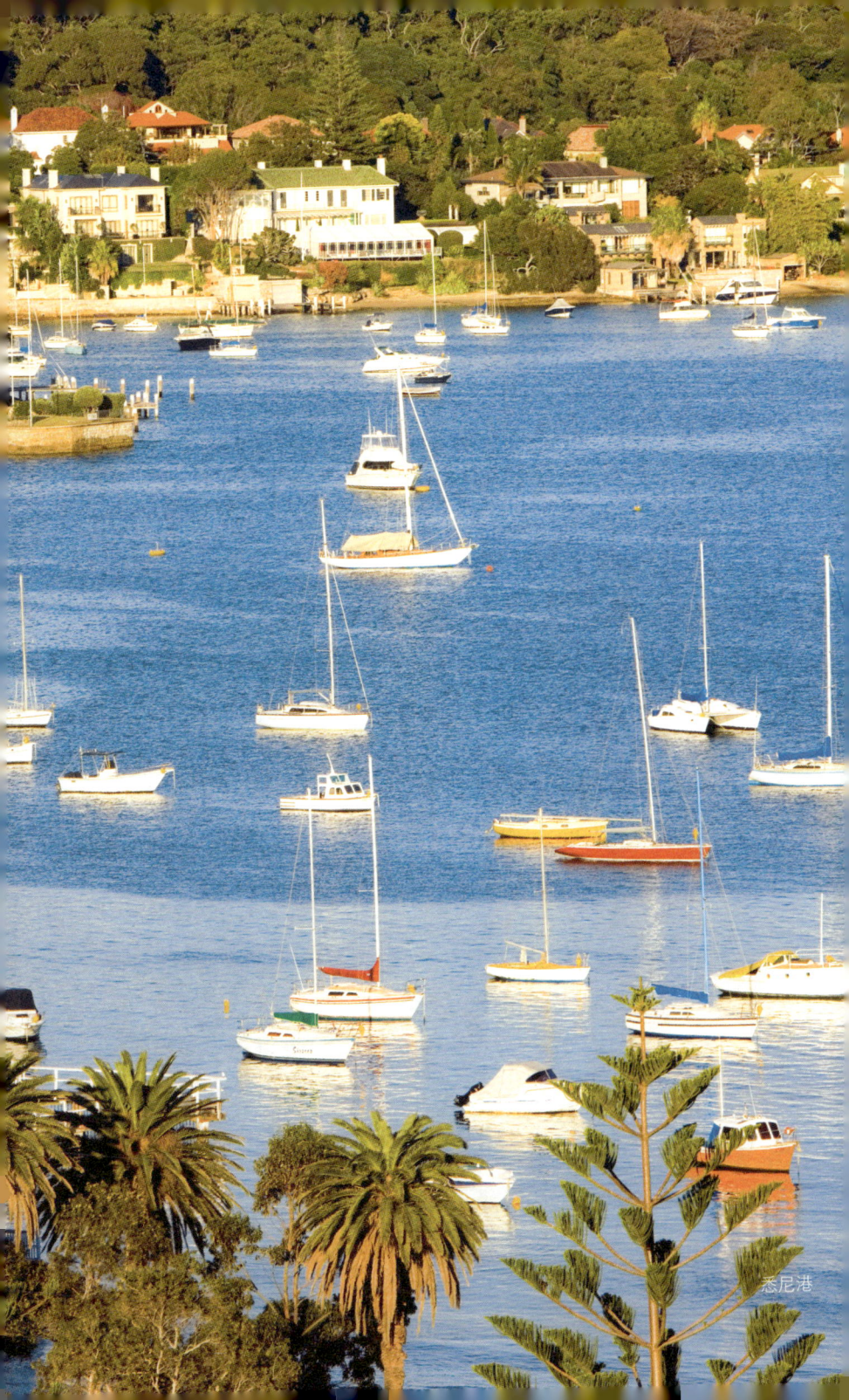

悉尼港

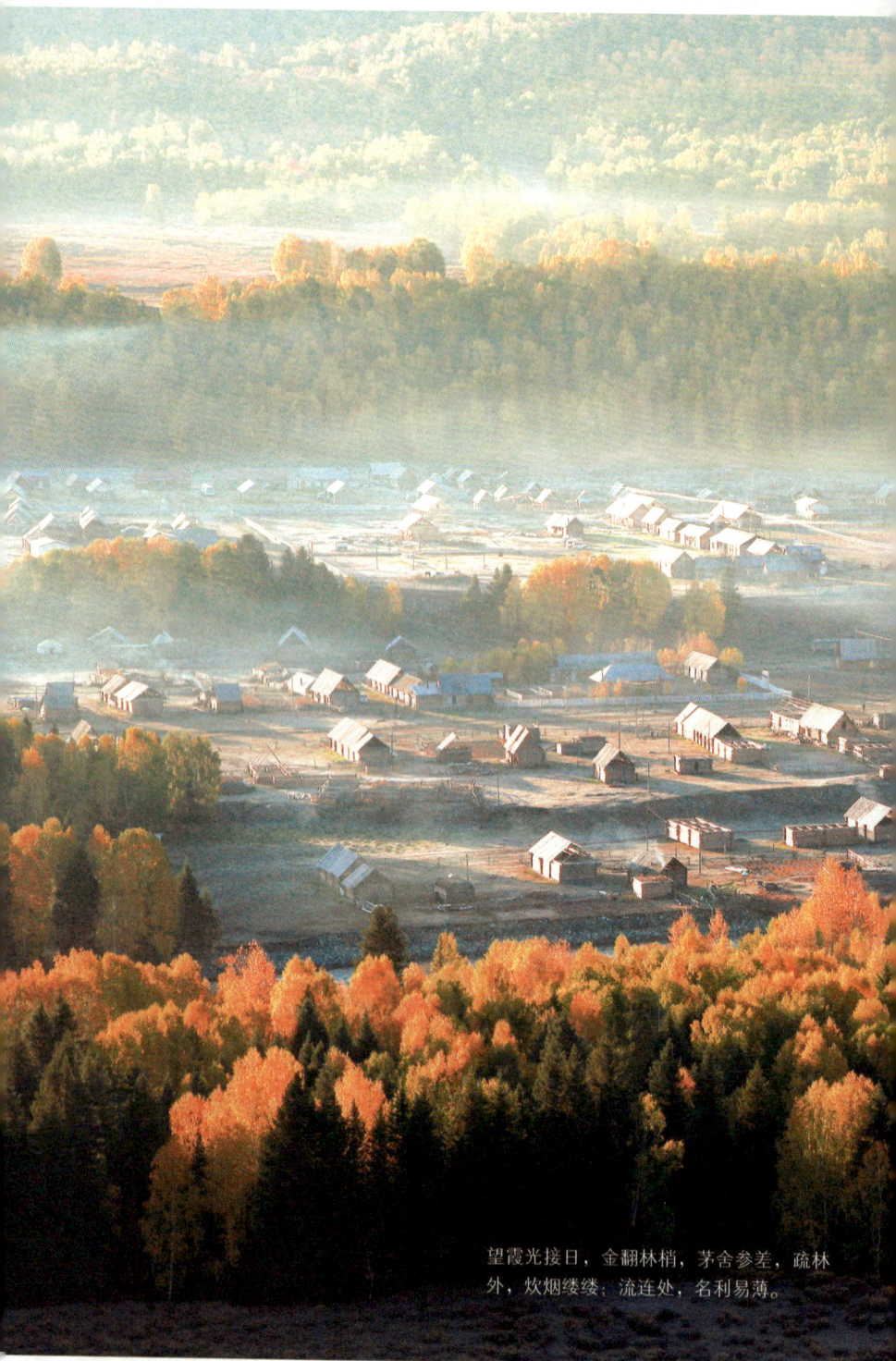

望霞光接日，金翻林梢，茅舍参差，疏林外，炊烟缕缕；流连处，名利易薄。

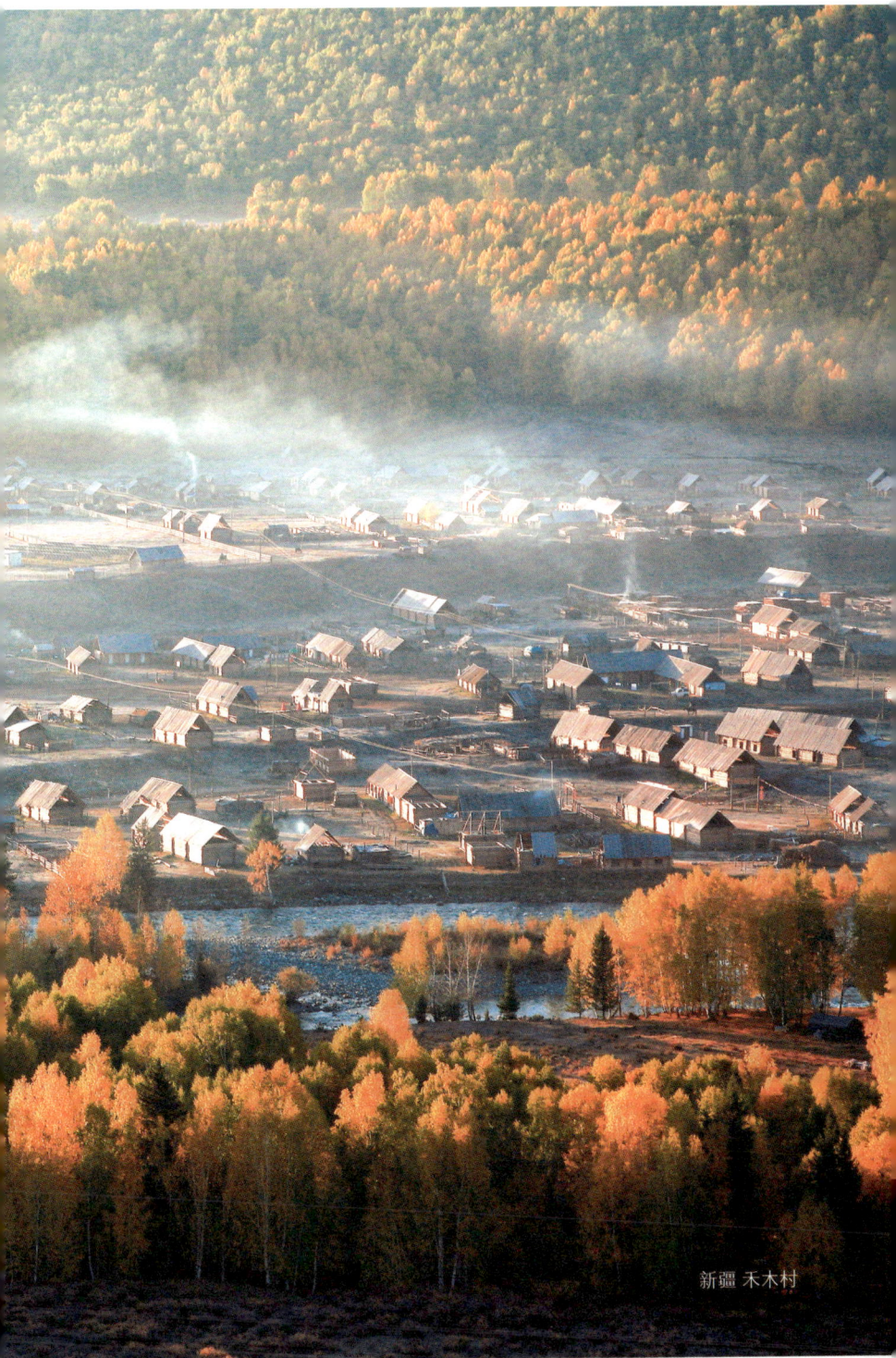

新疆 禾木村

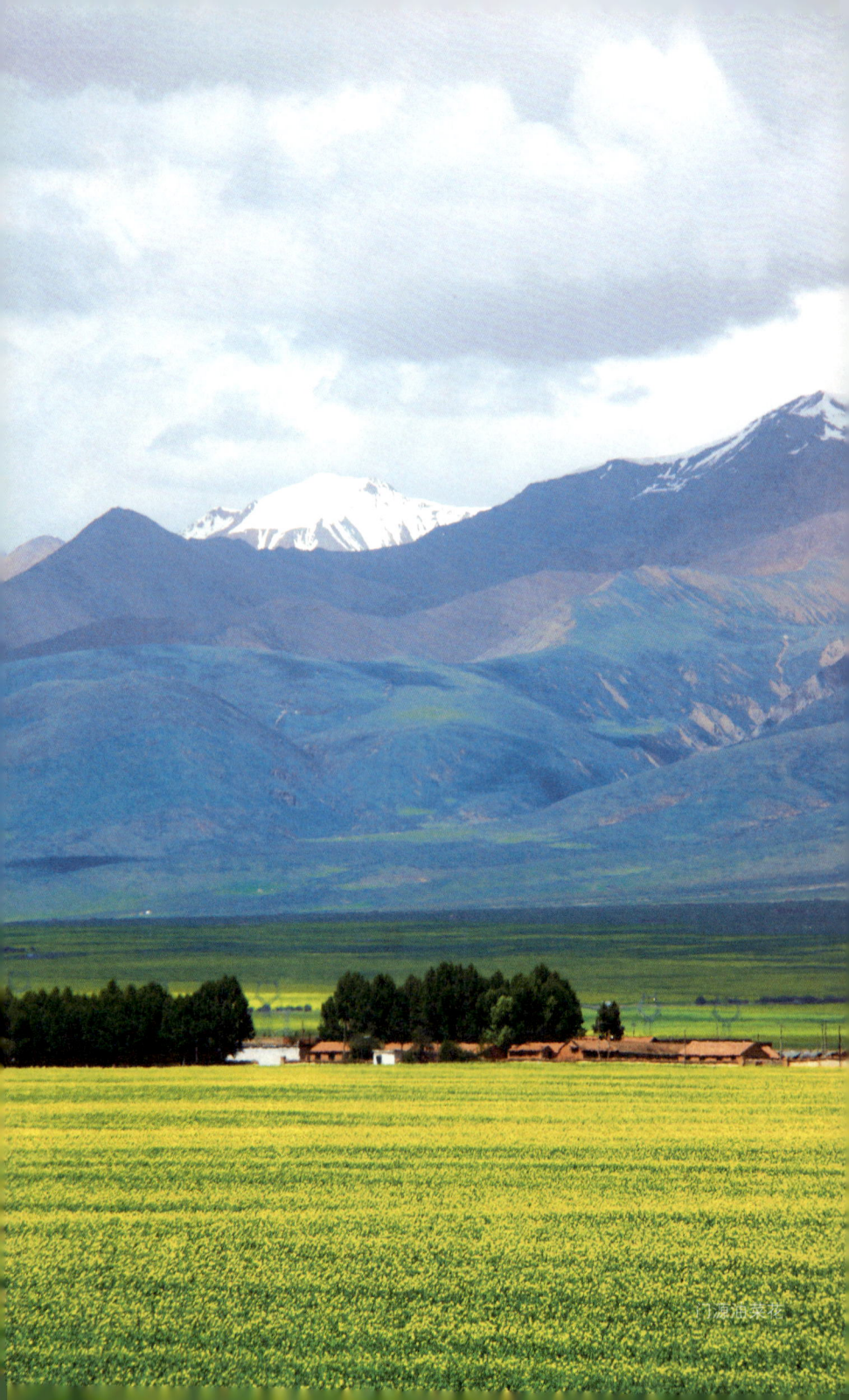
青海菜花

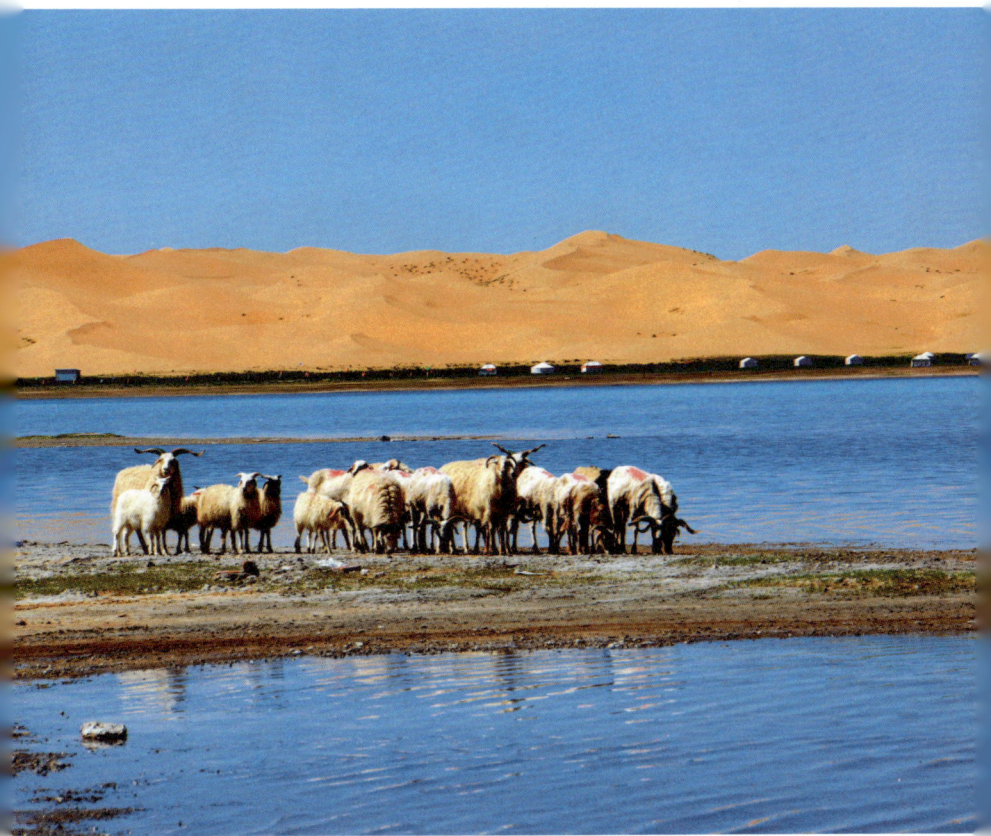

青海湖
天空透明，湖水澄清
沙山与湖水相安无事，厮守着、依偎着，是造物主为生灵打造的神秘之境

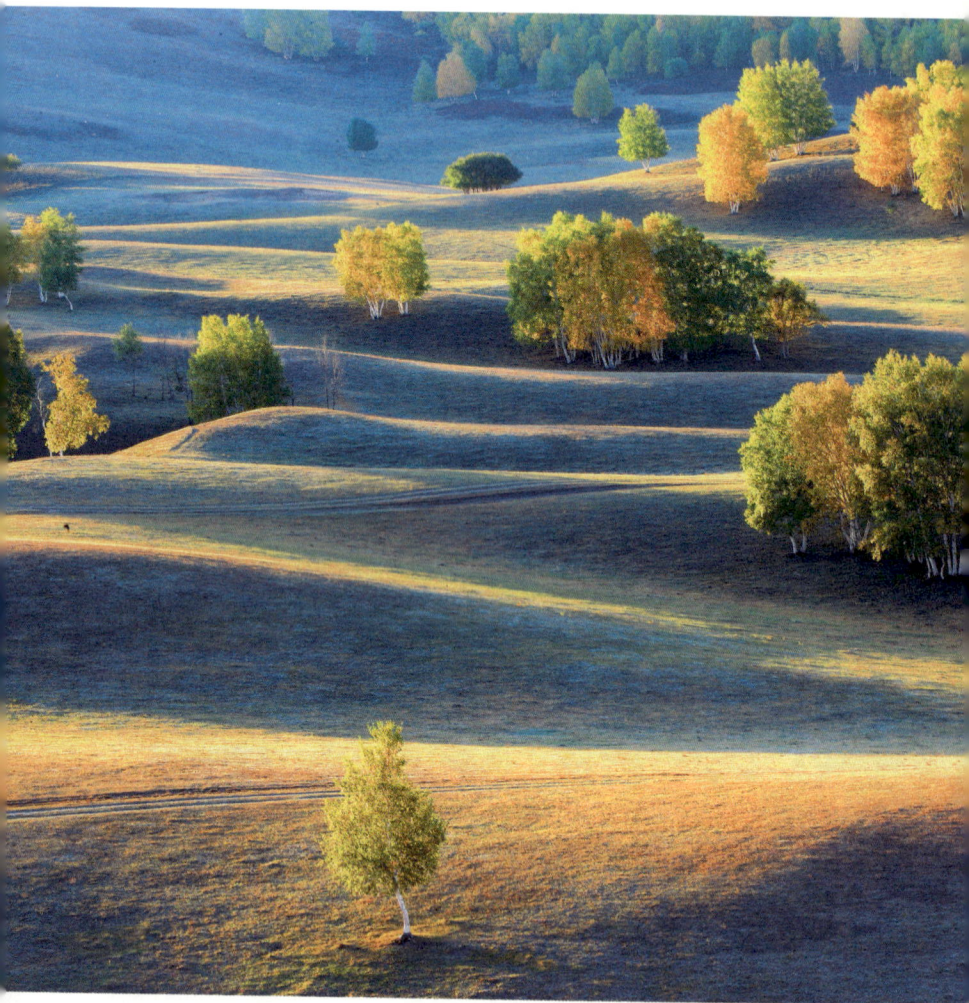

坝上秋色
斜阳渡疏木，天势入平岗，轻风落幕，意气凌虚，
坐看山月小，功名事，待何如。

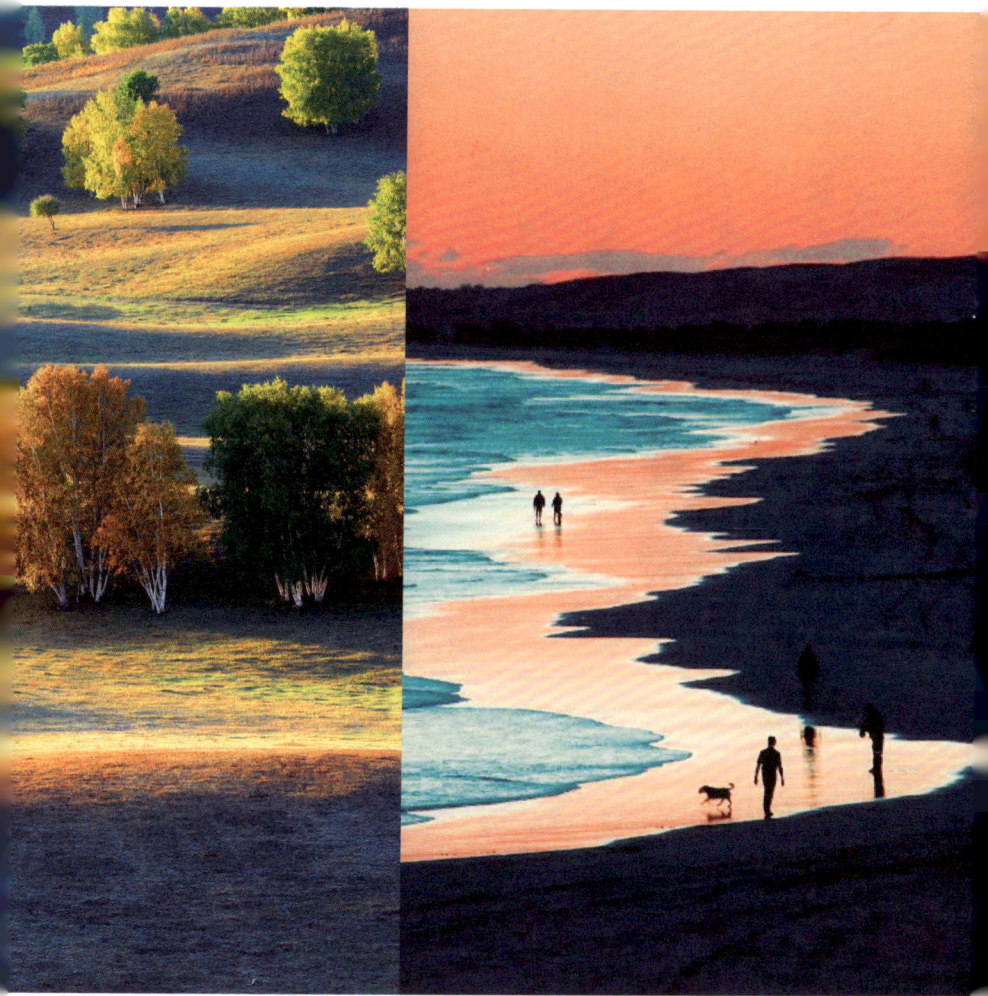

悉尼湾

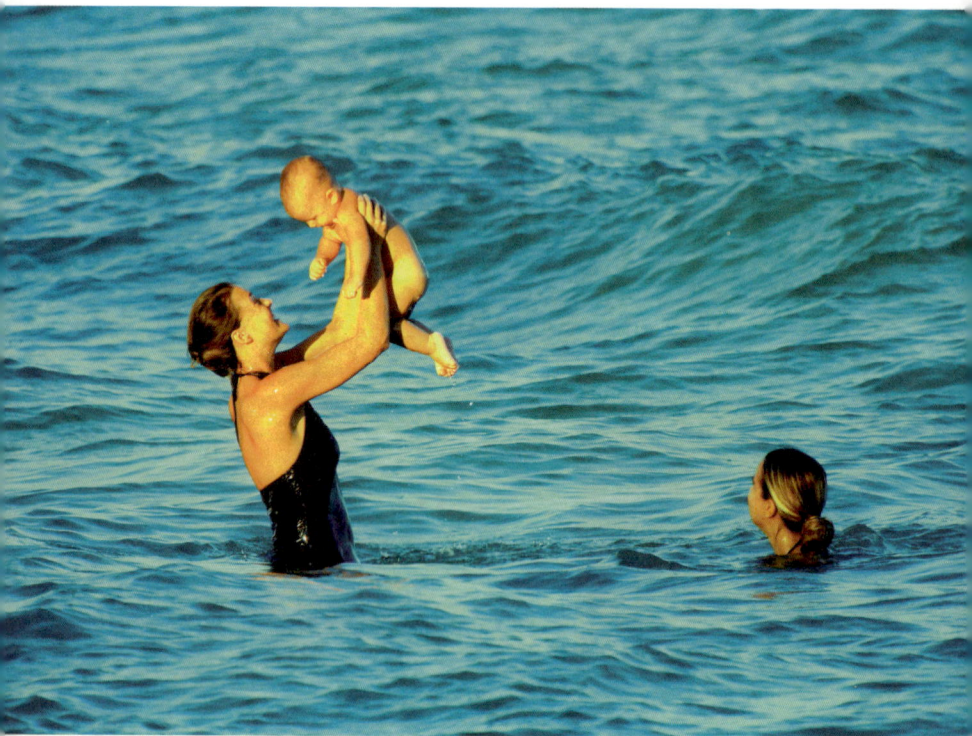

生命

据说生命最早诞生于海水中，而人类总是在狂风巨浪中前行

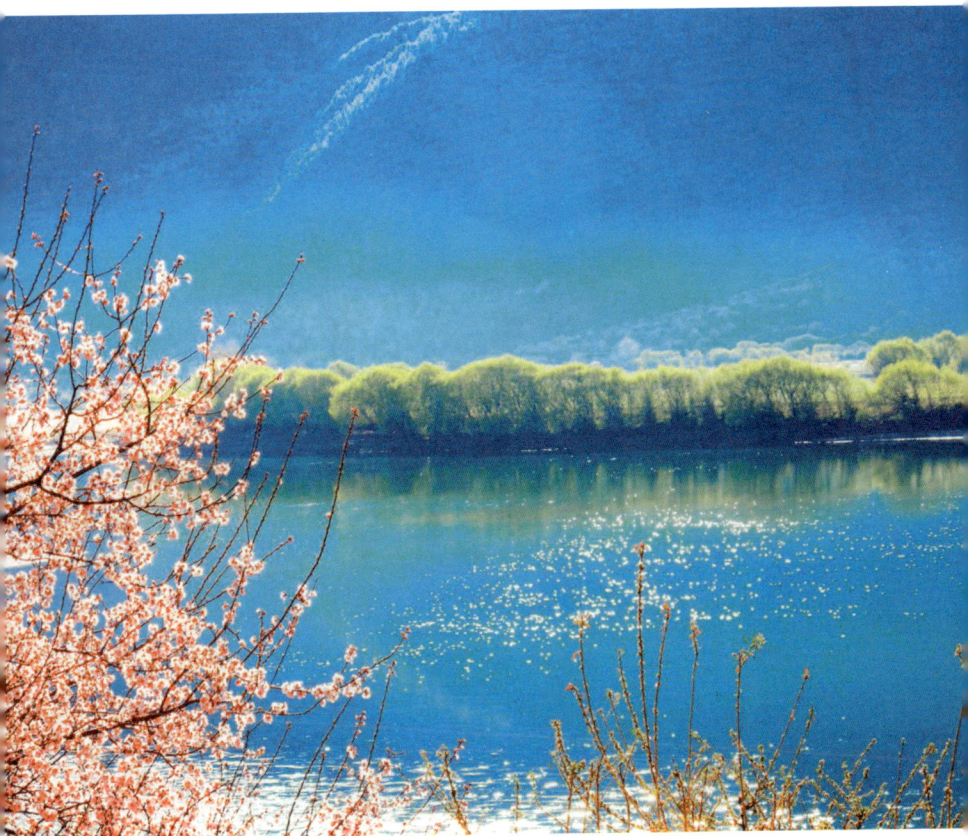

尼洋河
我们曾经渴望波澜，最后才发现最美好的风景是淡定与从容

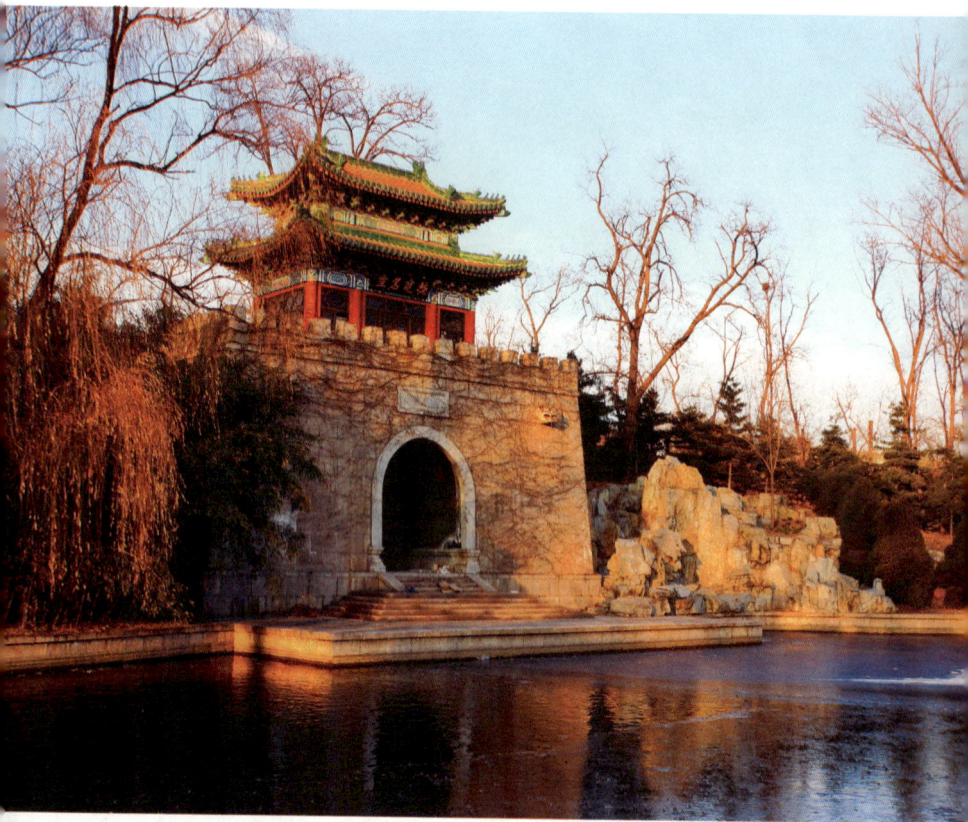

中央党校校园一角

寄绪阳光外，柳乌晚霞明。

脉脉平阳客，残雪故人心。

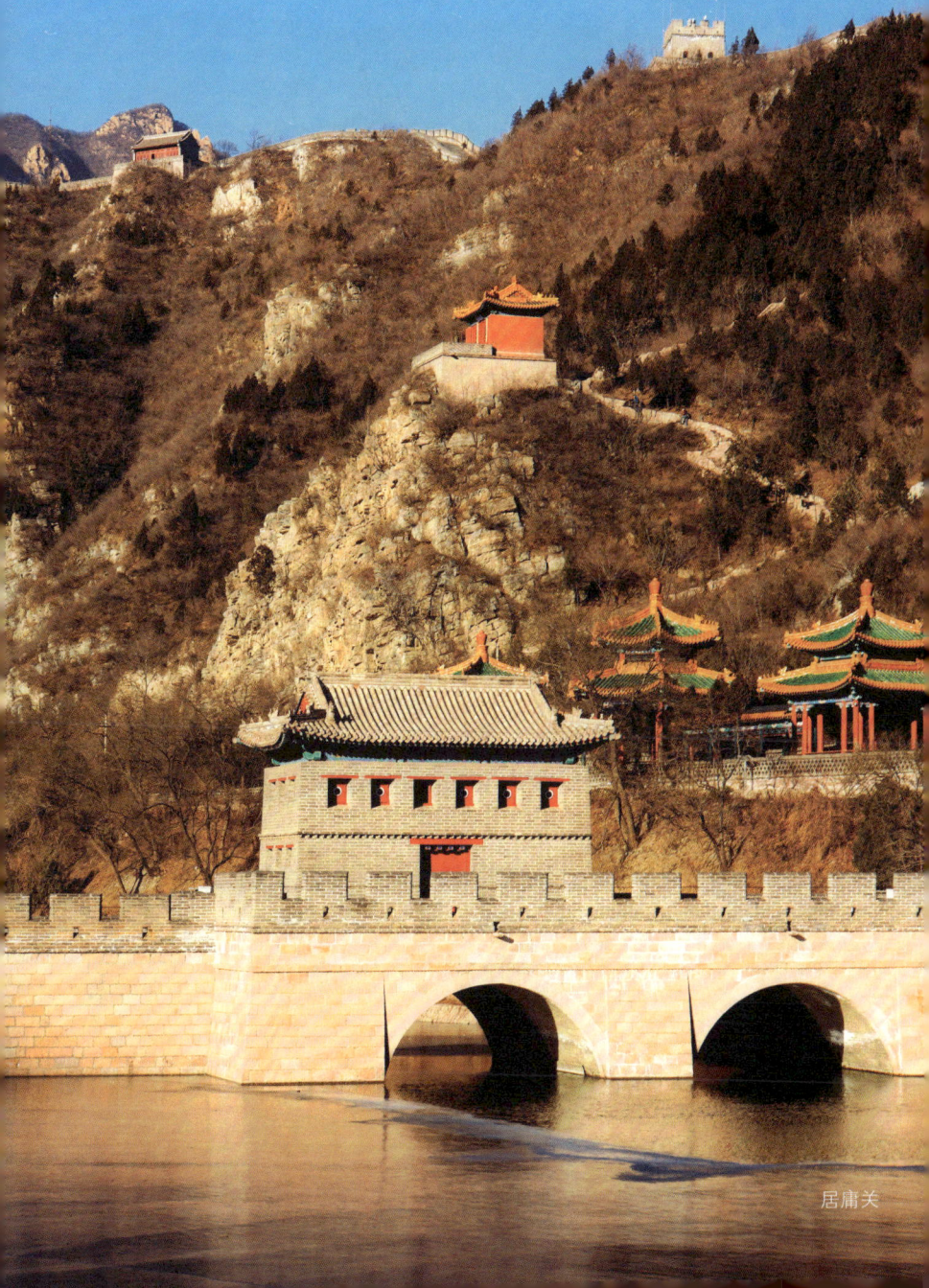

居庸关

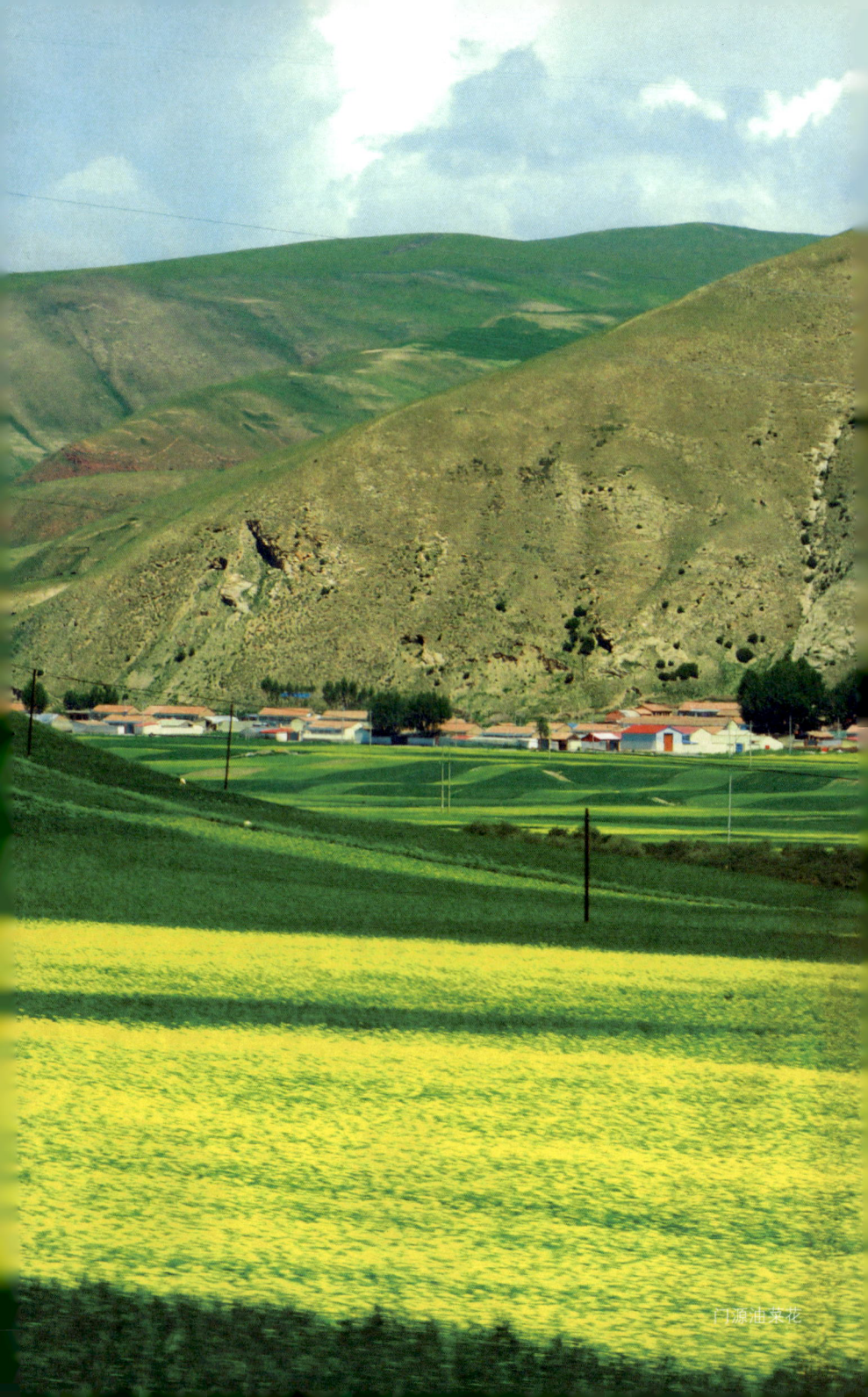

门源油菜花

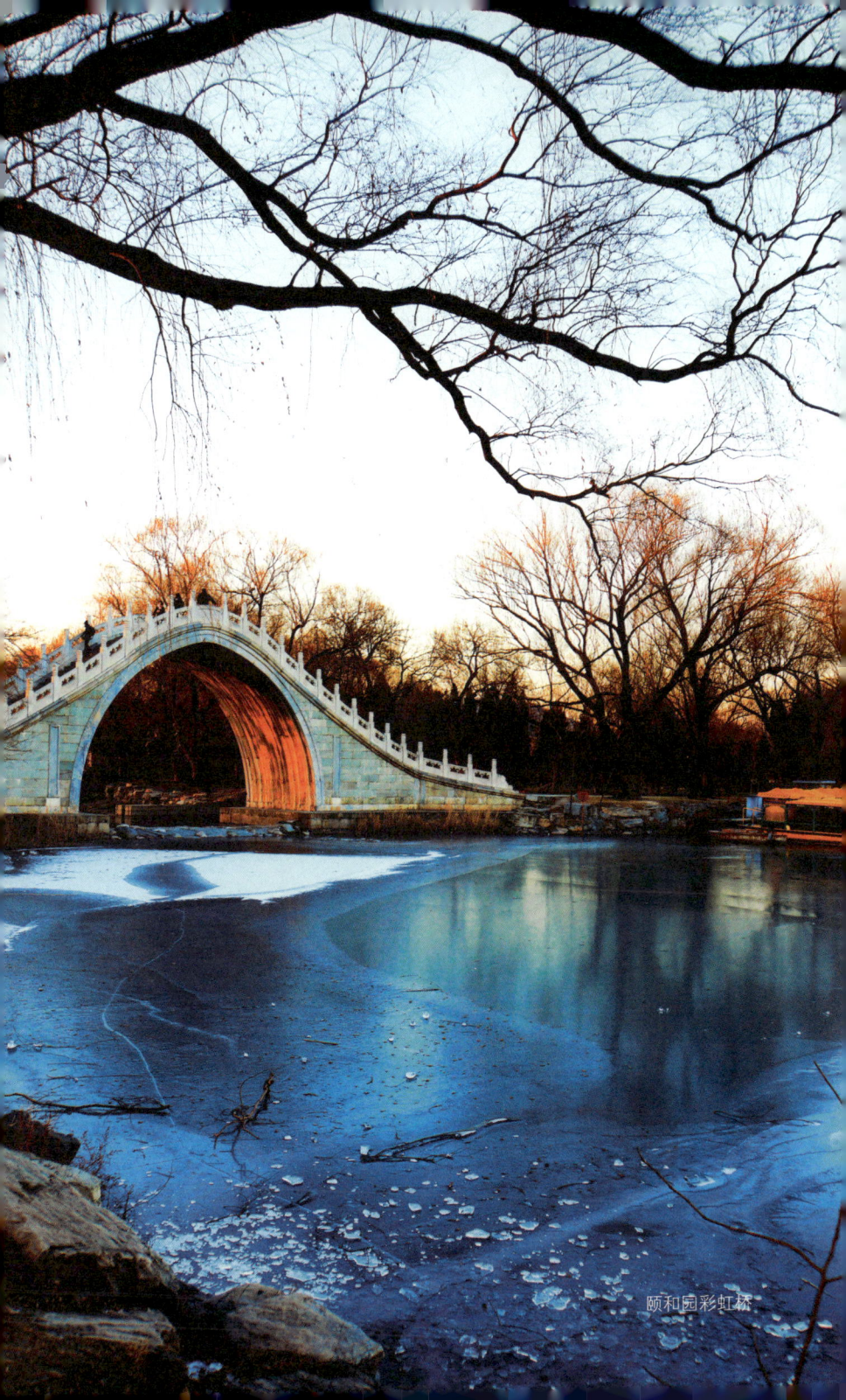

颐和园彩虹桥

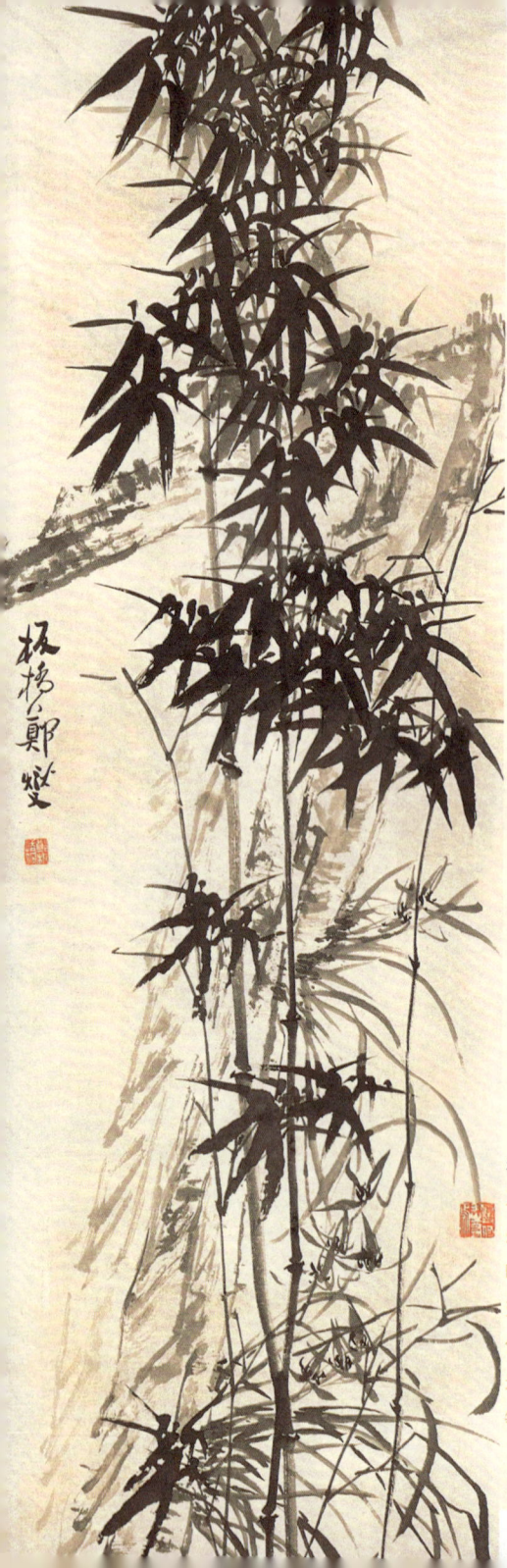

《竹》（局部）

郑板桥（1693—1765），原名郑燮，字克柔，号理庵，又号板桥，人称板桥先生，江苏兴化人，祖籍苏州，为"扬州八怪"重要代表人物。一生只画兰、竹、石，自称"四时不谢之兰，百节长青之竹，万古不败之石，千秋不变之人"。其诗书画，世称"三绝"，是清代比较有代表性的文人画家。代表作品有《修竹新篁图》《清光留照图》《兰竹芳馨图》《甘谷菊泉图》《丛兰荆棘图》等，著有《郑板桥集》。

第七章 艺术修养和文化品位（绘画）

艺术可以激发情感、智慧，丰富人的心灵，一个人的审美倾向一定程度决定着他的世界观、人生观、价值观的塑造，艺术修养取决于对艺术的理解能力、鉴赏能力和创造能力。

艺术可以激发情感、智慧，丰富人的心灵，一个人的审美倾向一定程度决定着他的世界观、人生观、价值观的塑造，艺术修养取决于对艺术的理解能力、鉴赏能力和创造能力，医生应该培养艺术爱好，提升审美能力。比如听音乐、练习书法和欣赏绘画，等等。

绘
画

一、
绘画艺术欣赏

  绘画是视觉空间艺术，其欣赏的方式是观看，因而提高欣赏能力的主要方法是多看，并学习有关绘画知识和绘画历史。

  关于如何提高绘画艺术的欣赏水平，可以概括为如下几点：

  一是多看作品，最好到美术馆和博物馆去看看原作，中国绘画重视神韵，西方绘画重视形似，绘画语言中的形、光、色、结构等要素是审美感染力的表象符号。不同艺术家运用这些符号的方式不同，就产生了不同风格，独具个性的艺术品。二是需要掌握一定的绘画知识与方法，了解绘画史发展的基本脉络和把握不同时期代表性作品的特征。三是培养艺术形式感觉。一幅绘画作品映入眼帘，其线条、形体及色彩诸种要素和绘画语言，通过感官神经触动、撩拨、撞击、刺激人的心灵，形成一系列的审美心理活动。四是尊重自我的感觉和感悟，沟通自己的直觉与联想，审美的过程本身就是一种艺术创造。欣赏绘画原无定则，见仁见智，随心所欲。面对同一幅画作，欣赏者年龄、经历、学识不同，修养和趣味各异，所获得的感受和联想自然迥异。这也正是绘画欣赏的趣味与魅力所在。

  当然，具体欣赏某幅作品时，你应该了解它的创作目的、时代背景，主题、画家所属流派和风格。欣赏画作，从最初的悦目到赏心，再到赏心而悦目，是一个互动和递进的心理过程，以达到心灵的愉悦和感动。

西方绘画有传统绘画和现代绘画，前者强调描叙性以表现故事与传说，以达到某种寓意和象征为任务，艺术上追求庄严、静穆、单纯、和谐的古典意蕴。现代绘画则热衷于情感表达，强调自由、放纵的精神和富丽壮观的气势，动荡激越的情感，这一特质在巴洛克和浪漫主义艺术风格中充分表现出来。

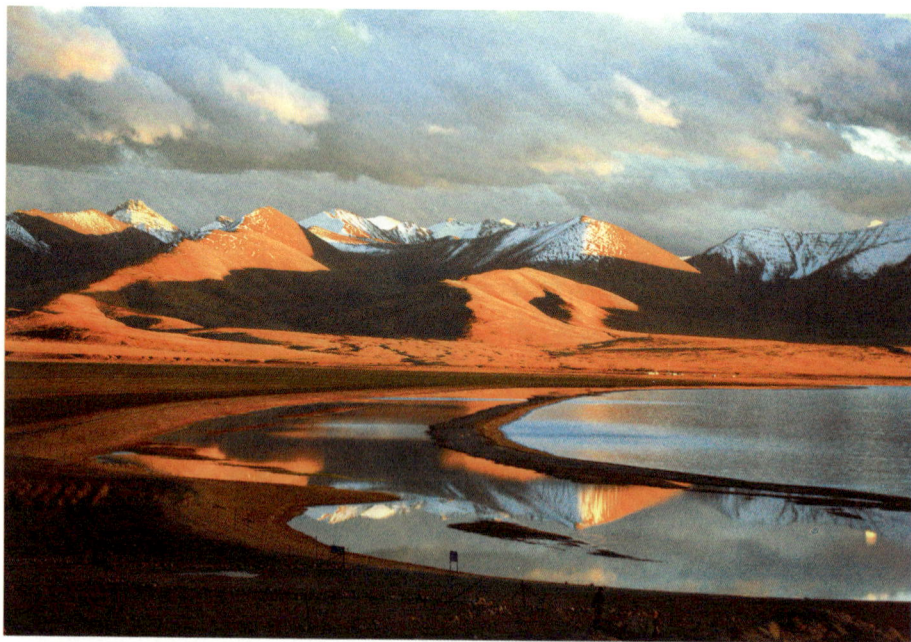

藏 域
残雪有声含晚籁，数峰无语立斜阳

二、
西方绘画

1.西方绘画的发展

中西方的绘画发展脉络有所不同。古希腊和罗马时期，以神话人物和现实英雄人物为主要题材，绘画风格高贵典雅、和谐；中世纪（公元5—14世纪），以描写《圣经》故事为主要题材，多见于教堂装饰，绘画风格严肃，人物刻画僵硬呆板；文艺复兴时期（15—16世纪），重现古希腊和罗马时期的光辉，题材重现写实和人生，油画走向成熟；17—18世纪和近现代，17—18世纪的西方绘画生机勃勃，流派纷呈，大致可分为三大类：一是巴洛克：强烈的动势、戏剧性、光影对比及空间幻觉等是其特点；二是古典主义和学院派：强调理性、形式和类型的表现，忽视了艺术家的灵性与情趣；三是写实主义：忠实地描绘，不对自然进行美化，拒绝遵循古典艺术的规范以及"理想美"。19世纪，又出现了新古典主义、浪漫主义、印象主义和新印象主义等新的发展阶段。20世纪众多现代主义的思潮出现，艺术理论和观念也与传统绘画分道扬镳。更强调主观情感的抒发，强调艺术的纯粹性及绘画语言自身的价值，对描述性和再现不以为然，其认为最重要的是组织画面结构，表达内在情感，营造神秘梦境。主要代表有野兽主义、立体主义、表现主义、达达主义和超现实主义，等等。

2.西方名画欣赏

《戴珍珠耳环的少女》

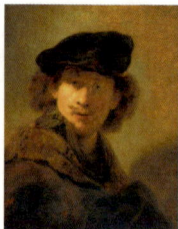

约翰内斯·维米尔（1632—1675）

荷兰最伟大的画家之一，被看作"荷兰小画派"的代表画家。维米尔的作品大多是风俗题材的绘画，基本上取材于市民平常的生活。他的画整个画面温馨、舒适、宁静，给人以庄重的感受，充分表现出了荷兰市民那种对洁净环境和优雅舒适的气氛的喜好。

这是荷兰黄金时代巨匠维米尔的代表作。这是一幅小小的油画，油彩都已经干得开裂，但就是这样一幅看似不起眼的小画，却使得许多文人墨客、游人看客在画前欲走不能，是什么在震撼他们的心灵？就是画中的主人公——一位戴珍珠耳环的少女。画中少女的惊鸿一瞥仿佛摄取了观画者的灵魂。维米尔在这幅画中采用了全黑的背景，从而取得了相当强的三维效果。黑色的背景烘托出少女形象的魅力，使她犹如黑暗中的一盏明灯，光彩夺目。画中的少女侧着身，转头向我们凝望，双唇微微开启，仿佛要诉说什么。她闪烁的目光流露殷切之情，头稍稍向左倾侧，仿佛迷失在万千思绪

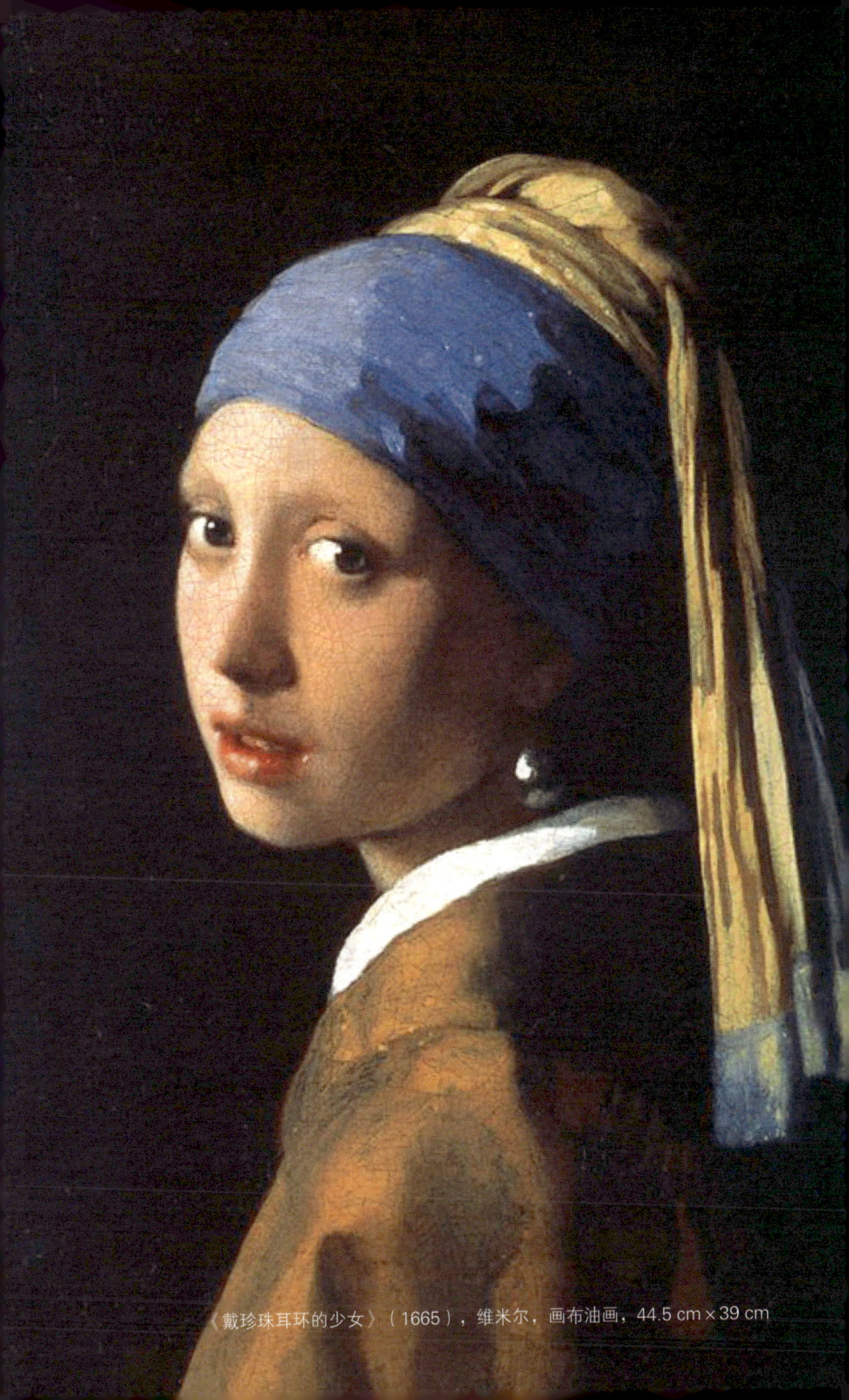

《戴珍珠耳环的少女》（1665），维米尔，画布油画，44.5 cm×39 cm

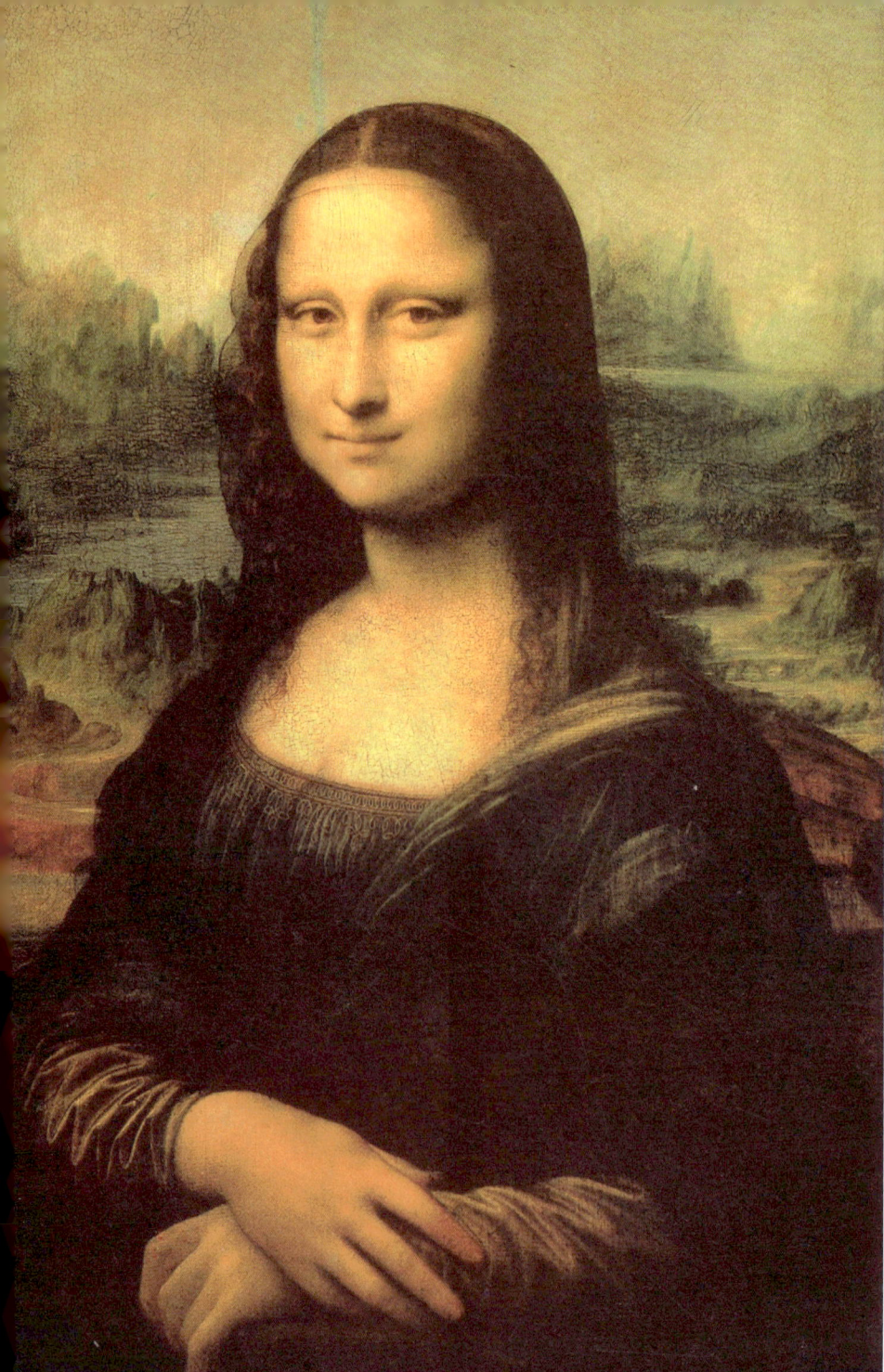

《蒙娜丽莎》（1503—1506），达·芬奇，板上油画，77 cm×53 cm

之中。少女身穿一件朴实无华的棕色外衣，白色的衣领、蓝色的头巾和垂下的柠檬色头巾形成鲜明的色彩对比。维米尔在画中使用平凡、单纯的色彩和有限的色调范围，然后用清漆取得层次和阴影的效果。这幅画另一个令人瞩目之处，是少女左耳佩戴的一只泪滴形珍珠耳环，在少女颈部的阴影里似隐似现。这是整幅画的点睛之笔。珍珠在维米尔的画中通常是贞洁的象征，有评论家认为这幅画很可能作于少女成婚前夕。画中少女的气质超凡出尘，她心无旁骛地凝视着画家，也凝视着我们。欣赏这幅画时，观者会很轻易地融化在这脉脉的凝望中，物我两忘。荷兰艺术评论家戈施耶德认为：这是维米尔最出色的作品，是"北方的蒙娜丽莎"。其魅力就在于她的神秘，无人知晓这个女子到底为何能散发出如此恬静的微笑，而画家又是在怎样的心情下画下了这样的作品。

此画面世三百多年来，世人都为画中女子惊叹不已：那柔和的衣服线条、耳环的明暗变化，尤其是女子侧身回首、欲言又止、似笑还嗔的回眸，唯《蒙娜丽莎》的微笑可与之媲美。画中女子的真实身份，亦如蒙娜丽莎一样，是一个千古遗谜。

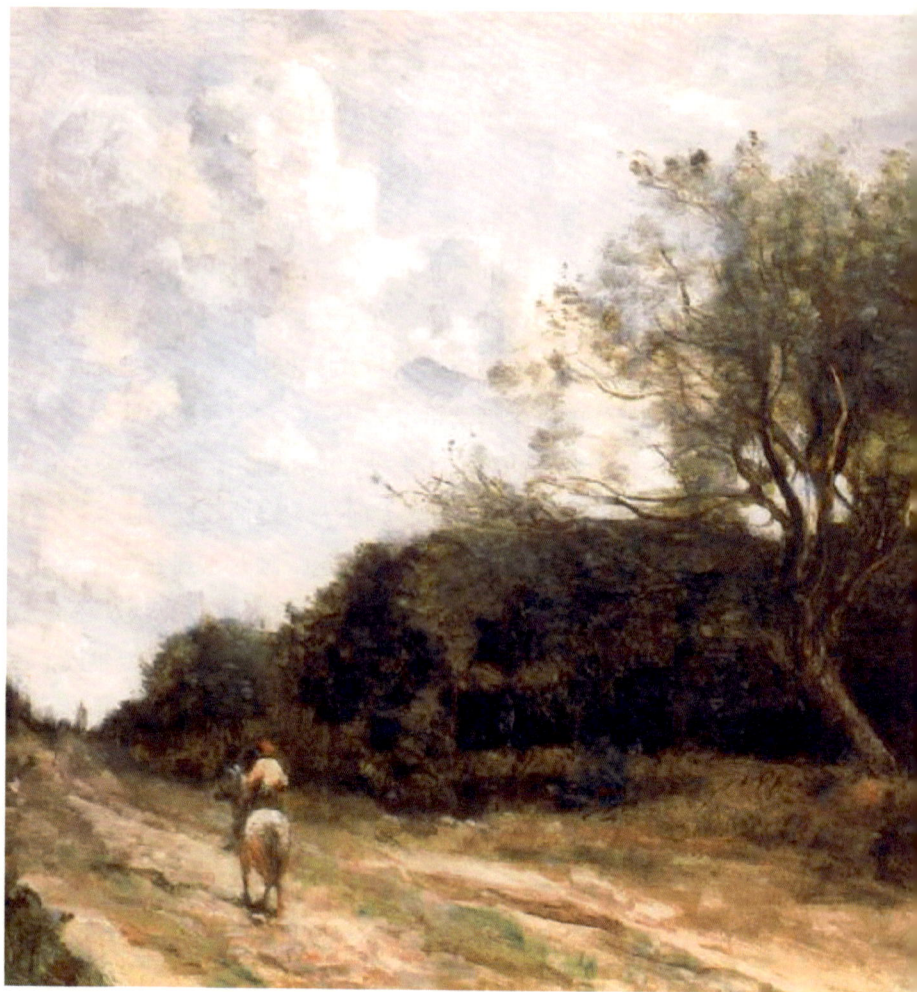

《旅途中的骑士》（1865），柯罗，画布油画，40 cm × 56.56 cm

《旅途中的骑士》

柯罗（1796—1875）

　　法国写实主义风景画和肖像画家。早年师从古典派画家贝尔坦，后到罗马留学，回国后在巴比松村附近的枫丹白露森林画了很多风景。他贴近自然而不抄袭自然。他爱画那朦朦胧胧的暮色与晨像，那颤动的森林、那明洁的湖水、那珍珠般银灰色的天空……用笔松动而富有韵致，虚实相生而见妙理。他那梦幻与现实相间的独特诗意难以言传。在风景画的发展史中，他是不朽的丰碑。此外，他还画了很多表现质朴内在美的肖像画，同样具有高雅的气质。

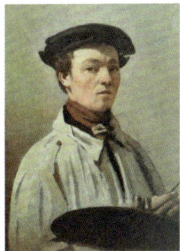

　　《旅途中的骑士》中，柯罗将观众的视线引向作品深处，从那里射出来一束强光，布满了整个画面，并且按照克劳德·洛兰的方式，让光束与云彩交融在一起。柯罗用绘画手段浓缩主观情感上的印象，这正是他的作品特别值得称道的地方。这种客观观察与主观情感的相结合赋予他后期的风景画创作以一种"思维风景画"的特性，从而给20世纪力图复兴这种绘画方法的画家们，打上了深深的烙印。

《海边捡拾鹅卵石的希腊女孩》

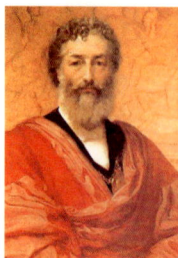

弗雷德里克·莱顿
（1830—1896）

英国19世纪唯美主义画派最著名的画家，在英国绘画史上享誉极高。他辉煌的艺术光芒甚至冲淡了雷诺兹的影响，成了英国皇家学院派的代名词。

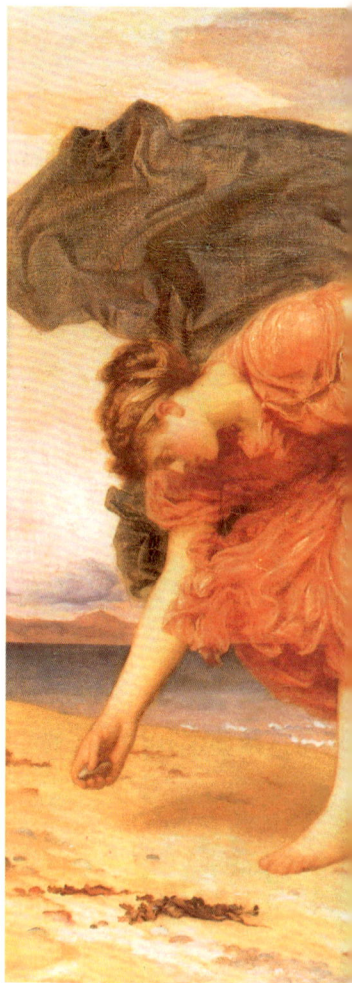

《海边捡拾鹅卵石的希腊女孩》1871年在英国皇家学院画廊第一次展出，这意味着画家莱顿朝着开创古典题材的创作道路迈出了第一步，也是对这位画家解决构图比例的高超技艺的一次总结。画中四个女人的位置平衡、匀称，从中可以看出，作者力图创造出一套个人独有的透视法，让画中人物的不同比例变得一目了然。

画中的四位女性都被抹上了反映心理特点的光泽，赋予人物形象某种

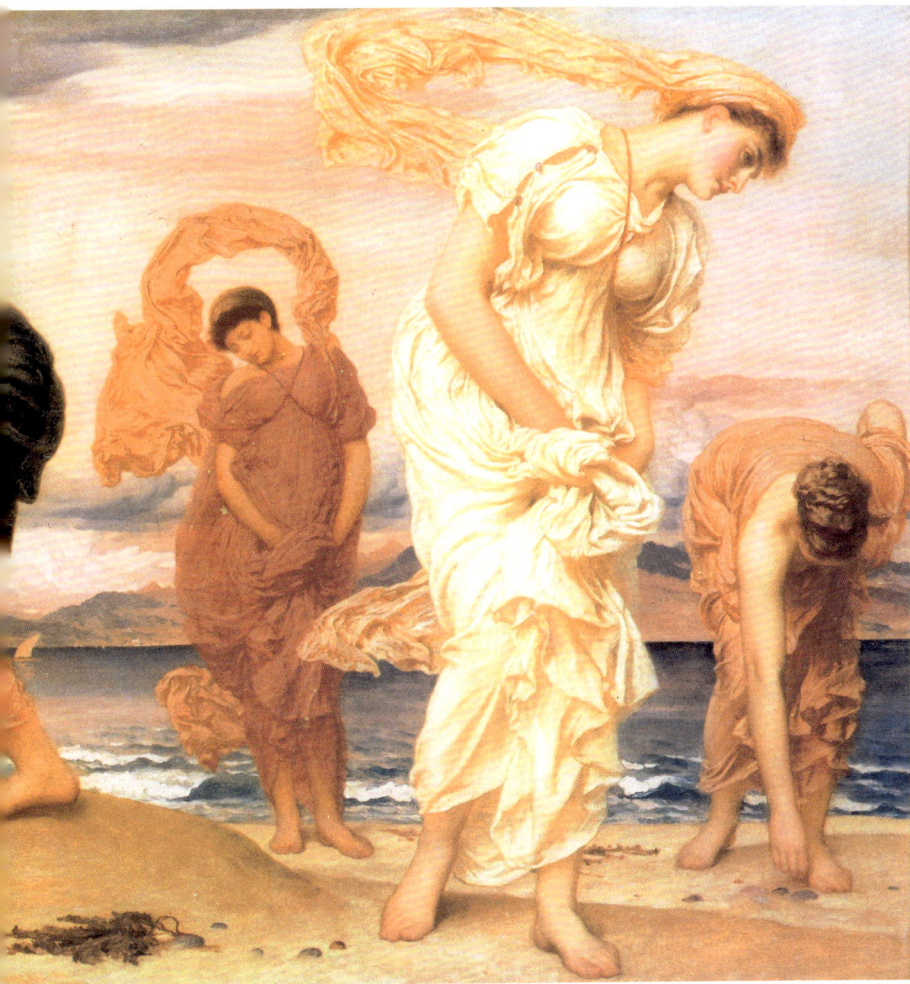

《海边捡拾鹅卵石的希腊女孩》（1871），莱顿，画布油画，84 cm × 129.5 cm

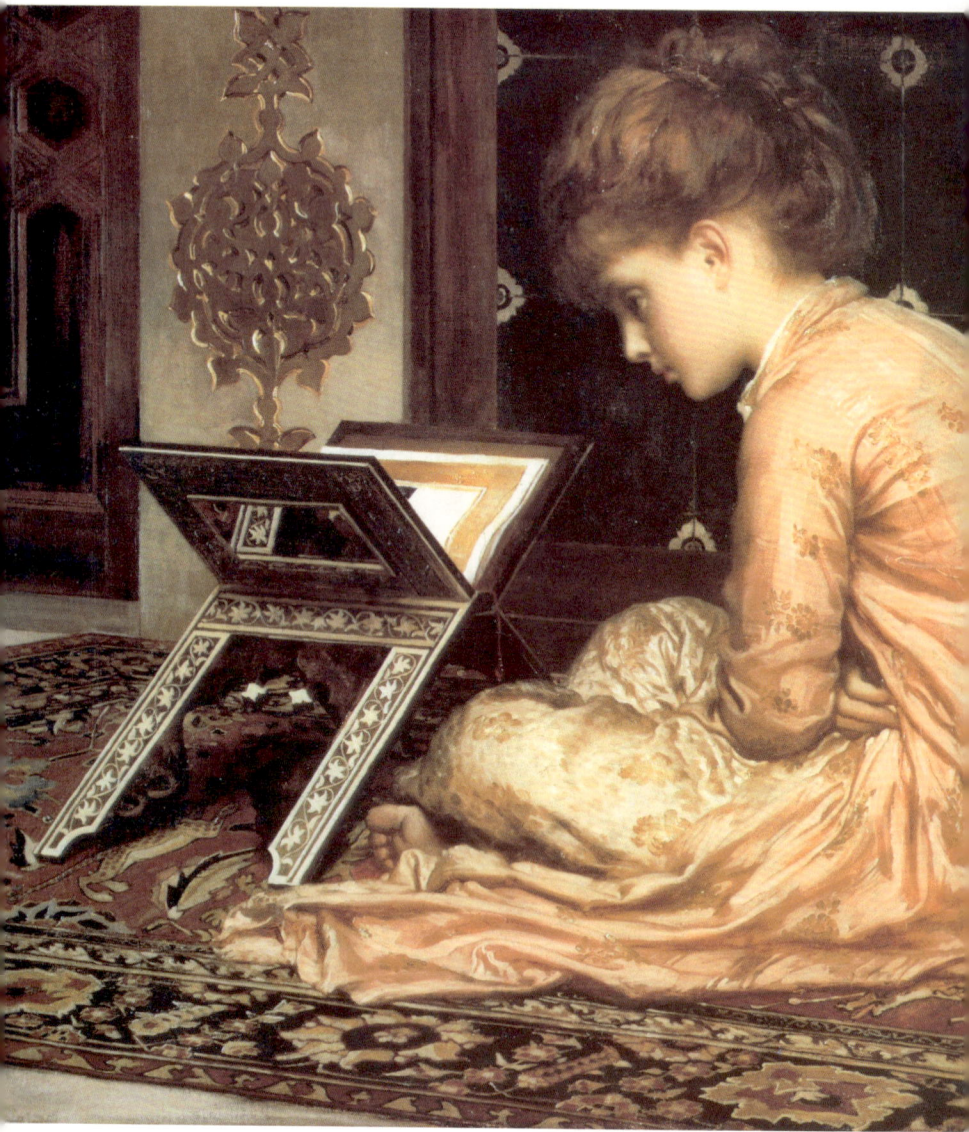

《阅读》（1877年），莱顿，画布油画，63.2 cm×65.1 cm

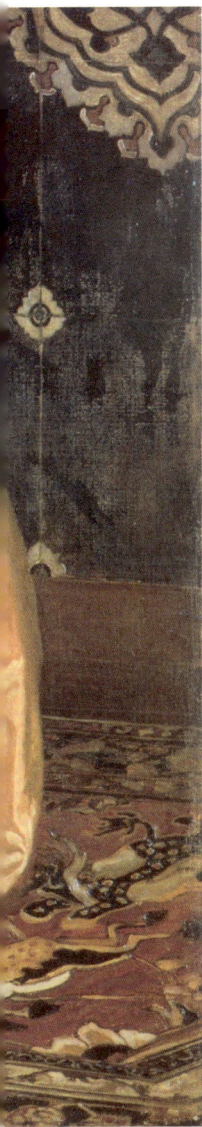

神圣感，这正好让人看到了画家对于抽象地运用形式与色彩的兴趣。莱顿正是利用形式与色彩这两种手段创造绘画的和谐构图，并用色彩突出人物的个性。这幅画的另一个表现手段，就是地中海的风景。

这幅画呈现给观众的是以希腊神话人物造型为基础的戏剧性场面，作者采用一种舞台布景的手段，突出了人物的形象，意在让观众产生最深刻的印象。拉斐尔前派艺术史专家和评论家弗雷德里克·乔治·史蒂芬（1827—1907）在1871年的画展上指出："莱顿先生从来没有像现在这样对自己的选题感到如此得意，因为就这个题目本身而言，它不具备任何象征性的意义。但是，经他的手这么一画，就变成了一幅令人赏心悦目的人物画，画面美，画中婀娜女性的色彩美，她们的衣服在风中像是一直在飘动一样。"

《阅读》

《阅读》这是一幅富于情节性的肖像画，一少女盘腿坐于地毯上，认真、专心地在阅读画册。女孩身着的浅黄色衣裙极富质感，与深色的背景形成对比，更衬托出女孩的专注神情。女孩面容姣好、纯洁严肃，显示出较好的教养。整个画面体现出一种学院派的严谨、端庄、净洁与优雅。独特的视角，加上少女身体的韵律，使这幅画卓尔不群，给人以美的享受。

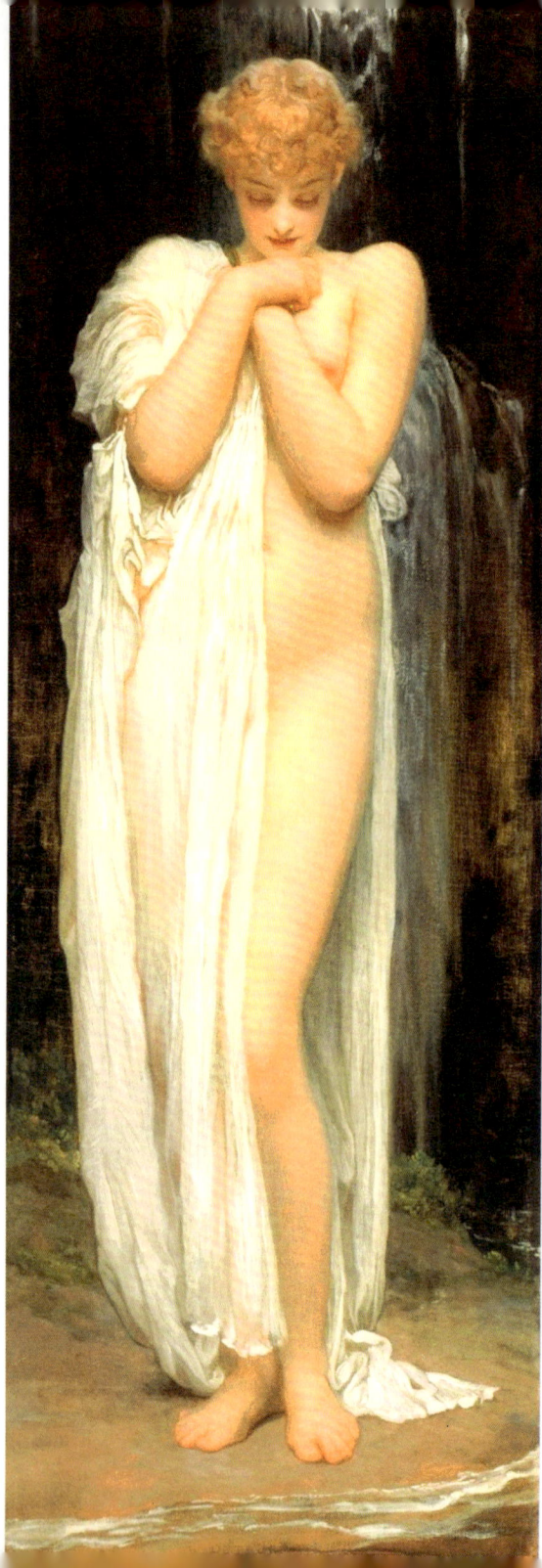

《克琳娜，达格尔的宁芙女神》
（1880），莱顿，画布油画，
76.2 cm×26.7 cm

《克琳娜，达格尔的宁芙女神》

身裹轻纱的裸体女性，以拟人化的方式追忆古典传统，给观众以主观想象的空间，构成了莱顿晚年作品的突出特点。1880年展出的《克琳娜，达格尔的宁芙女神》就属于这类作品。

在罗马和巴黎期间，莱顿结识了许多画家，威廉·阿道夫·布格罗和亚历山大·卡巴内尔是其中的佼佼者。从他们身上，莱顿汲取了古典主义和学院派的美学观念。在某种意义上，这些观念把莱顿变成了某种和维多利亚艺术潮流相对立的角色。但是，也正是因为他在英国传播上述观念的代言人地位，使得他先前在英国画家中的被动地位又被扭转了过来。

在他创作生涯的晚期，古希腊和古罗马的神话成了他经常使用的题材，并用象征性手法挖掘它们在表现人类的无助、孤独和生与死等情感状态时的神奇力量。

宁芙女神以一个着宽大长袍的女子形象出现，背对着瀑布站在一个沙堆上。莱顿借此向人们传递着水的天性：湍急的河流及其飞溅的水花，以及表面平静而深不可测的暗流。Nymph中文译为"宁芙"，即"水妖精"的意思，又被称为"美丽的水中女神"。在描绘人物时画家采用了夸张的比例，有意加长腿部，塑造出宁芙女神黄金分割的完美身材。这幅是画家1895年创作的最后一幅杰作，是《六月煌煌》（现存波多黎各蓬塞博物馆）的姊妹篇，十分珍贵。

《日出·印象》

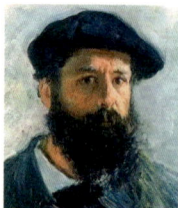

莫奈（1840—1926）

　　法国近代绘画史上最杰出的印象派代表画家，出生于巴黎。早年曾分别跟随画家布丹和格莱尔学习绘画，后来与雷诺阿、西斯莱、巴齐耶等交往密切，并经常一起到巴比松的枫丹白露森林写生。其画作，采用原色主义、色调分割等方法，表现出强烈的光色变化，标志着印象主义的产生。晚年创作了大量和睡莲有关的作品。他的代表作还有《莫奈在船上作画》《河畔》《垂柳》《睡莲》等。

　　"印象主义"与"巴洛克风格"一样，最初带有贬义色彩，是评论家对莫奈等人的创新倾向的讥讽和嘲弄。1874年，莫奈在"无名画家展览会"上展出《日出·印象》这幅作品，引起了轩然大波。一些人嘲笑画家是把颜料装在管子里吹上去，随便涂抹一下，签了名了事。评论家评价道："印象？这幅画应该会有什么印象？技法如此随意、轻率，连糊墙的花纸也比这幅海景来得精美。"这样的评论，引起了支持者和反对者的长期论战，正是这种争论把这幅画炒得越来越有名。后来，"印象主义"也就约定俗成地成为这种绘画风格的名称。

　　《日出·印象》描绘的是当时法国的第二港口勒尔弗尔港日出刹那间的景象。一轮红日从布满浓雾的水面冉冉升起，晨光照射

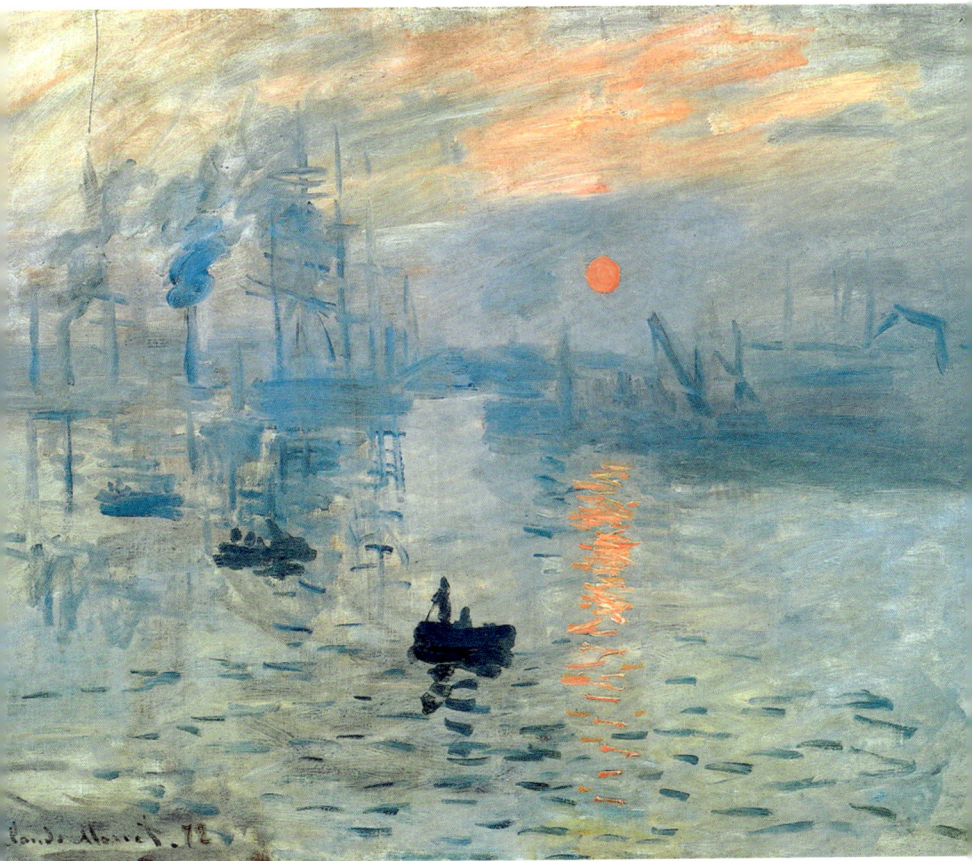

《日出·印象》（1872），莫奈，画布油画，48 cm × 64 cm

着海面，动荡的海水泛起粼粼波光。早起的小船在逆光的水波中荡漾，远处的海港在水雾交织中模糊不清，一切都处在朦胧和缥缈的变化中。在画面上，天空、水面、船只、远处的港湾在太阳的照射下呈现出不同的色彩变化，在这里，光线成了真正的主角，所有的一切都在它的主导下瞬息万变。

这幅画与以前的绘画相比是截然不同的。画面上没有明确的形体和结构，只有跳跃的色彩和光线，真实物体只是画面上模糊的印象。全部画面是画家对日出时，所有景物在光线的照射下瞬息的把握。传统的观念认为物体是有固定颜色的，它们在光线的照射下只有明暗的区别，不会出现色彩的游离和变化，可是在这幅画中，表现出的是在光线照射下，各种物体在光照中所呈现出的色彩斑斓和变化的特征以及明暗的效果。印象主义绘画所重视的不再是物体的本身，而是以物体为媒介，反映色彩的强烈变化，以光线为师，以色彩的摇曳多姿为绘画宗旨。这难怪当初人们无法接受，因为它给人们的视觉冲击是空前的，没有参照物的。

《星月夜》

梵高（1853—1890）

　　荷兰画家，主要生活在法国。他是后印象派的三大巨匠之一。梵高敏感易怒，聪敏过人，却一直贫穷潦倒，几乎没有受过什么正规的绘画训练。他自1881年开始绘画，1886年在巴黎初次接触了印象派的作品，对他产生影响的还有著名画家鲁本斯、高更和日本版画风格等。他对绘画创作近乎痴狂，擅长用浓重的色彩表达自己强烈的感情。他是继印象主义后在画坛上产生重要影响的革新者，但是，在生前他的作品一直没有引起人们关注，直到去世后，才引起评论家一致的好评。

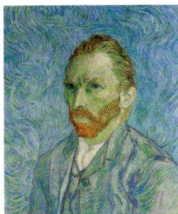

　　《星月夜》这幅作品画面的左侧是一棵柏树，一棵燃烧的柏树，扭动的枝丫仿佛是女巫的城堡。星云与棱线宛如一条巨龙不停地蠕动着，圆盘一样的星星在低垂的天幕上翻滚着，扭动着……橙色的月、紫色的天空相互交错。天空似乎就要挤压下来，世界仿佛又回到了原始的混沌和混乱中，所有的一切似乎都在回旋、转动、烦闷、动摇，在夜空中放射绚丽的光彩……圣雷米小镇在梵高的笔下，那夜似乎笼罩在某种不安的躁动中。可是当时正忍受病痛折磨的梵高用这幅画究竟想告诉我们什么呢？是压抑的灵魂的宣泄，还是对死亡和毁灭的召唤，抑或是对渺茫的宇宙世界未知的自我独白？

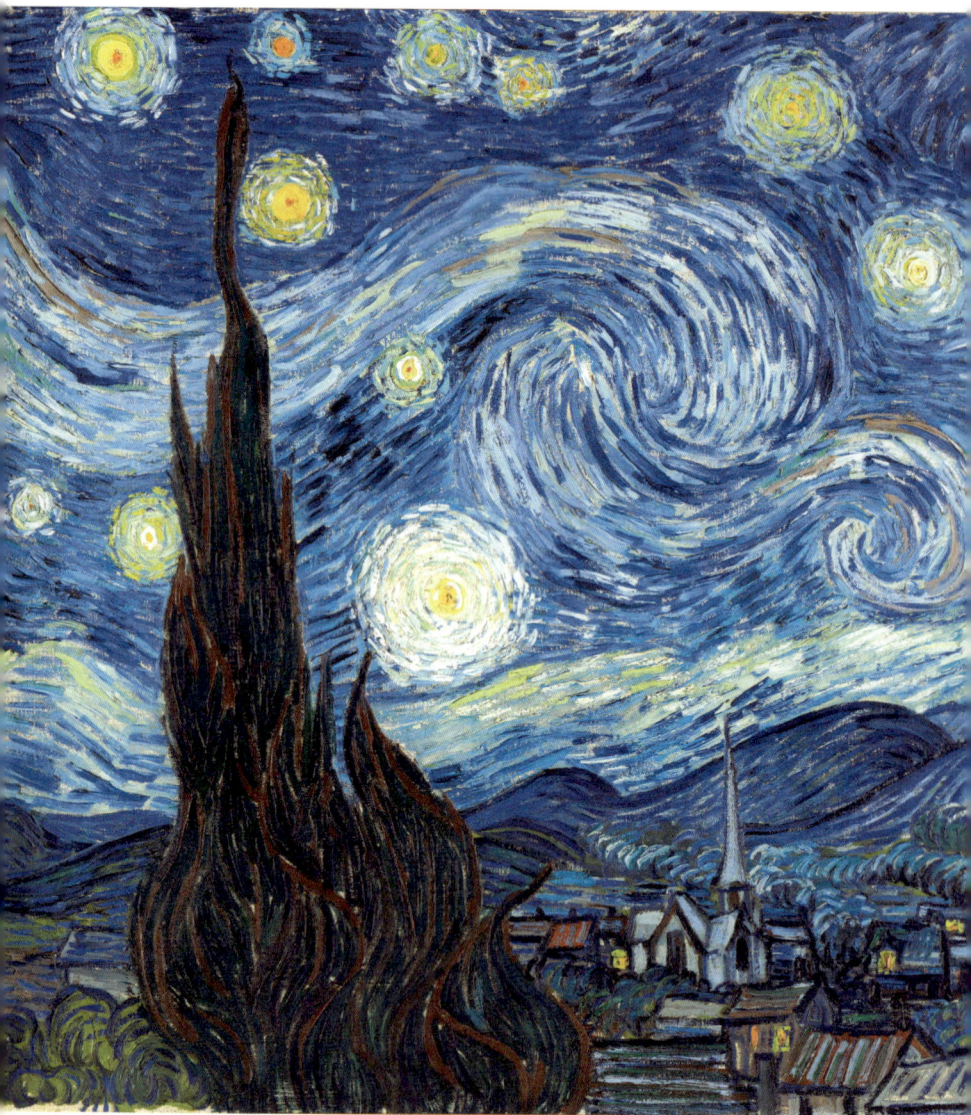

《星月夜》（1889），梵高，画布油画，73 cm×92 cm

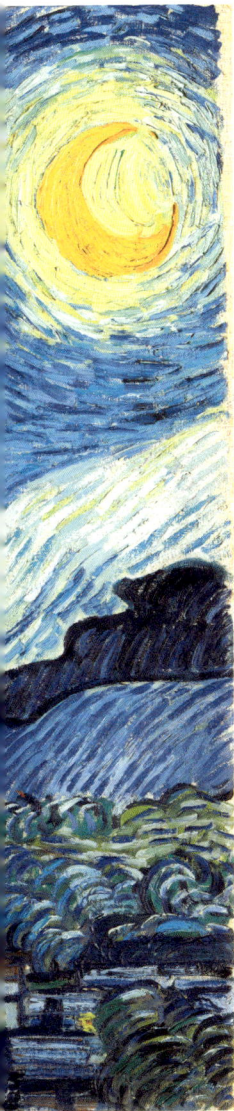

　　不管怎样，面对这幅画时，我们无论如何都不能平静，那大胆粗糙的线条，混乱不堪的画面，给人一种震撼心灵的视觉感受，我们不知不觉就被卷入了一种情绪中，或是消沉，或是郁闷，抑或是一种强烈的激愤。画面构图准确，以树木衬托天空。蓝紫色的天幕上星星发出黄色光，前景用深绿和棕色协调着整个画面，意味着夜的笼罩和神秘的氛围。难怪有人这么评价这幅画："荷兰自古以来就有画月光风景的题材，但是能够像梵高般把对宇宙庄严与神秘的敬畏之心表现出来的画家，前所未有……"

　　《星月夜》从某种意义上来说，是画家看到的幻象。这种幻象，超出了中世纪艺术家当初表现基督教的伟大神秘所做过的任何尝试，它来自画家某种直觉或自发的表现行动，并不受理性的思想过程或严谨技法的约束。梵高以火焰般的笔触，标新立异的无畏，把自己超自然的，或者至少是超感觉的幻想体验大胆地用笔触来加以证明，作品预示了画家用幻想作为手段而对自己的主观世界加以表达的探索，正是这种探索，充斥着震撼人心的力量。

三、
中国绘画

1. 中国绘画发展

中国画可分为以下几个阶段。汉唐时期，以工笔画为主，汉代之前是装饰性绘画。五代、两宋时期，绘画风格发生转折，花鸟和山水画逐渐独立出来，并确定自己的发展趋势。明清时期，文人画和风俗画汇成主流，水墨技法不断创新，山水花鸟画流行，涌现了众多的杰出画家，并形成一些绘画流派，比如：吴门画派（沈用、文徵明、唐寅、仇英等），四僧与遗明派（即石涛、八大山人、弘仁、髡残、方以智等），清初的四王（即王时敏、王鉴、王原祁和王翚）。近代中国绘画进一步发展，引入和借鉴西方画法，涌现一大批杰出画家，比如：海上画派的任伯年、虚谷、吴昌硕、赵之谦、黄宾虹；岭南画派的高剑父、高奇峰、陈树人、赵少昂、黎雄材、关山月等。

中国画分工笔画和写意画两类，也有兼工带写的。工笔画用笔工整细致，着色层层渲染，细节明彻入微，用精谨细腻的笔触，描绘物象。写意画用笔简练、豪放、洒脱，描绘物象的形神，以抒发作者的感情。写意画运用概括、夸张的手法，结合丰富的联想，用笔简洁，但以少胜多，意随笔到，其意境深远。兼工带写是在一幅画中两种画法并用，如楼阁用工笔手法，松竹用写意手法，二者结合，发挥用笔用墨和用色的特色和技法，以达到更佳的表现效果。中国画从内容上可分为人物画、花鸟画和山水画三类。

中国画的一个突出特点是以心观景。画家以心思物，不拘泥物体外表的形似，而是"以形写神"，追求一种妙在"似与不似"的韵味。"触目横斜千万朵，赏心只有两三枝"，两三枝就足以表现万千春色，"以貌取神"是中国画的传统，见飞檐一角如闻寺庙钟声，看孤帆一片便觉世路遥远。以心观景，使画家获得无限的自由，其意境也丰富深远。了解这些，我们便能在欣赏中国画时，捕捉到更多的亮点。

2. 中国名画欣赏

《韩熙载夜宴图》

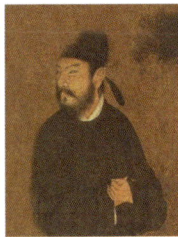

顾闳中（910—980）

江南人，南唐中主李璟时任翰林待诏。擅画人物，神情意态逼真，用笔圆劲，间有方笔转折，设色浓丽。画风沿承唐代仕女传统，并创立五代清秀娟美形象的造型特征。《韩熙载夜宴图》是顾闳中唯一的传世作品。

据传韩熙载是唐末进士，因战乱南逃，受南唐中主李璟的宠

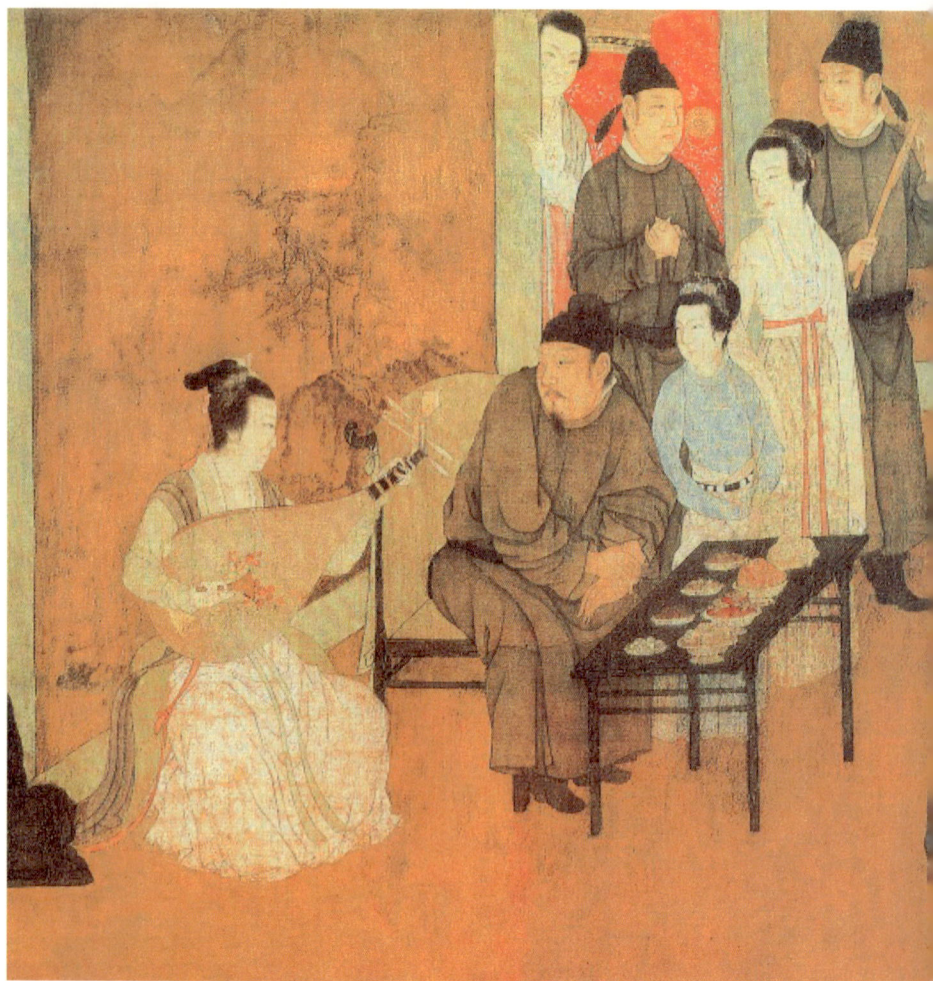

信。后主李煜继位后想授他为相，但担心北方贵族出身的韩熙载存有异心，便命翰林待诏顾闳中到韩家中勘查，几日后顾将在韩府所见绘图呈报，后主见韩府中皆是莺歌燕舞之景，虽打消了疑虑之心，但见韩纵情声色，已无雄心大志，便再无重用之意。当然，其实韩熙载本人十分了解后主的心思，并深知南唐官场的腐败，因此故意沉迷酒色，以保护自己。

　　《韩熙载夜宴图》采用了我国传统表现连续故事的手法，叙

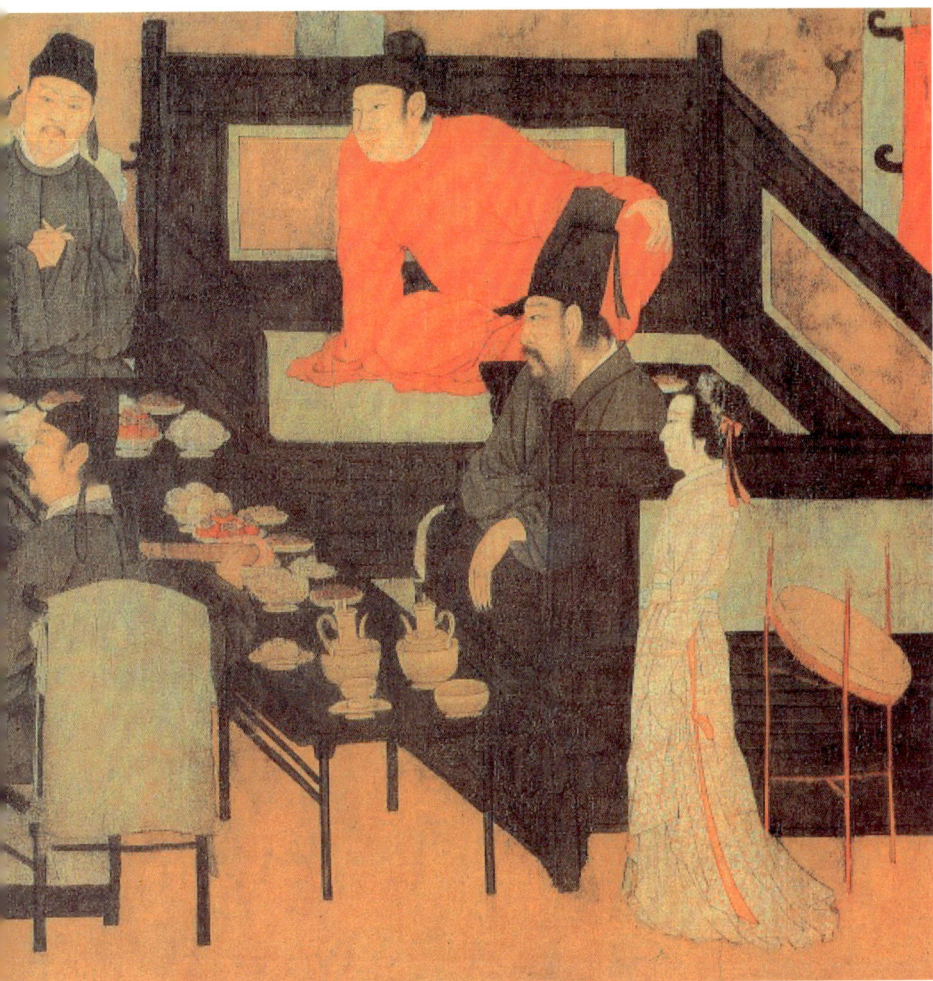

事诗般描述了夜宴的全部情景。全图随着情节的进展，以屏风为间隔，韩熙载在每段均有出现。全图分为5段：听乐、观舞、稍憩、清吹、宴散。

画卷中的头两段最为传神。我们来看第一段：听乐，夜色下的盛宴被一曲琵琶铮然拨开，轻拢慢捻抹复挑，初为《霓裳》后《绿腰》。作为人物出现最多的场景，此段共七男五女。虽然画中所有人物的目光凝聚在琵琶女教坊副使李家明的妹妹身上，但画中卧榻

上的红衣少年却格外突出。这是要
传达什么信息么？原来南唐对官员
衣着颜色有着严格的规定，凡三品
以上官员衣着紫色，五品以上衣着
绯色，六品、七品衣着绿色，八
品、九品着青色。在场宾客中品级
最高的状元郎粲，说白了就是个无
实权的中层干部，而韩府所结交的
教坊司也不过是个具备挂牌资格的
官家会所，所做的也出不了寻花问
柳之圈子。顾闳中开门见山地禀明
韩熙载没有谋逆的可能，而这一针
见血的表述力老辣有余，可见顾闳
中并不是一个简单的画匠。

画卷中的韩熙载形体高大轩
昂，长髯，戴高巾，看似放浪形
骸，但从他倚栏倾听到挥锤击鼓，
直到曲终人散，在每一个场合他始
终眉峰紧锁，若有所思，忧心忡忡的样子，与夜宴歌舞戏乐的场面
形成鲜明对比。这充分表现了韩熙载复杂的内心世界，刻画了他忧
心却又无力的心理，加深了这幅画的思想深度和现实意义。

《韩熙载夜宴图》的用笔、着色等方面都达到了很高的水平。
全卷用笔挺拔劲秀，线条流转自如，"铁线描"与"游丝描"结
合的圆笔长线中，时见方笔顿挫，工整精细。人物衣纹刻画严整

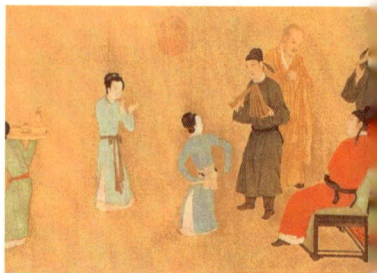

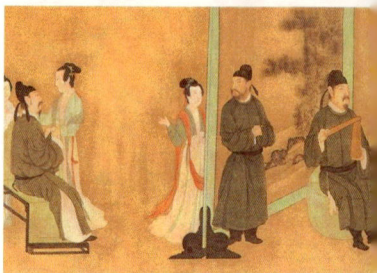

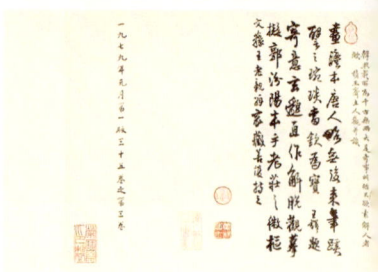

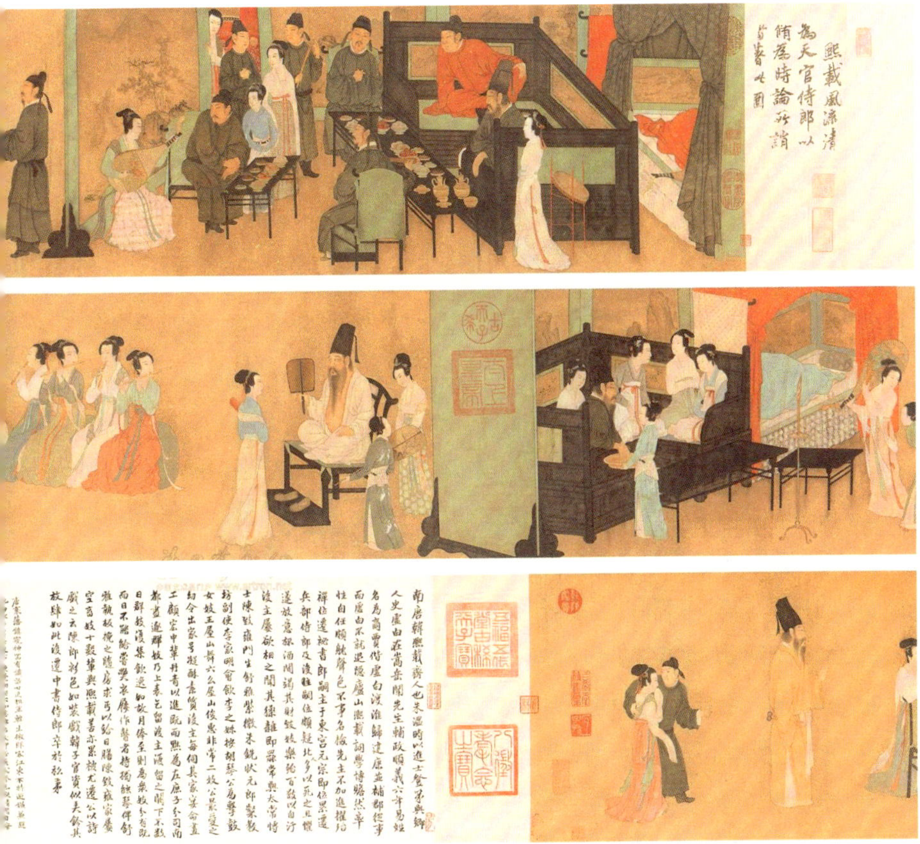

《韩熙载夜宴图》 五代·南唐，顾闳中，绢本绘画，28.7 cm×335.5 cm

简练，须发勾画清晰，画尽意在，塑造了一批富有生命力的艺术
形象。在设色上，多处采用了绯红、朱砂、石青、石绿等，对比强
烈，而整个画卷统一在墨色丰富的层次变化中，显得既浓丽又稳
重，比例匀称，透视感强。

《渔乐图》

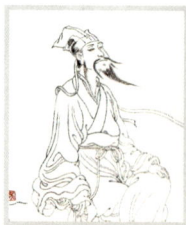

吴伟（1459—1508）

字次翁，号小仙。江夏（今湖北武汉）人，曾任画院待诏，明孝宗时授锦衣卫百户及赐"画状元"的图章。吴伟是戴进之后的浙派代表人物，工画人物、山水，早年比较工细，中年后变为苍劲豪放、笔墨淋漓。《渔乐图》是其代表作之一。

《渔乐图》画面构图朴实自然，近景描绘高树坡石，老树的枝干横斜江上，水边停泊着几艘渔船。中远景山峦叠起，连绵起伏向远方延伸，云气迷蒙，水天相接。渔船上，渔民有的在下网，有的在收船，具有浓郁的生活气息。山脚与水边沙碛，以及曲折的河岸造成了画面的纵深感。左下角露出的土坡、垂柳，显得自然惬意。S形的构图，使近、中、远三景显得曲折起伏又虚实相生，富有层次感：右边山势雄峻深厚，左边江面开阔深远，渔船出没其间，意境开阔，气势宏伟，和舟子、渔父闲逸高蹈的情趣相融合。

在方法上，该图用笔简练劲健，山石、树木及渔舟多以侧笔勾勒，线条转折多变，充满着动势。作者运笔迅疾，横涂竖抹，一气呵成，洋溢着撼人的气势。图中用墨明洁、轻快，有机地构成了水墨淋漓的生动画面，显得真切自然。

全图境界开阔，气象雄伟，散发出较浓郁的世俗气息，反映了鲜明的艺术特色。吴伟所描绘的这类放舟江湖的生活表现了他"出入掖庭，怒视权贵"的狂傲性格，寄寓了他对当时统治者的不满情

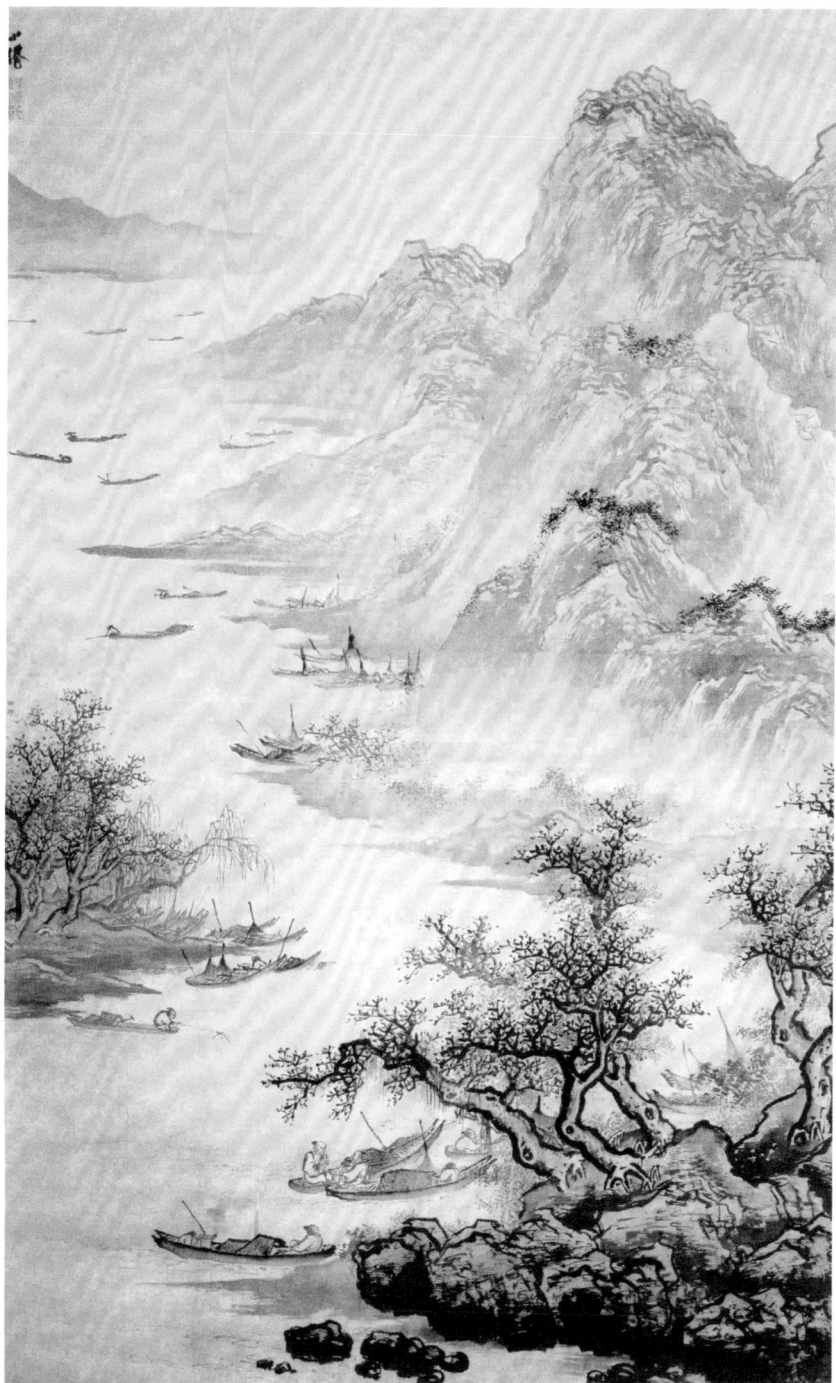

《渔乐图》 明，吴伟，纸本设色，270 cm×173.5 cm

绪。在表现了对秀丽江山向往的同时，透露出这些作品带有的民间色彩和生活气息。

《华祝三多图》

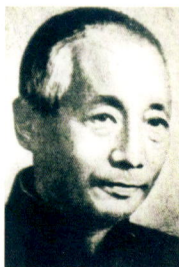

任伯年（1840—1896）

初名润，字次远，号小楼，后改名颐，字伯年，别号山阴道上行者、寿道士等，以字行，浙江山阴航坞山（今杭州市萧山区瓜沥镇）人。我国近代杰出画家，在"四任"之中，成就最为突出，是"海上画派"中的佼佼者，"海派四杰"之一。任伯年的绘画发轫于民间艺术，技法全面，山水、花鸟、人物等无一不能。重视写生，又融汇诸家法，并吸取水彩色调之长，勾皴点染，格调清新。

《华祝三多图》所绘的是一个历史故事，典出《庄子·天地》，说的是帝尧出巡至华，华封人向尧三祝，尧三次辞谢的故事，表现了尧的君子之风和华封人对圣人的敬仰，是一个极富有哲学意蕴的古老的主题。三多，指多福、多寿、多子，但多见以佛手、寿桃、石榴等花果入画而取其谐音，极易流俗。而任氏独以人物画表现，难度之大，自不可同日而语，这也正说明了画家的创新意识和自信。

图中描绘出巡及随行的侍女、武士和马夫，一行七人从透明的阳光里来到茵润葱郁的丛林里。华封三老从架临飞泉的石梁上迎过来。在画面的中幅组成了复杂的人物群，一株大树隔为两组，人

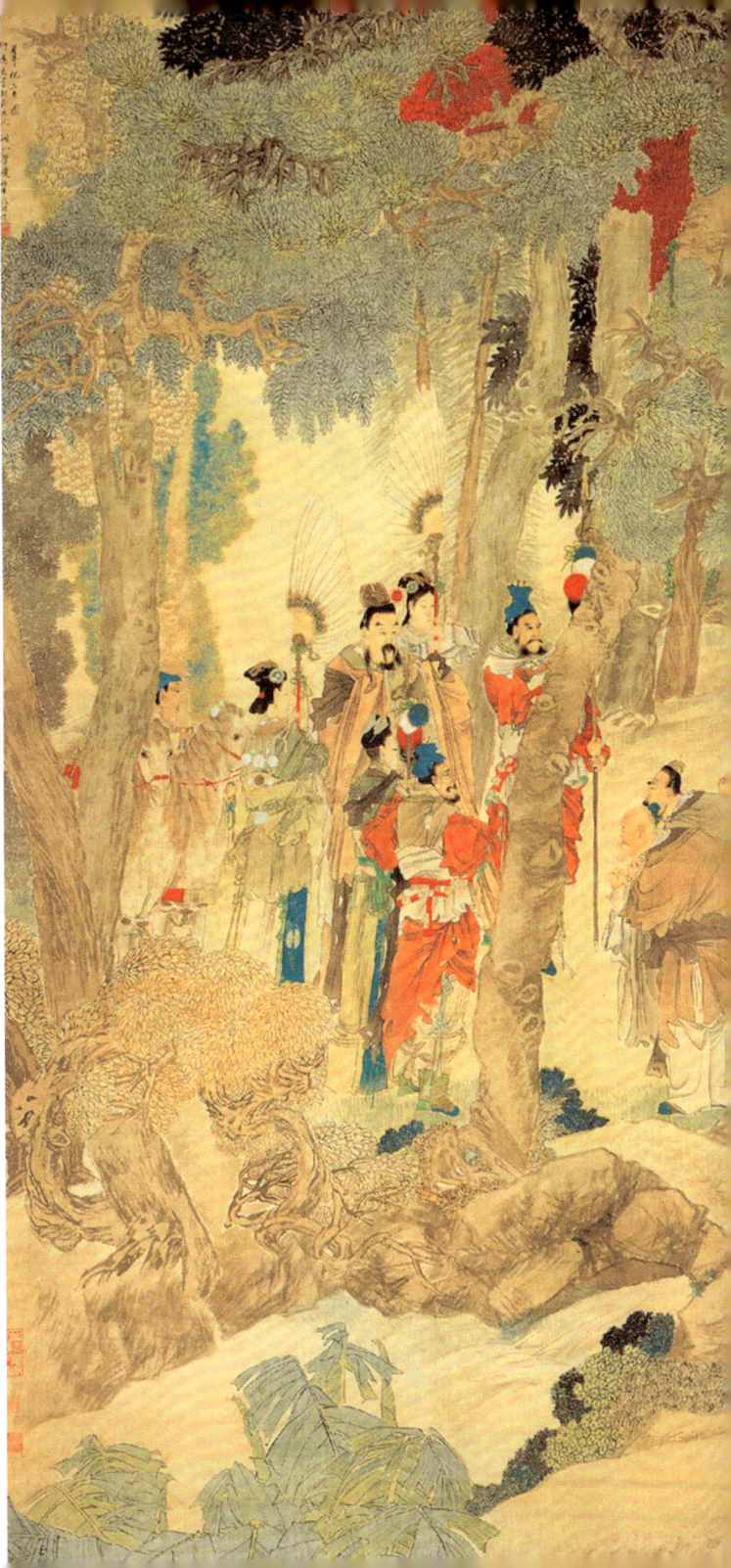

《华祝三多图》 清，任伯年，绢本设色 212.5 cm×106 cm

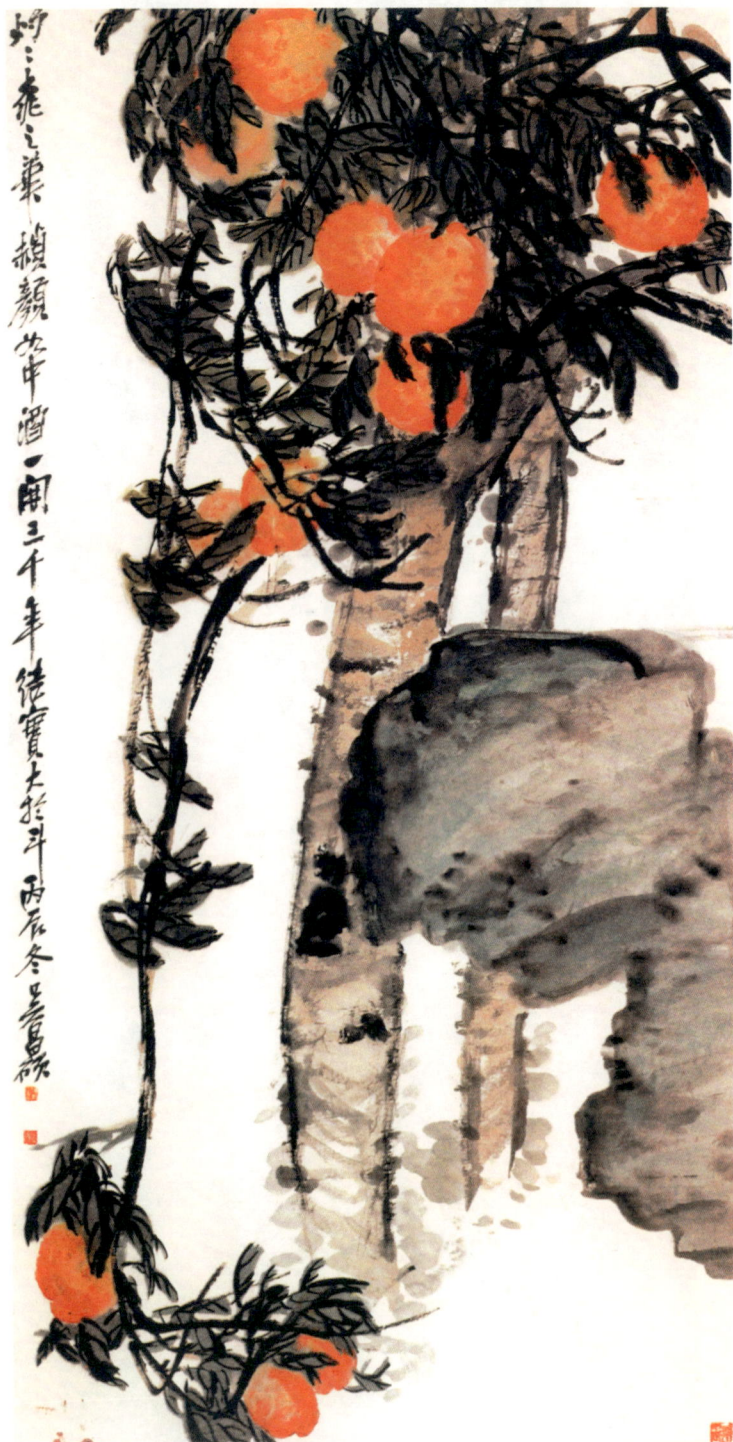

《桃实图》（1916）吴昌硕，屏，洒金笺，纸本设色，17.7 cm×54.3 cm

物相向而立，洋溢着欢悦的情调。帝尧居于画中心，但目光却投向画右边的三个老人，古貌奇伟，不知其有几多寿。尧的随行个个器宇轩昂，更衬托了尧的帝王之姿。人物与环境结合自然，又不可移易。高树茂林，昂然直上，潺潺流泉，横贯眼前；画面浓荫下露出空白，更将观者的视线引入充满阳光的地方。三度空间的安排，运用了传统的三远法透视。而人物画得古透浑厚，重彩大色，石青石绿的主调上，人物衣着五彩缤纷，仕女衣饰上勾着闪光的金色，岸草溪花更点缀得春光融融；芭蕉的翠绿映着洁白的流泉，浓翠的树林间时而闪出朱砂的藤叶，处处散发着抒情的气息。全幅诗情荡漾，光感、空间感、色彩感、音乐感，交织成美妙的图画。由此可见任伯年运用多种艺术手段着意描绘艺术意境的卓绝造诣。

《桃实图》

吴昌硕（1844—1927）

　　字昌硕，浙江安吉人。工书法，擅写"石鼓文"，精篆刻。30岁左右开始作画，兼取篆、隶、狂草笔意入画，雄健古拙，亦创新貌。其艺术风格在我国和日本均有较大影响。《桃实图》《红梅图》《天竹花卉图》等为其传世作品。

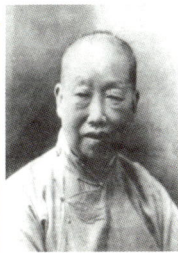

　　《桃实图》是吴昌硕经常画的祝寿画。此画为吴昌硕72岁时所作，是洒金笺花卉四屏条之一。画中桃干凌空而来，由右上向左

下角垂落一枝，枝上大桃累累，色香扑人。吴昌硕曾说："画桃子大为不易，要画得好，更须功力。"该画用笔洒脱，气势奔放，纵逸飞扬，掺入书法用笔，行笔迅疾、苍劲有力，势不可止，表现了吴昌硕大写意花卉的神韵气质。

整幅画构图疏密有致，雄浑恣肆，淋漓地表现了空间美感。叶之倾仰，桃之掩映，枝干之穿插，都表现得生动多姿，给人不是孤零一枝而是一整株的想象空间。左侧自上而下一行直款："灼灼桃之华，赪颜如中酒，一开三千年，结实大如斗。丙辰冬吴昌硕"。苍劲自如的行书，补足了凌空一株桃干的余意，使疏密更加完美，增加了意蕴上的诗情画意。左上五言诗，使画面内容得到了充实。画中色彩浓墨重红，单纯中见华滋。以泼墨法画干、枝、叶；硕大红熟的桃子，饱含水分，鲜艳欲滴，给人以美的享受。

《鹰石山花图》

潘天寿（1897—1971）

　　浙江宁海人。幼年自学书画篆刻，1915年至1920年于浙江省立第一师范学校读书。1923年至上海，后定居杭州，先后任上海美术专科学校教授、新华艺术专科学校教授、国立艺术专科学校校长。1949年后，历任中国美术家协会副主席、浙江省文联副主席、美协浙江分会主席、中央美术学院华东分院副院长、浙江美术学院院长、中国文联委员；1958年被聘为苏联艺术科学院名誉院士。

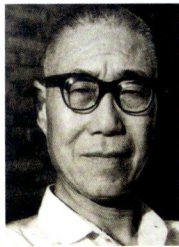

　　《鹰石山花图》以潘天寿独创的山水与花鸟相结合的创作图式。其内容则由花鸟画中经典的鹰石、山花、野草等元素构成。巨大画幅所外露的气息，与传统花鸟画或柔媚或清雅的气质迥异，弱化了人工雕琢的成分，更有意识地描绘了它们所处的自然环境，表现了处于纯天然状态的野花野草，增强了生活气息。

　　在整幅图中，落墨最多的地方为交错于巨石之外的墨叶，仔细观察，每一片叶子的墨色变化不大，同时，画家着眼于花草后面，以单纯线条构建出的大块岩石，并以淡赭渲染，强调的是一块实在的岩石，而非可作虚化处理的空白，拉近了视觉上的距离。这种以线为骨架，平涂色彩的方式，是在有意识地加强"实"与"虚"的对比，亦即传统画论中所谓"计白当黑"的延展。最后则是大量边角的图式运用，正方形的巨石从右侧伸入画面，只留下了左侧和上

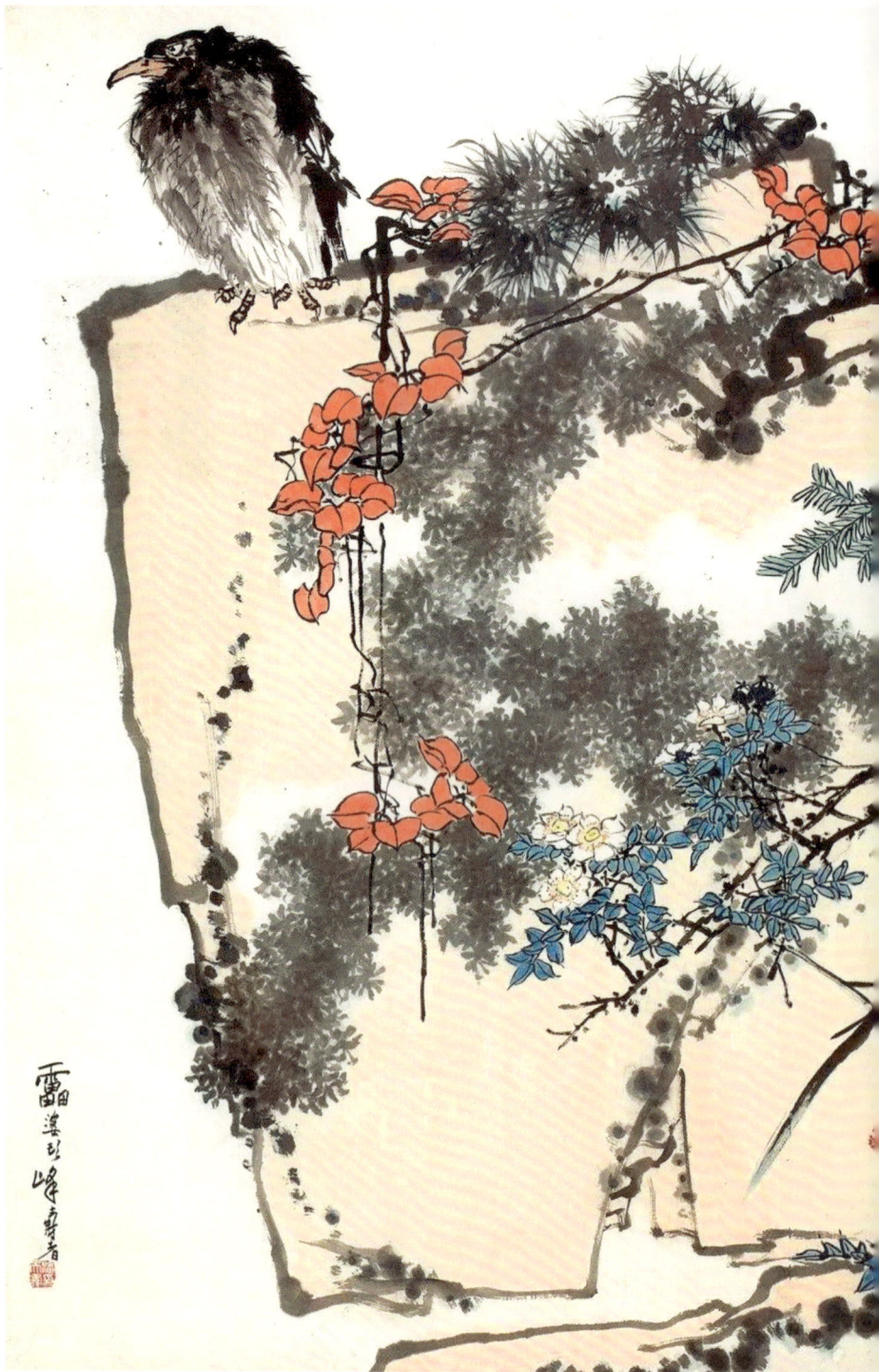

面的狭长空白，作为主题之一的鹰立于巨石顶端边角处，一枝野菊于右下伸出，题款、印章列于画面的左下角。整体呈"井"或"口"字形，较传统构图的"S"形、"之"字形更具平面效果。

巧妙处理色墨的关系，着意色彩的运用，是潘氏花鸟画探索的有效成果之一。该画面除黑、白之外，还用了青、绿、赭、红、黄5种颜色。为提亮画面，活跃氛围，分别以洋红和白色涂染两组山花。叶子分以青、绿、红三组完成。为使画面更加单纯，植物的叶子以不同深浅的石青平涂，或以石绿调淡着色，红叶的平涂的意味更加明显，更具点亮画面的装饰效果。石块以淡雅的赭色渲染，又有意留出空白。山花和三组不同色调的树叶构成了整个画面色彩体系的第一个面，自右上蔓延至左下的墨叶，淡赭色巨石分别是第二、第三个面，依次以前、中、后层次巧妙的错落排布，构成了作品的色彩谱。这种细致入微的考量和把控，既增加了作品的视觉装饰性，更与其构图模式相匹配，在追求平面性效果的同时，增加了画面的层次感与立体感。

《鹰石山花图》自成画以来便为各方关注，多次展览、著录前后计约二十余次。在当时反传统呼声甚胜的大环境下，该画最大限度地将传统养分与时代精神相结合，舍去了文人画逸笔草草的随性，开拓出全新的花鸟画创作体系。作品的画面构图，色墨呼应，景物的主次、斜正、疏密、虚实、穿插等要素的考量均新颖大胆、严谨精到而自成法度，使之呈现出明显的设计感、秩序感，呈现超越时代的审美趣味。

《鹰石山花图》潘天寿，182.3 cm×141.8 cm

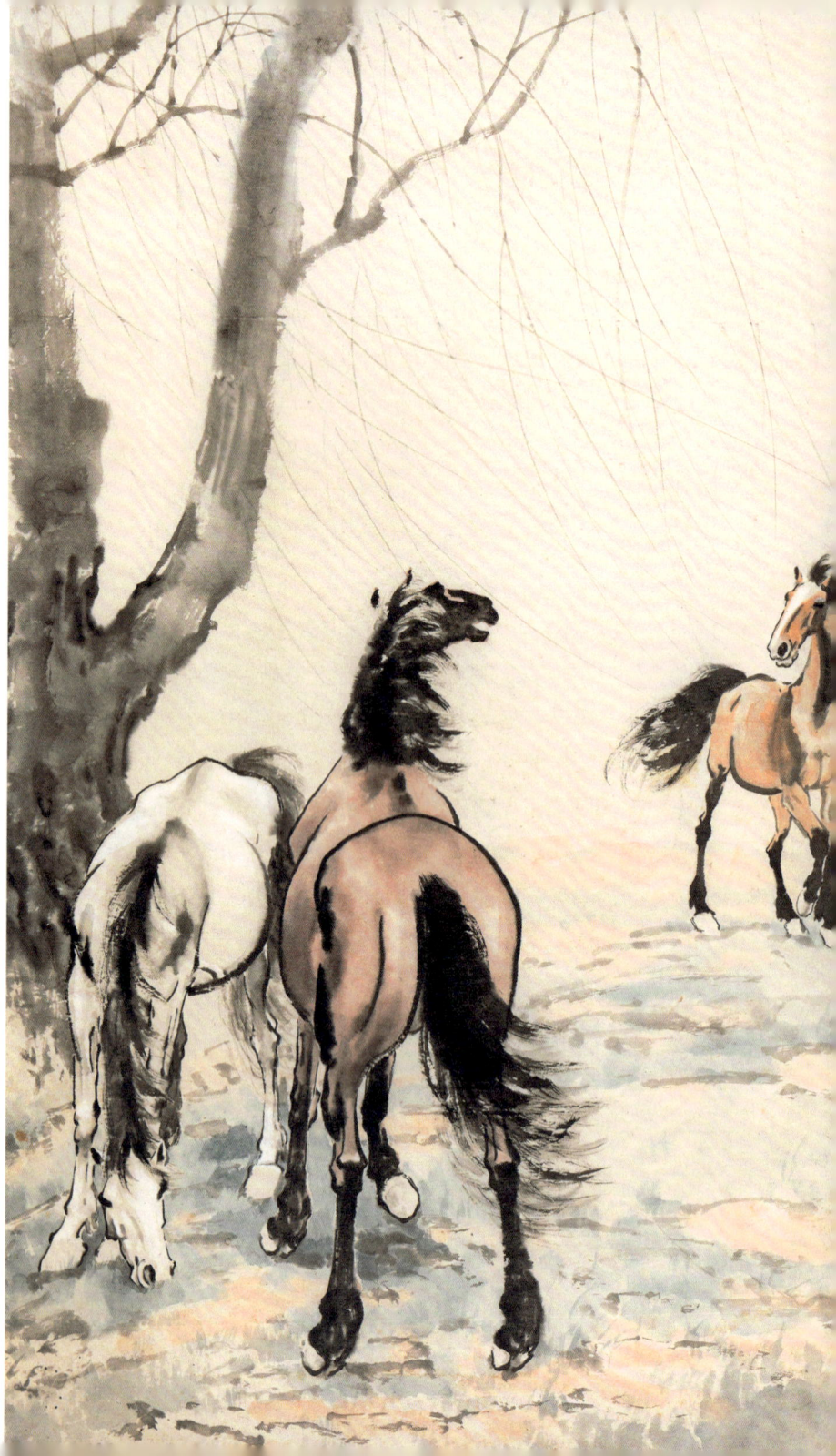

《柳荫三骏》

徐悲鸿（1895—1953）

江苏宜兴人，年少时随父学画，20岁时，在上海卖画。1918年，接受蔡元培聘请，任北京大学画法研究会导师，第二年赴巴黎留学，后又转往柏林、比利时研习素描和油画。1927年回国后，先后任北平艺术学院院长、南京中央大学艺术系系主任，抗战后任北平艺专校长。1949年后，任中央美术学院院长、全国美术工作者协会主席。

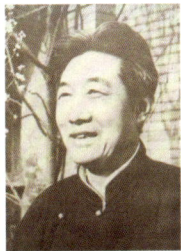

马，是徐悲鸿一生中最爱描绘的题材。他非常注重写生，徐悲鸿学过马的解剖，甚至对马的性格脾气也都很熟悉。他画马用笔刚健有力，用墨酣畅淋漓，逼真生动地描绘了马的飒爽英姿。无论奔马、立马、饮马，都赋有充沛的生命力。尤其是他画的奔马，笔墨淋漓潇洒，给画坛带来了清新、有力、刚劲的气息。

这幅《柳荫三骏》是徐悲鸿画马的三种最典型姿势，其中一匹低头吃草，另一匹转背昂首，一匹正面前行。将三种姿势集中于同一幅画里，殊为罕见，也与徐氏笔下常画的奔马有所不同，他画奔马是奋鬃扬蹄，腾空飞起，仿佛要破纸而出。当时正

《柳荫三骏》（1944）' 徐悲鸿' 纸本设色' 96.2 cm×61.6 cm

值抗日战争的后期，全国的战争形势已由战略相持阶段转入战略反攻，胜利在望，画面上柳枝轻拂，青草初生，作为衬托三匹骏马的背景，营造出早春的暖意和明媚，令人心旷神怡。也透露出画家本人对胜利的喜悦与和平的渴望。

《云山古寺》

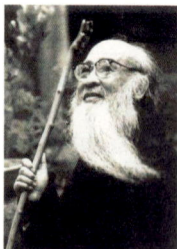

张大千（1899—1983）

　　四川内江人，中国泼墨画家，书法家。20世纪50年代，张大千游历世界，获得巨大的国际声誉，被西方艺坛赞为"东方之笔"。他与二哥张善子创立"大风堂派"，是20世纪中国画坛最具传奇色彩的泼墨画工。特别在山水画方面卓有成就。后旅居海外，画风工写结合，重彩、水墨融为一体，尤其是泼墨与泼彩，开创了新的艺术风格，因其诗、书、画与齐白石、溥心畬齐名，故又并称为"南张北齐"和"南张北溥"，名号多如牛毛。与黄君璧、溥心畬以"渡海三家"齐名。二十多岁便蓄着一把大胡子，成为张大千日后的特有标志。

　　《云山古寺》创作于1965年，画中山势沉雄，云雾氤氲，在金笺的映衬下墨与彩相融贯通，灿烂辉煌。作品气势撼人，不仅为张大千泼墨时期的巅峰之作，也可谓是其艺术生涯中的最重要的代表作。以直幅写的云山之景几乎全以泼墨之法完成，占据画面主体的

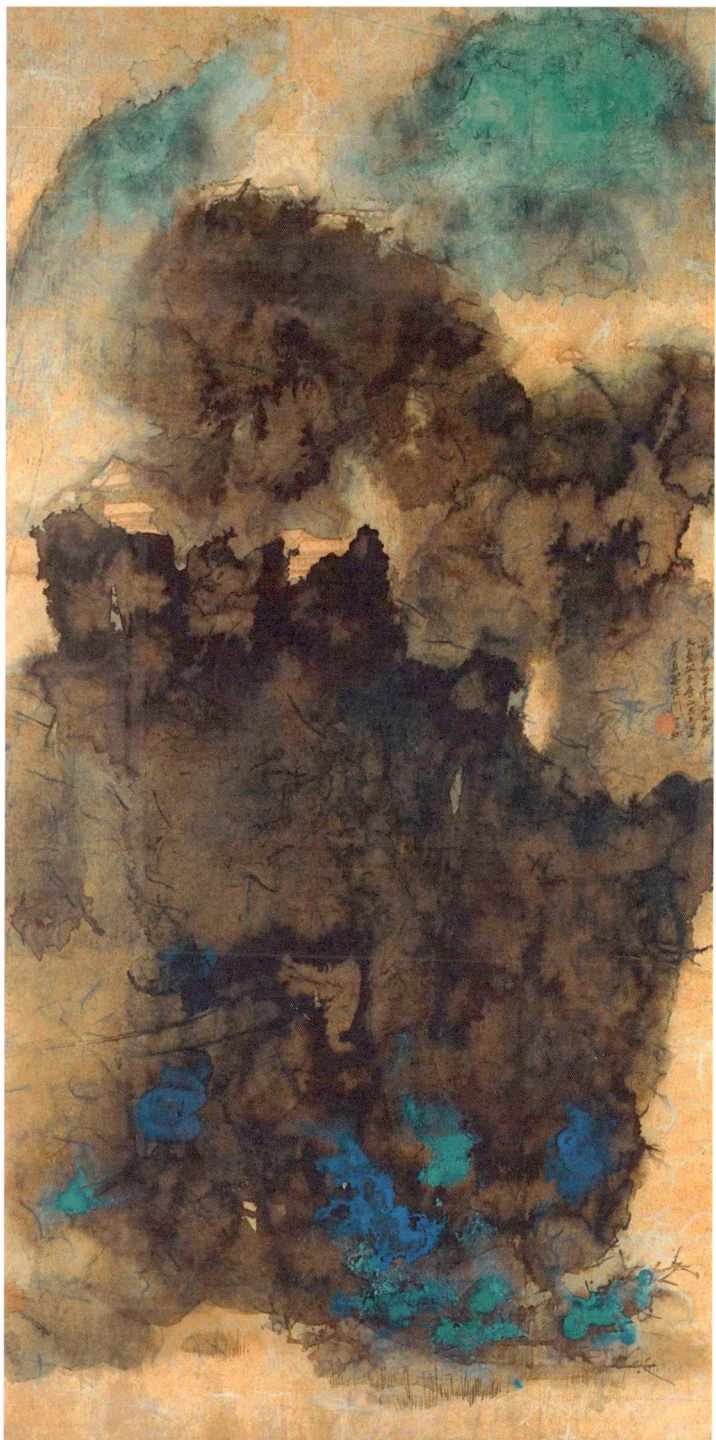

《云山古寺》（1965），张大千，设色金笺，镜框，172 cm x 89.5 cm

高山拔地而起，直入云霄。凌空的云岚和山脚的植被则用石青石绿色泼彩而成，色泽绚丽，点缀于画面中，散发着奇异瑰丽之光，与大幅泼墨互相映衬，营造出强烈的视觉效果。大千又以简略笔法于山间和山巅勾勒殿宇古寺，于抽象之中加入具象，同时区隔中景和远景，令山水的层次效果呼之欲出。

《云山古寺》的构图和气魄，使人联想到北宋大画家范宽笔下的传世名作《溪山行旅图》。二者遥相呼应。观者在画作面前仿佛置身于高山之基，用仰视的角度透过直幅画面才能将山势揽入眼底。泼墨过程瞬间所形成的墨迹边缘，使整个山体的轮廓锐利，造成山势险峻的效果，与《溪山行旅图》所表达的险峻硬朗冥冥相合。《云山古寺》无论在技法还是构图上显示了强烈的传统中国艺术底蕴，其传达出的山水意境更是如此，彰显张大千前半生从历代名画和敦煌艺术中汲取的传统养分。画中形象虽趋向于抽象朦胧，但墨色层次依然丰富，空间感分明，相较于传统文人泼墨作品，其意境和气魄得到升华。

该画所构造的山水意境，在泼墨泼彩的过程中一气呵成，以水墨为主体，相比于后期以泼彩为主的作品，其难度更大。相比于纯泼彩作品，泼墨的难度在于如何利用墨色浓淡干湿来营造层次感和空间感，这点在以笔为主导的传统绘画中尚属难事，更何况极难控制的泼墨过程。古人云，墨分五色，张大千正是利用此种理念，先用水墨的自然流淌渗化定出大的物象，然后或以浓墨破淡墨，或以淡墨破浓墨，营造出峰峦高低起伏和转折向背的形态。在这一复杂的水墨效应过程中，墨色转换细微处有色阶的丰富变化，于是山势肌理和远近高低跃然纸面。泼墨完成主体后，画家以石青石绿的泼彩作点缀，表现浓郁的植被和山巅的霭色。泼彩与水墨交融一气，随着色彩的流动、沉淀，产生光色明暗闪烁、斑斓陆离的色彩效果，有如梦境般的奇幻美丽的艺术效果。

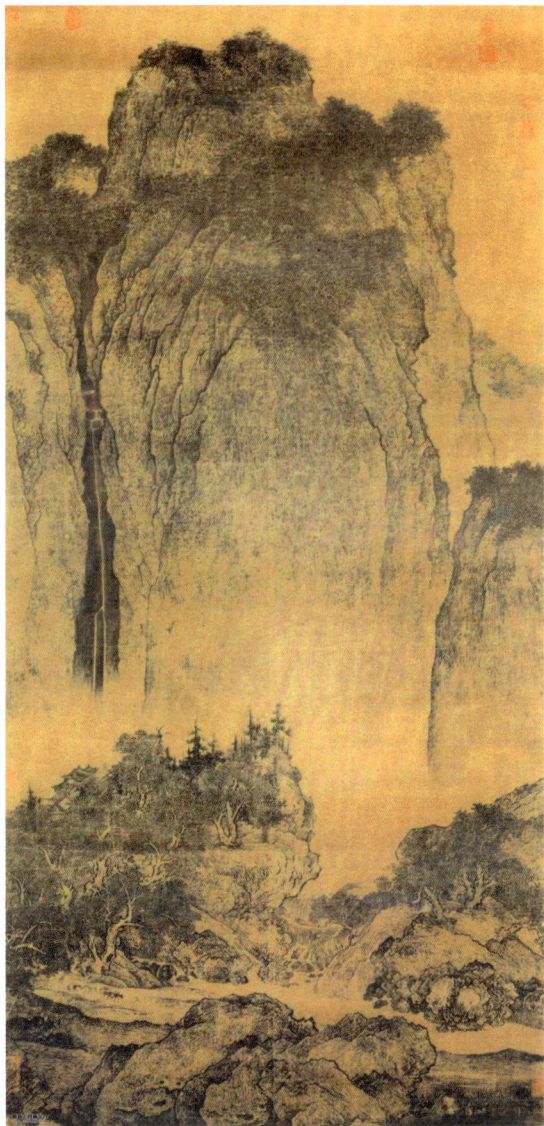

《溪山行旅图》宋，范宽，绢本设色，206.3 cm x 103.3 cm

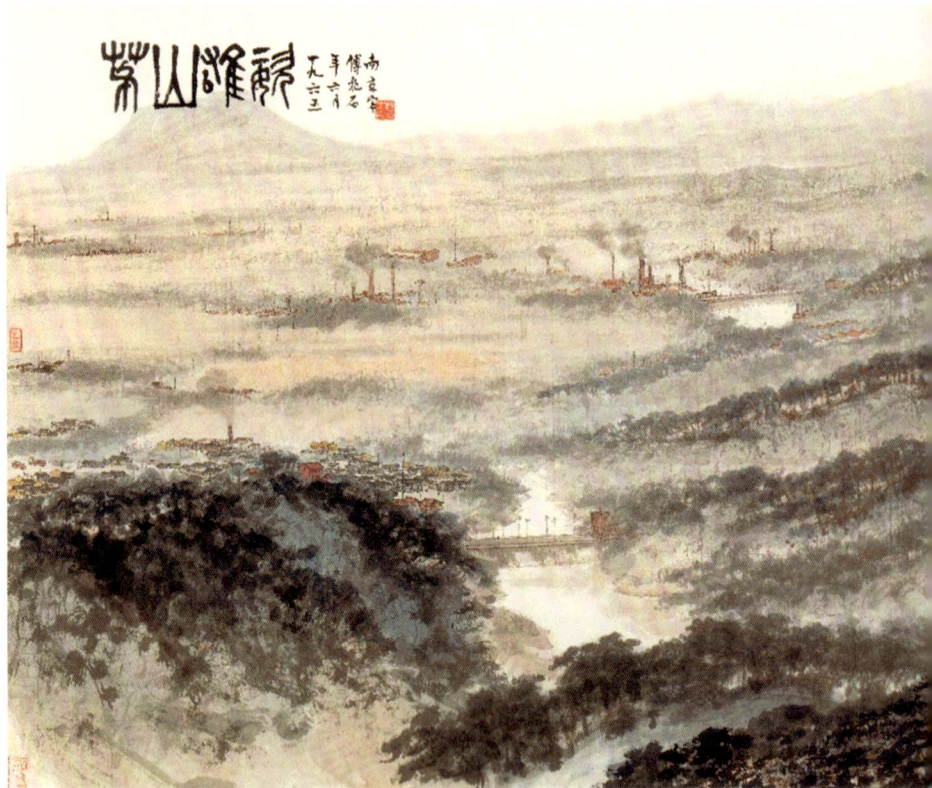

《茅山雄姿》

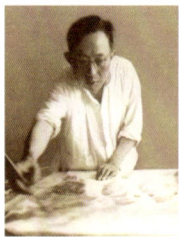

傅抱石（1904—1965）

　　江西新余人，现代画家。早年留学日本，回国后执教于中央大学。1949年后曾任南京师范学院教授、江苏国画院院长等职。他擅画山水，中年创为"抱石皴"，笔致放逸，气势豪放，尤擅作泉瀑雨雾之景；晚年多作大幅，气魄雄健，具有强烈的时代感。人物画多作仕女、高士，形象高古。著有《中国古代绘画之研究》《中国绘画变迁史纲》等。

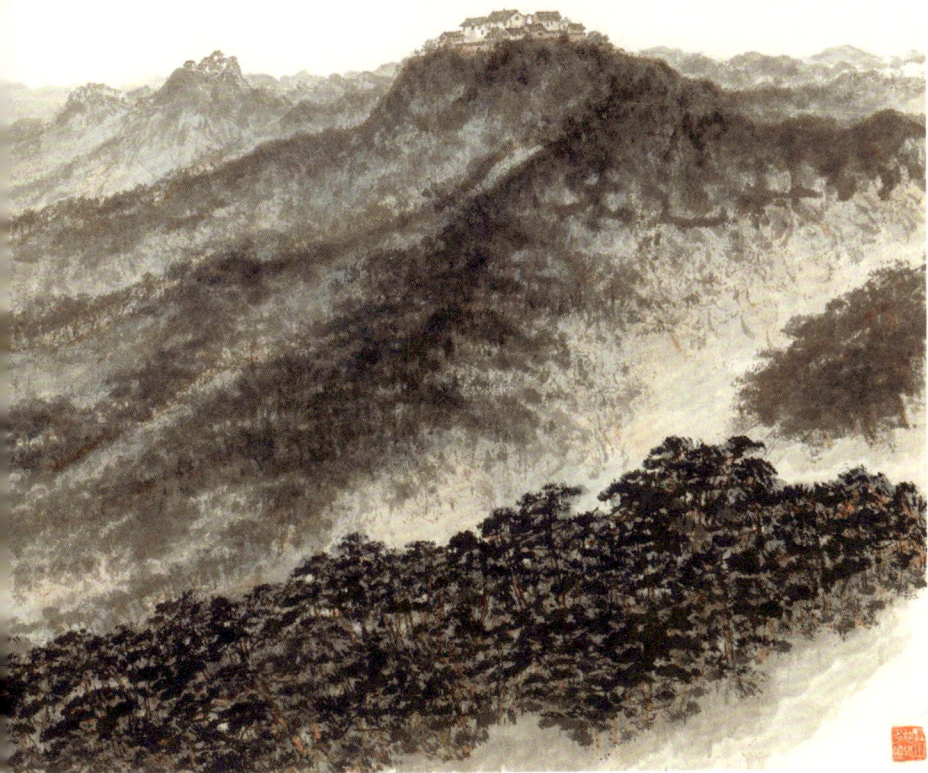

《茅山雄姿》（1965），傅抱石，镜心，设色纸本，106.5 cm×276.5 cm

　　《茅山雄姿》在1965年完成，是傅抱石先生最后一幅完整作品，也是他艺术生涯中最成熟的作品，代表着他的艺术高度的作品。该画先后在《光明日报》和《新华日报》发表，足见画家本人对此作品的满意程度。

　　茅山位于南京东南40公里，山区的地形复杂，是抗日战争时期新四军根据地。20世纪50年代后成为风景疗养区。1965年夏，画家受邀赴茅山写生，触景生情，灵感油然而生。他边走边看边画，待离开时，一幅名篇巨制已初步构思完成。

　　茅山海拔不高，约300多米，山脉绵长近十公里，傅抱石并不是通过夸张的高度来突出"雄姿"，而是以平远的构图，且略带俯视，主峰从画面的右上方一直延伸到左下方，以展现山脉的绵长，山上满覆草树，山间略带淡岚缥缈，中景用淡墨描写辽阔的平原，水库清阔，间以工厂、村落、城镇，远景再写朦胧的长山。蜿蜒的河流和渐次的山麓，工厂和村落的房屋散布在苍翠欲滴的山顶和广阔田野上形成强烈对比，画家巧妙地运用了传统的"三远法"，即高远、深远和平远，在扩展空间和深度上下功夫。使原本并不高大也无奇险的茅山看上去气势磅礴、险峻秀丽。

画面上的一切，都借助皴、擦、刷、点，通过反复的渲染烘托、罩染，反复整理调度，达到了悠远辽阔的空间感。渲染法的大量运用，将线皴点统一成面，基于画的远景较亮，以不同的线淡墨互破的"破墨法"，达到远处的山景既亮又不单薄的艺术效果。色彩的清新、笔法的新奇和景色的新鲜，使画面洋溢着时代气息。近山处多层次渲染配合"抱石皴"的纷繁碎杂线条，再通过渲染远近赋色的差异，生动灵活地表现了山峦体势和茂密的山林。展阅全卷，山水透色、传统建筑乃至历史烟云，尽在其中。整个画面统在绿色之中，一派典型的江南景色。

《绿色长城》

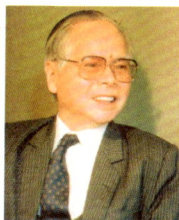

关山月（1912—2000）

广东阳江人。著名国画家和美术教育家，岭南画派代表性人物，跟随高剑父学习国画创作，他曾担任广州美术学院教授、院长，广东画院院长，中国美术家协会副主席等职。其代表作有《江山如此多娇》《绿色长城》《秋溪放筏》等。关山月作为一位感知敏锐的中国画家，能够自觉把握时代的精神和自己的独特气质，对新的社会环境、新的表现题材保持着一种清醒奋发的姿态。突破和拓展传统笔墨的内涵，追求创新是关山月艺术独立的价值所在。

关山月的家乡在粤西海滨，属风沙带，很难生长植物，小时候常受台风侵害。1949年后，在南粤海滨植树造林，风沙地植满木麻黄树，这景色深深地打动了关山月，为了表现木麻黄树的性格和特征，表现林涛和海涛融在一起的画面。1973年，关山月到粤西海边体验生活，早晚登上山顶看林带和海水的变化，感受林涛和海涛合奏的气韵，在生活中体验林带之美，获取了许多珍贵的一手素材。在画面的构图上，他注重气势的连贯，采取"之"字形构图方式来表现林带的悠长，以避免林带的单调，又表现出海岸景观的宽阔浩渺。在具体画面的处理上，他根据自己的感受和画面意境的需要，大量采用石绿色，并吸收西洋画法，层层叠染来表现树林深沉厚重

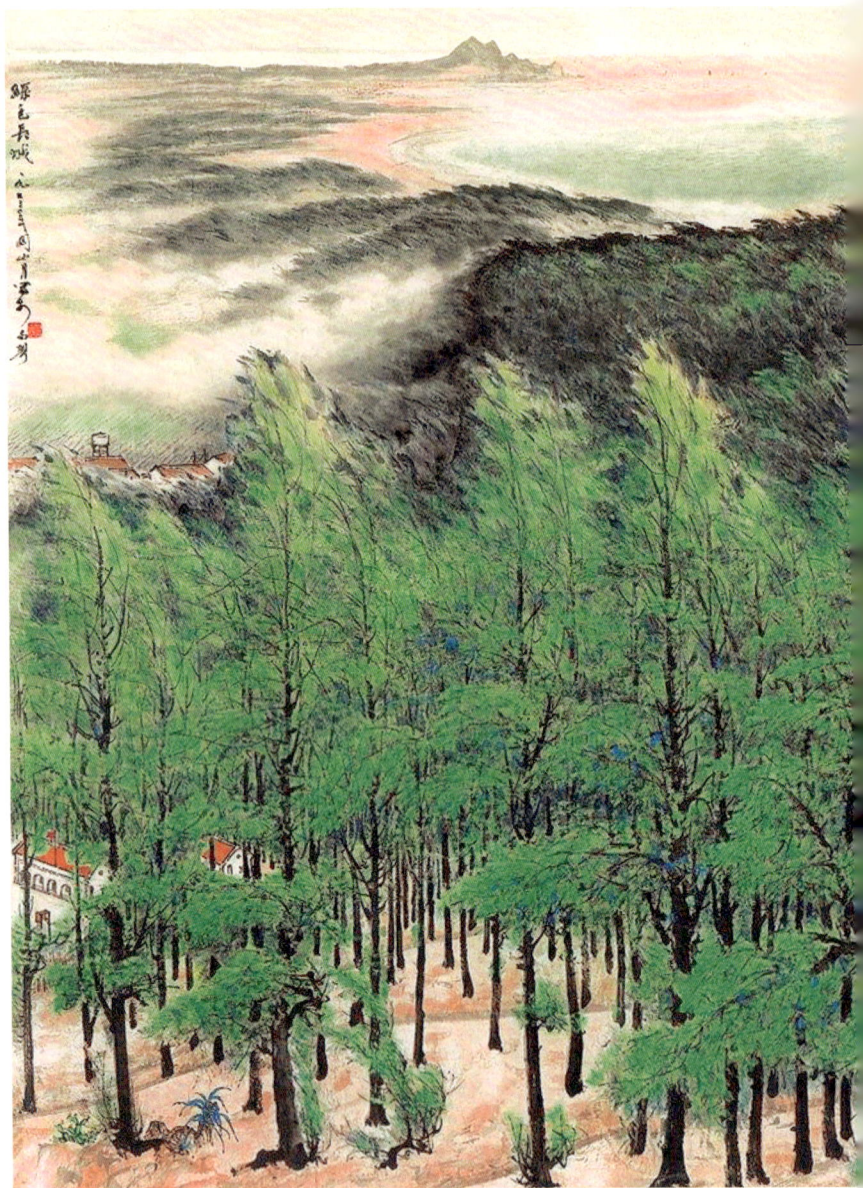

的感觉，为了强化林带的深邃和层次，第一层用颜色，第二层用
水墨，力求把林带的层次表现出来，海水的画法在风格上与林带

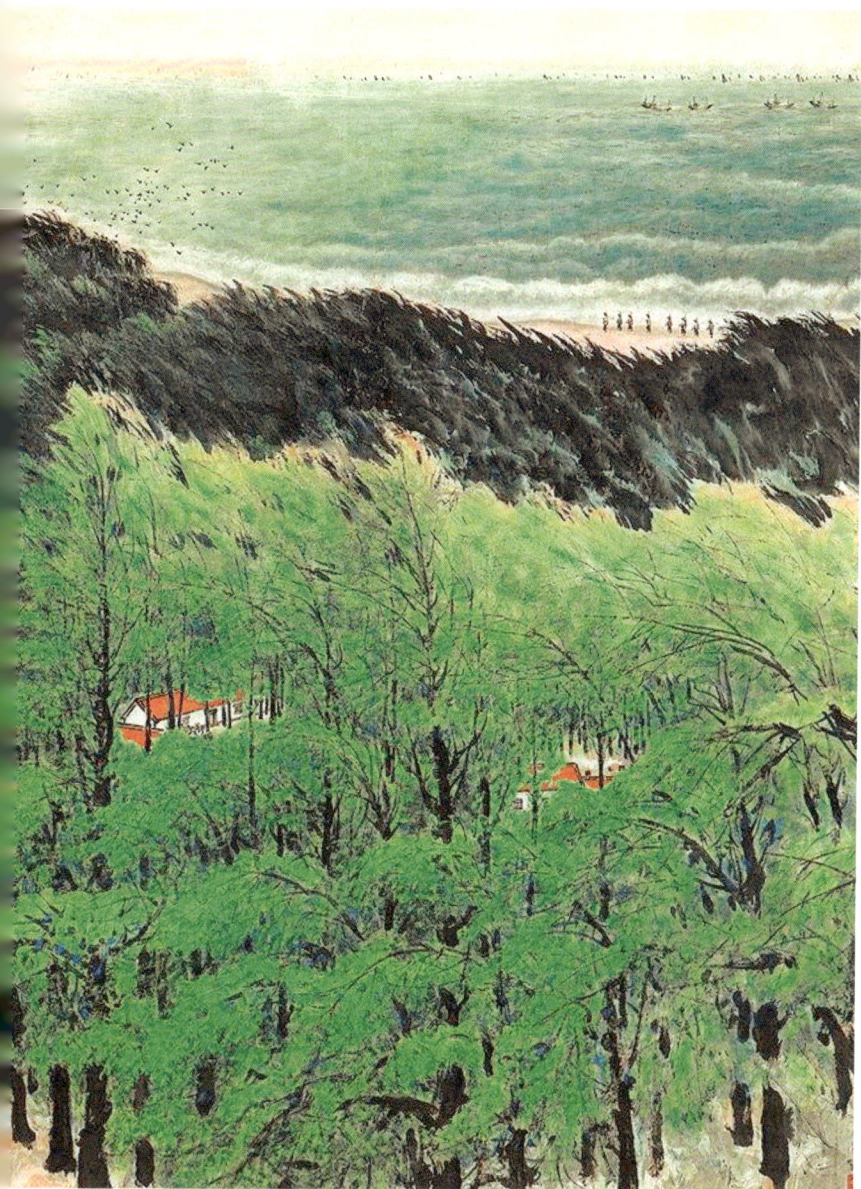

《绿色长城》（1974），关山月，纸本水墨设色中国画，144.5 cm×251 cm

统一。他大胆地将西洋绘画和中国传统大青绿的手法相结合，大面积地运用石绿，层层叠加，铺排渲染，强调色彩的力度，使画面淡而不薄、厚而不滞，在统一中求变化，于丰富中现统一，以求达到色不碍墨、墨不碍色的艺术效果。从整个画面来看，远处的海面上烟波浩渺、机帆点点，近处的木麻黄树迎风而立、摇曳多姿，近树远林，如层波叠浪，构成一道绿色的屏障，丛林中还隐现着红色的房屋，应为护林员工的房舍，还有一队巡逻的民兵，表现出具有中国南方海岸风情和时代色彩的"绿色长城"，也暗喻了那个时代沿海人民众志成城改造自然和保卫祖国海疆的精神和力量。整个画面气势强劲，纵情挥洒，给人一种积极向上的力量。

中国画有自己独特的套路和程式，但关山月一直想在这种套路和程式中有所突破。他既立足传统，又强调写生，更重视自己独特的感受，还吸收了许多西方绘画的有益元素和方法，他希望自己创作的每张画都能用自己的笔墨表现出不同感受和独特的价值。《绿色长城》正是一个典范。

《南粤春晓》

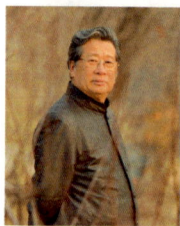

许钦松

1952年生，广东澄海人。国家一级美术师，享受国务院特殊津贴专家。1998年获广东省"五一劳动奖章"，"跨世纪之星"荣誉称号，2007年当选当代岭南文化名人50家。现为全国政协委员、中国美术家协会副主席、广东省文学艺术界联合会主席、广东省美术家协会名誉主席、广东画院院长、全国政协书画室副主任、中国文联全委会委员、中国艺术研究院研究

员、博士生导师、中国国家画院院务委员、中国画学
会顾问、广东省人民政府文史研究馆馆员、广州美术
学院客座教授、广州大学美术学院名誉院长、广东中
国画学会名誉会长，并担任2010年广州亚运会开闭幕
式艺术顾问，2012（伦敦）奥林匹克美术大会艺术指
导委员会艺术顾问。

　　许钦松的山水画以大山大水大云雾等大写意为特
色，以流云飞霞见长，他笔下的山石，多斧劈皴刮，但
又以断求连，积成块面去描绘，把版画块面造型的坚实
概括之美与积墨破墨的无限灰色地带结合起来。许钦松
画云雾更是发挥淡墨中丰富的变化，将坚不可摧的山石
与虚无缥缈的云雾结合在一起，形成黑与白的强烈对
比，又是对灰色地带简洁而又丰富的追求。在他的画
中，云雾极为生动，有厚有薄，有聚有散，或附山势而
行，或无心以出岫，或腾空而起，或钻入树丛，他非常
善于表现云雾与水分的关系，不仅画出了披着霞光的白
云，而且画出了水分饱满的光雾。这些变幻浮动的云
雾，使坚实沉稳的崇山峻岭变得气韵灵动。

　　把"无常形而有常理"的云雾，画得如此生动，还
在于他以实求虚，把虚无缥缈的云雾画在有真实感的山
川丘壑之中。许钦松画山石云雾，得益于他师法造化。
《南粤春晓》郁郁葱葱的岭南山水入画，山势雄厚，气

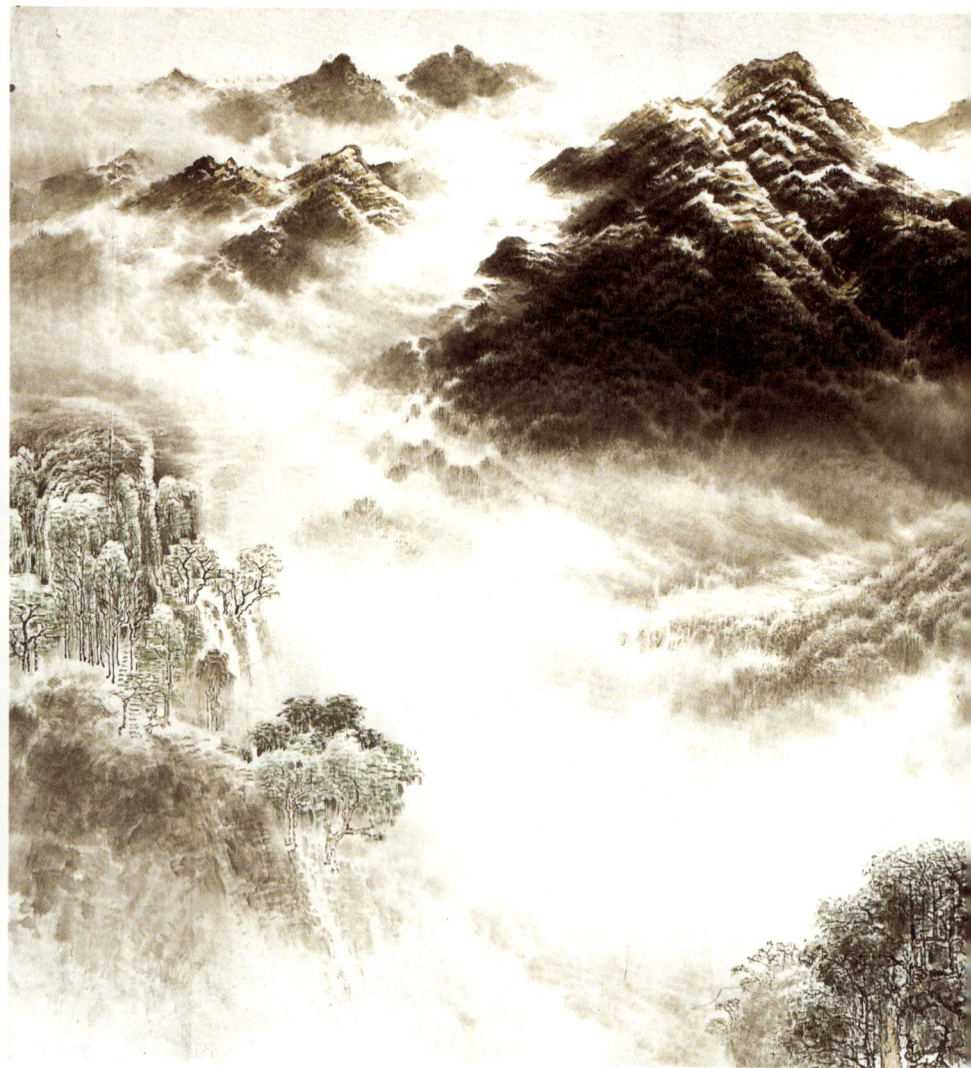

象苍茫。前景中充满岭南特色的茂密层叠的树林和远处的南方的山势地貌相互观照。加之霞光和烟岚达到特有的艺术效果，浑然一体。

　　远山近树是许氏山水画构图的另一特色，时常数株或一排高

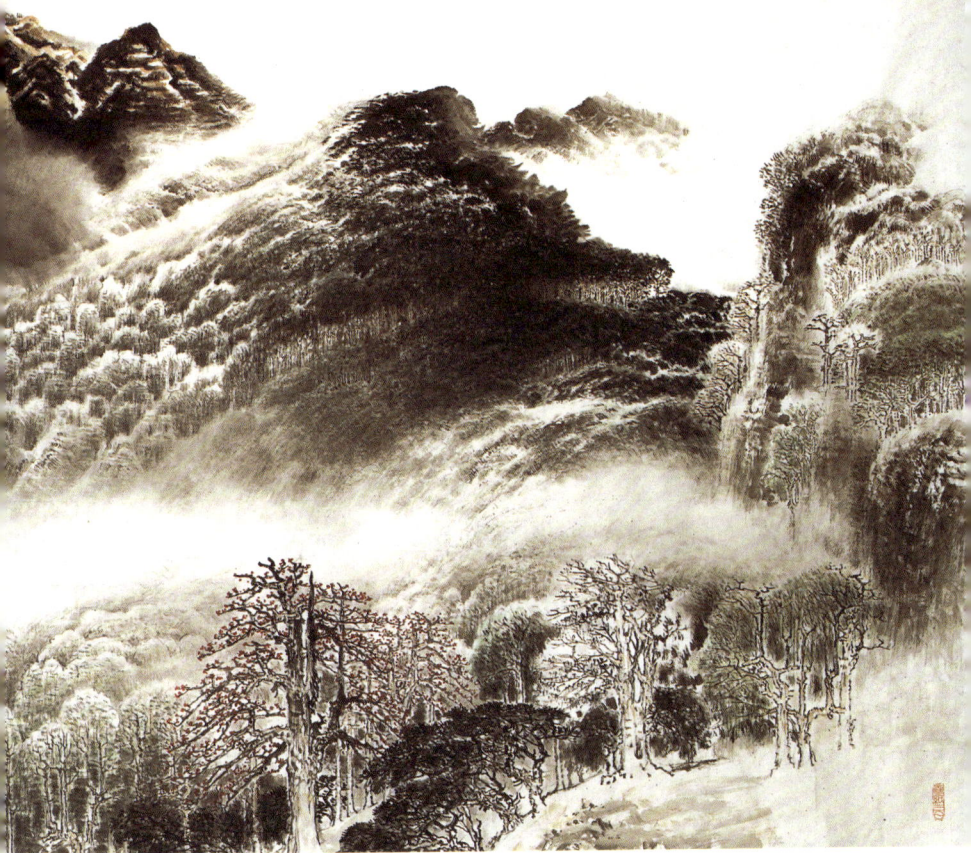

《南粤春晓》（2008），许钦松，中国画，500 cm×250 cm

耸的树冠，作为近景，却又耸立在云天之际，衬托着云水之外的
山峰和霞光，给画面以更丰富的层次，予观者以云天寥廓，胸
襟荡漾之感。

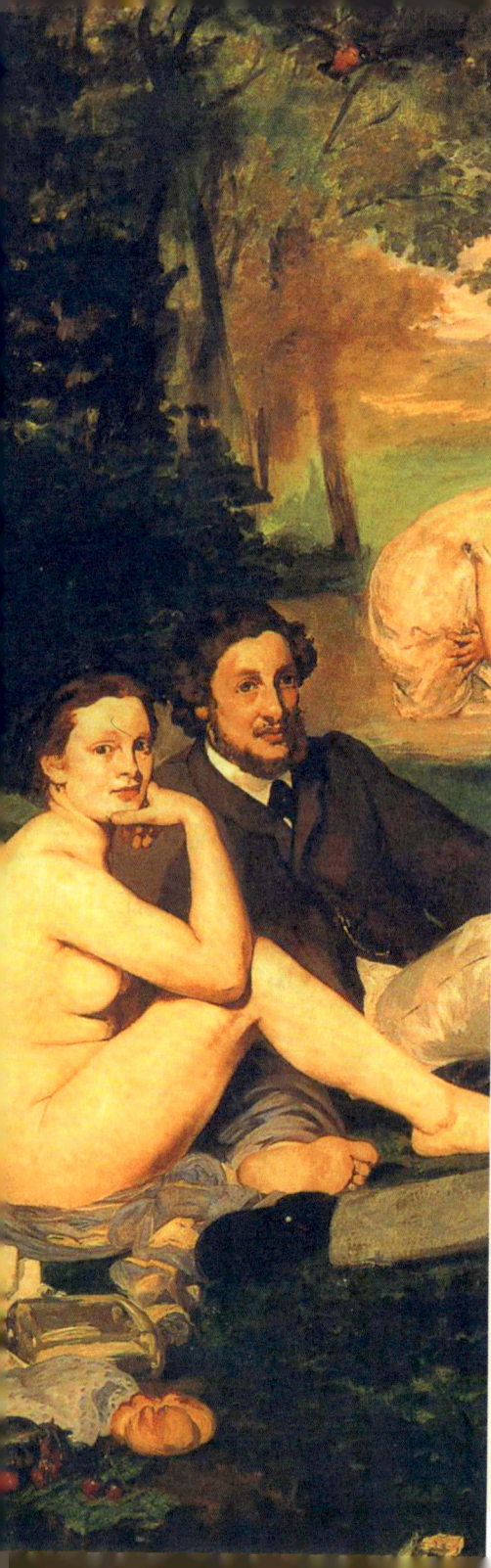

爱德华·马奈（1832—1883），出生于法国巴黎的一个富有家庭，受到了良好的教育，后来跟随一位学院派画家学画，因为不满意老师的学院派教学方法，他经常去罗浮宫临摹提香、委拉斯贵支、戈雅、鲁本斯等人的作品，并从中汲取营养。他的画具有印象主义的特色，对19世纪后期绘画风格的改革起到了极大的推动作用。代表作还有《吹笛少年》《威尼斯河》等。

第八章 艺术修养和文化品位（书法、音乐）

书法和音乐在我国知识分子中

是接受度和普及率较高的两大艺术门类

这个行业需要科学、需要艺术、需要革新，也需要谦卑中国书法是汉字的艺术表现形式，以其书体、笔法、结构和章法进行书写，使之成为富有美感的艺术作品。书法艺术博大精深、源远流长，它以汉字为载体，以中国传统文化为背景，以文房四宝（笔墨纸砚）为工具，抒发情感，被誉为无言的诗、无形的舞、无图的画、无声的乐等。

书法作为一门艺术在我国知识分子中的接受度和普及度均较高，古时候官员和文人大多能写得一手好字，有些还是大书法家，许多老中医也都是书法高手，练习书法可以修身养性，提炼精神，涵养真气。

品味

一、
书法历史演变与书体

中国书法历史悠久，书体沿革流变，艺术异彩迷人。从甲骨文、金文演变为大篆、小篆、隶书，至东汉、魏、晋的草书、楷书、行书诸书体，散发着各自独特的艺术魅力。

篆书，篆书分为大篆、小篆。大篆是金文、籀文。笔法瘦劲挺拔，直线较多，保留着古代象形文字的特点。小篆也称秦篆，是大篆的简化体，形体均匀齐整，更易书写。篆书名家有秦之李斯，唐之李阳冰和清之邓石如等。

隶书，亦称汉隶。字体庄重，横长直短，略微宽扁，运笔讲究"蚕头雁尾"，"一波三折"。隶书起于秦代兴盛于东汉，有汉隶唐楷之称。隶书名家有蔡邕、张芝、郑汝器、吴熙载等，名碑有《张迁碑》《石门碑》和《鲜于璜碑》等。

楷书，楷书世称正楷，从隶书演变而来，更趋简化，横平竖直，在唐代达到高峰。

　　草书，草书结构简省，笔画连绵。形成于汉，为书写方便，在隶书基础上演变而来。有章草、狂草之分。在狂乱中呈现优美。

　　行书，行书是在隶书基础上发展起源，介于楷书和草书之间，以弥补楷书书写速度慢和草书难以辨认而产生。"行"是"行走"的意思，因此它不像草书那样潦草，也不像楷书那样端正。楷法多于草法的叫"行楷"，草法多于楷法的叫"行草"。

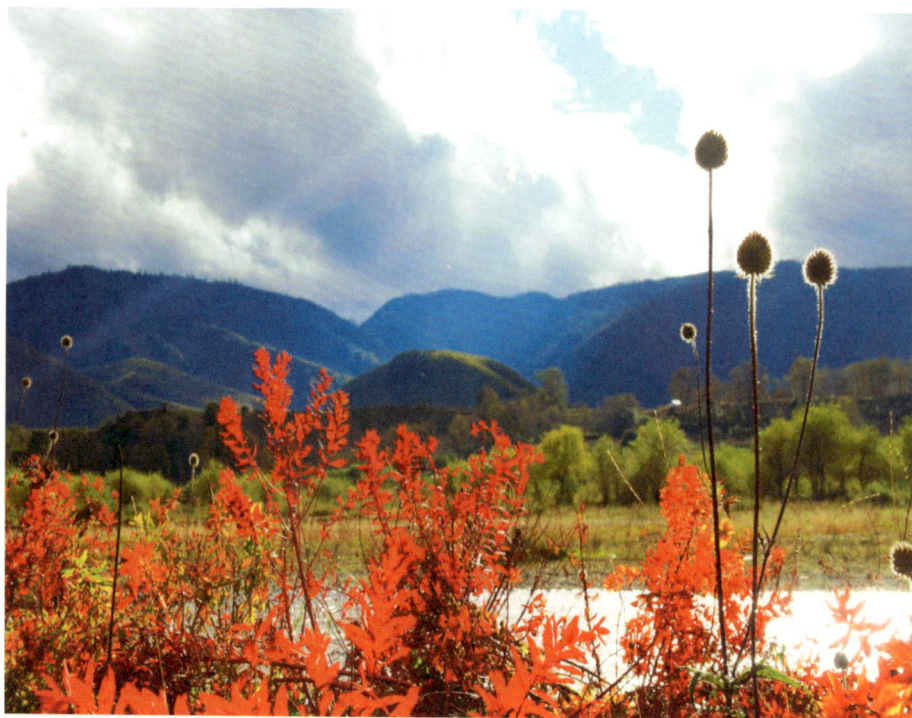

洋塘河河谷
夕阳如弦，不知名的野果像跳动的音符，演奏着生命的乐章

二、
书法审美

1. 线条之美

　　书法艺术是线条艺术。无论哪种书体都是通过线条表现书法家的个性与情感。汉字的线条可以千变万化，如方与圆、曲与直、粗与细、长与短、浓与淡、疏与密、轻与重、虚与实、斜与正、巧与拙等。在书家笔下，它们有的重如崩石，有的轻如飞花，有的捷如闪电，有的柔如嫩草，千姿百态，各显其妙。总之，书法在用笔、结体、章法上的各种变化，归根到底是线条形态与组合的变化。

2. 心灵之美

　　书法艺术是心灵的艺术。汉代大文学家杨雄指出"书，心画也"。大书法家蔡邕进一步发挥"书为心画"的命题，指出："书者，散也，欲书先散怀抱，任情恣性，然后书之。"就是说，书法应首先舒展人的心境，再恣意发挥情感，然后落笔任意挥洒。实际上，书法线条是书法家心灵颤动的轨迹，是创作者意识和无意识的内心秩序的展露，所表现和传达的是人与自然、情绪与感受、内在心理与外在宇宙秩序相互作用的生命之歌。

3. 在书法学习中陶冶情操

医生作为一个知识分子，通过练习创作或欣赏书法作品，将客观世界净化，在抽象的线条及其组合（点画、结体、章法）之中，超然于繁杂的临床事务和社会关系，以牵动其思绪、情感，使之获得隽永的美的享受，陶冶高雅的情操。

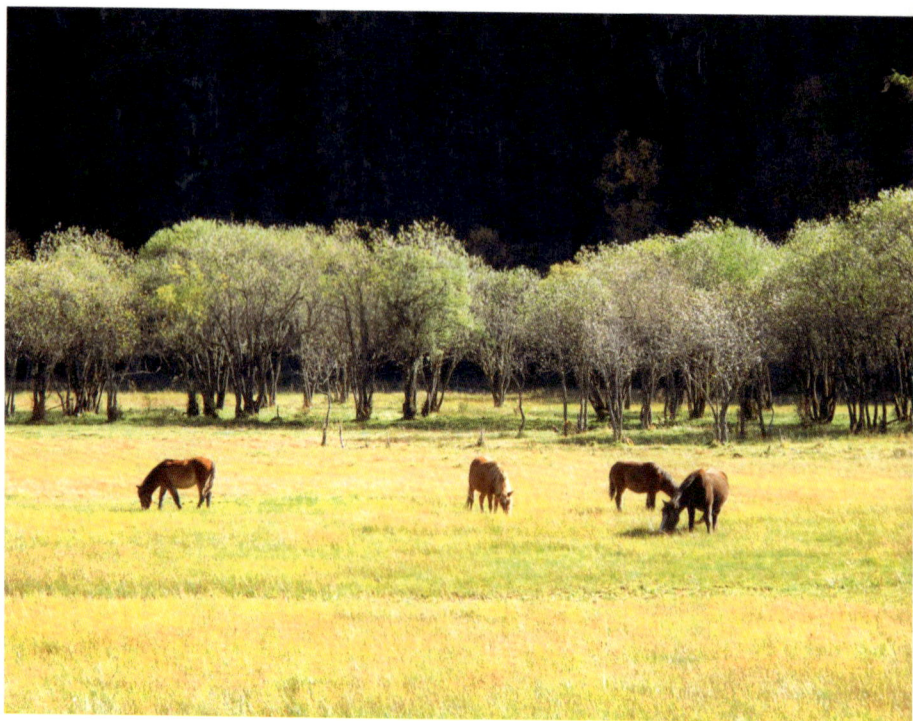

蜀都湖滩
在远离尘嚣的绿色原野上，寻找生命的安详与从容

三、
书法作品赏析

1. 《张迁碑》艺术欣赏

《张迁碑》刻于东汉中平三年（186），无盐（山东东平）境内，于明代出土，现存于山东泰安岱庙。碑中字体大量掺入篆体结构，字形方正，用笔棱角分明，具有齐、直、方、平的特点。张迁碑碑文记载了张迁的政绩，是故吏韦萌等为追念其功德而刻立的。

《张迁碑》是汉碑的代表作之一，其艺术特色是方拙朴茂，峻抒凌厉。在图式上它保持早期汉隶朴拙博大的气象和自然的意味，充分体现汉碑的雄强风格，没有同时期大多数汉碑所表现出的精丽典雅，八分披拂的装饰意味。其笔法以方笔为主，

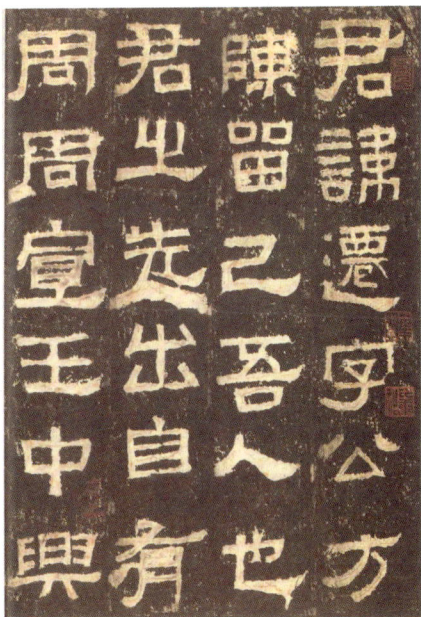

笔画严谨丰腴，不失于刻板，朴厚秀劲。从隶变的渊源来看，此碑刻受简帛书法的影响极少，而直接从西汉石刻嬗变而来，所不同的是，西汉石刻由于未脱篆意，线条追求圆厚，而此碑则以刀掩笔，呈现出方拙峻厉的意态。张迁碑与大多数汉碑的蚕头雁尾，左规右矩之旨不甚相合，乃是其笔法在隶变趋于终结的东汉晚期出现，已具有楷隶之变的前峰意识，其用笔开魏晋风气，是楷化的滥觞，不仅具有书法风格类型的价值，更具有深刻的书体变革的意义。

2.《兰亭序》书法赏析

《兰亭序》是东晋大书法家王羲之（303—361，一作321—379）的代表作，被誉为"天下第一行书"。

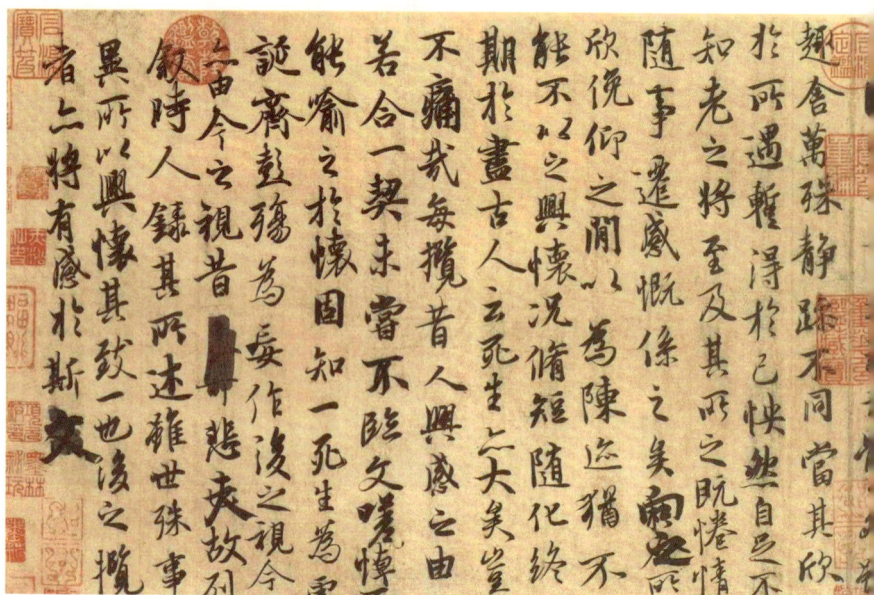

东晋时期，许多名士经常在风景秀丽的会稽山谈玄论道，放浪形骸。永和九年，王羲之与司徒谢安、辞赋家孙绰、谢万等一班文人雅士，在会稽山阴的兰亭，举行了一次风雅集会，曲水流觞，饮酒赋诗，其间作诗约四十首，结集为《兰亭集》，酒酣之时，王羲之乘兴疾书，为其作序，成就了这篇传颂千古的名迹。全文共二十八行，三百二十四字。通篇遒媚飘逸、字势纵横、变化无穷、如有神助。充分体现行书起伏多变，节奏感强，形态多姿，点画相应的特点。

其一是布局天然，采取纵行有序横无队列，行款紧凑，首尾呼应的方式，行间疏密得当，字体大小参差，错落有致，不求划一，有随风出岫的自然之姿态，得天然潇洒之美。其二是结构多变，通

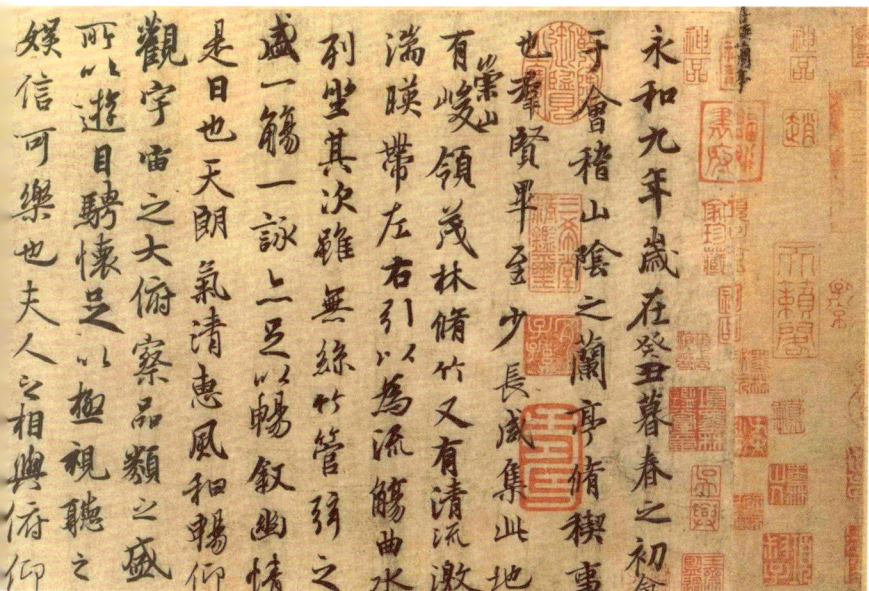

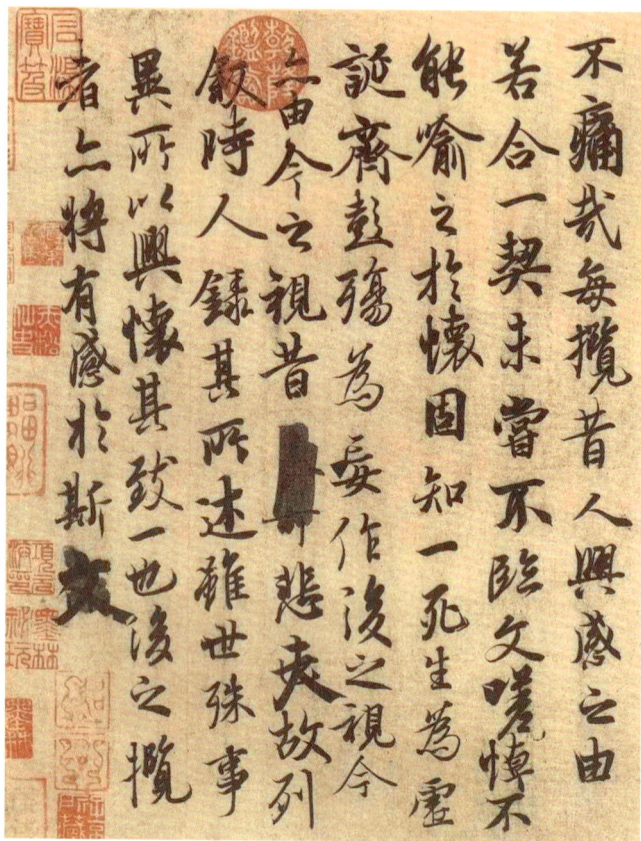

篇结构极尽变化，不求平正与对称，强调欹侧与揖让，不求均匀，强调对比，结体或修长或浑圆。尤其文中有重复字者，则转构别体，避免呆板雷同，以其中二十个"之"字为例，其写法各异，有的平稳舒放，有的藏锋收敛，有的端整，有的流利，变化不一，各具特色，尽态尽妍。

一件卓越的艺术品，往往在其有限的空间蕴含着极丰富的艺术美。《兰亭序》是书法艺术史上的一座丰碑，他用笔精致、遒劲自然、美轮美奂，把汉字从实用引入注重情趣的境界，标志着书法艺术的觉醒。

《兰亭序》的故事

《兰亭序》是绝代佳作，它问世的时间不长，便成为收藏史上的千古之谜。王羲之本人亦很爱重，把它作为珍宝传给子孙。传到七代孙智永和尚时，智永又传书于弟子辩才。辩才深知其价值，特在永欣寺季阁梁上凿暗槛密藏，从不透露半点风声，以为万无一失。

唐太宗李世民是我国古代一位有作为的皇帝。他酷爱书法，花重金广收天下名帖，犹好"二王"书法，收藏不少王羲之书帖，称其字"尽善尽美，心摹手追"。当他得知《兰亭序》在辩才之手，乃下敕令，命辩才入宫任僧官，恩赐甚丰，欲诱辩才献出墨宝。辩才早有思想准备，纵使朝廷卿相贵，争如心在白云间。到京后辩才一口咬定，《兰亭序》已在丧乱中亡失，不知所终。唐太宗无奈，只好将辩才放归永欣寺。太宗不甘罢休，如是竟三次命辩才进京，重问《兰亭序》下落。唐太宗求宝心切，后经人提醒改为智取，派监察御史萧翼微服来到永欣寺。辩才见萧翼温文尔雅、举止不凡、知识渊博，便留住寺中，以后两人一同吟诗作画，下棋弹琴，相处十分投机，大有相见恨晚之感。一日，萧翼拿出带来的王羲之真迹让辩才欣赏。辩才边看边笑，说："此是王羲之真迹，但并非精品。"萧翼问："何为精品？"辩才说是《兰亭序》。萧翼假意哈哈大笑，说："数经离乱，《兰亭序》早已失传，如有，不过是复制品而已。"此时，有失警惕的辩才，把亡师临终时如何把《兰亭序》传给他的经过向萧翼详述了一遍，并领他到禅房一隐蔽处取出《兰亭序》真迹给他欣赏。萧翼接过《兰亭序》后，立刻亮出自己的真实身份说："我是当朝御史，奉皇上之命来此取《兰亭序》。"辨才闻语，晕倒于地，良久始苏。时年八十高龄的老僧辨才从此积郁成疾，不治身亡。

唐太宗李世民得到《兰亭序》真迹后，爱不释手，视为御宝，除自己临摹观赏外，还命令当朝著名书法家欧阳询、虞世南、褚遂良等写成各种摹本传世，而把真品藏在身边。贞观二十二年（672），唐太宗病危，仍念念不忘《兰亭序》，临终时召见太子李治，曰："吾欲从汝求一物，汝诚孝也，岂能违吾心愿。"高宗李治曰："何物？"太宗曰："吾所欲得《兰亭》，可与我将去。"李治遵父皇命，用玉匣装着《兰亭序》，把这绝代墨宝作为陪葬品随唐太宗埋入昭陵里。至此，"天下第一行书"终长眠地下。五代时，一个叫温韬的人盗挖了昭陵。从此，《兰亭序》便下落不明。后人对此众说纷纭，莫衷一是。一说，昭陵以山为陵，异常坚固，凭当时条件，温韬根本没法进墓，《兰亭序》仍在昭陵墓中。一说，《兰亭序》原本没葬在昭陵，因高宗李治也非常喜爱书画佳作，与父皇陪葬的是他人临摹本，而真品留在自己身边。此前，让人将《兰亭序》和其他书画珍品葬在乾陵自己墓中。如今，人们看到的《兰亭序》，应该说是后人的摹本和临本，真本的下落，至今仍然是一个谜。

《兰亭序》原文

永和九年，岁在癸丑，暮春之初，会于会稽山阴之兰亭，修禊事也。群贤毕至，少长咸集。此地有崇山峻岭，茂林修竹，又有清流激湍，映带左右。引以为流觞曲水，列坐其次，虽无丝竹管弦之盛，一觞一咏，亦足以畅叙幽情。

是日也，天朗气清，惠风和畅。仰观宇宙之大，俯察品类之盛，所以游目骋怀，足以极视听之娱，信可乐也。

夫人之相与，俯仰一世。或取诸怀抱，悟言一室之内；或因寄所托，放浪形骸之外。虽趣舍万殊，静躁不同，当其欣于所遇，暂得于己，快（同"快"）然自足，不知老之将至。及其所之既倦，情随事迁，感慨系之矣。向之所欣，俯仰之间，已为陈迹，犹不能不以之兴怀。况修短随化，终期于尽。古人云："死生亦大矣。"岂不痛哉！

每览昔人兴感之由，若合一契，未尝不临文嗟悼，不能喻之于怀。固知一死生为虚诞，齐彭殇为妄作。后之视今，亦犹今之视昔，悲夫！故列叙时人，录其所述。虽世殊事异，所以兴怀，其致一也。后之览者，亦将有感于斯文。

《兰亭序》译文

永和九年，正值癸丑，暮春三月上旬的巳日，我们在会稽郡山阴县的兰亭集会，举行禊饮之事。此地德高望重者无不到会，老少济济一堂。兰亭这地方有崇山峻岭环抱，林木繁茂，竹篁幽密。又有清澈湍急的溪流，如同青罗带一般映衬在左右，引溪水为曲水流觞，列坐其侧，即使没有管弦合奏的盛况，只是饮酒赋诗，也足以令人畅叙胸怀。这一天，晴明爽朗，和风习习，仰首可以观览浩大的宇宙，俯身可以考察众多的物类，纵目游赏，胸襟大开，极尽耳目视听的欢娱，真可以说是人生的一大乐事。

人们彼此亲近交往，俯仰之间便度过了一生。有的人喜欢反躬内省，满足于一室之内的晤谈；有的人则寄托于外物，生活狂放不羁。虽然他们或内或外的取舍千差万别，好静好动的性格各不相同，但当他们遇到可喜的事情，得意于一时，感到欣然自足时，竟然都会忘记衰老即将要到来之事。等到对已获取的东西发生厌倦，情事变迁，又不免会引发无限的感慨。以往所得到的欢欣，很快就成为历史的陈迹，人们对此尚且不能不为之感念伤怀，更何况人的一生长短取决于造化，而终究要归结于穷尽呢！古人说："死生是件大事。"这怎么能不让人痛心啊！

每当看到前人所发的感慨，其缘由竟像一张符契那样一致，总难免要在前人的文章面前嗟叹一番，不过心里却弄不明白这是怎么回事。我当然知道，把死和生混为一谈是虚诞的，把长寿与夭亡等量齐观也是荒谬的，后人看待今人，也就像今人看待前人，这正是事情的可悲之处。所以我要列出到会者的姓名，录下他们所作的诗篇。尽管时代有别，行事各异，但触发人们情怀的动因，无疑会是相通的。后人阅读这些诗篇，恐怕也会由此引发同样的感慨吧。

3. 董其昌草书《岳阳楼记》

董其昌（1555—1636）

　　字玄宰，号思白、香光居士。汉族，松江华亭（今上海闵行区马桥）人，明代书画家。万历十七年进士，授翰林院编修，官至南京礼部尚书，卒后谥"文敏"。董其昌擅画山水，师法董源、巨然、黄公望、倪瓒，笔致清秀中和、恬静疏旷;用墨明洁隽朗、温敦淡荡、青绿设色、古朴典雅。以佛家禅宗喻画，倡"南北宗"论，为"华亭画派"杰出代表，兼有"颜骨赵姿"之美。其画及画论对明末清初画坛影响甚大。书法出入晋唐，自成一格，且能诗文。

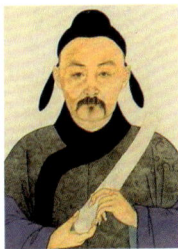

　　《岳阳楼记》卷，董其昌书于万历三十七年（1609）。作品纵37.6厘米，横1499.5厘米，这里选其后1/3展示。其时，乃董补福州副使前，赋闲时所书。此时，董其昌55岁，书法创作处成熟期——年逾半百，敏于政事，仕途、诗文、书画等多方面成就名满天下。但久居官场的董其昌仍然像历代文人为官一样，俯首辅弼、忠心耿耿，然又小心翼翼、矛盾重重，隐痛难以言表，即挥毫写了长卷《岳阳楼记》。从这幅书法精品中，不难看出董于仕途、于人生的复杂心态。可以说，此长卷是董其昌当时思想的真实写照，将其内心的复杂性表现得淋漓尽致。此时他心事苍茫、志忞无为，既厌恶朝廷上下党派门户之争，又自负盛名，天下独雄，内心深处则恐失落流离。此卷深得米芾书法真谛，气势开张、笔力斩铁，字字

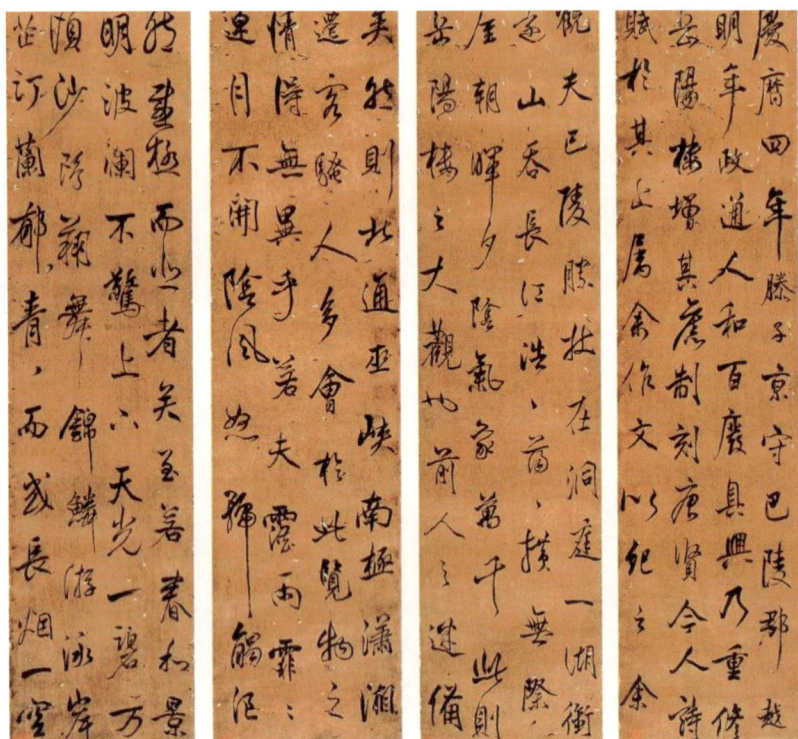

如玑珠，笔笔皆送到，显见成竹于胸，落笔处犹如山石滚落，势不可当。他挥毫寄兴于范氏笔下洞庭湖的盛况景观："衔远山，吞长江，浩浩汤汤，横无际涯，朝晖夕阴，气象万千……"当书写至"横无际涯"时，作者心情陡然一动，又为眼前世事所感叹；由"朝晖夕阴"以后，重蹈往日之心态，患得与失，笔下游丝突现；赏至最后，发现作者心情荡漾，举目沧桑，完全沉浸于《岳阳楼记》的意境之中。此卷通篇多以三字为一行，章法自然，有雄强茂密、风流偶傥的开头，也有怦然心动、瞻前顾后、疑虑丛生、感慨难抑而又天衣无缝的组曲。这种情随文动、感由心生的自然写照，使整幅作品如平地起高楼，成为流芳千古的艺术绝唱。

4. 王铎《广陵怀古》之一（扇面）

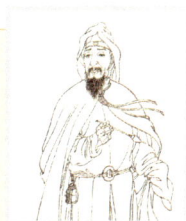

王铎（1592—1652）

　　字觉斯，号十樵、嵩樵，河南孟津人。明末清初书画家。他的书法与董其昌齐名，有"南董北王"之称。

　　王铎工正、行、草，各体皆能，风格多样，取法高古，于时风中，独树一帜。此扇面章法丰富，行笔纵敛有度，结体欹正莫测，有米芾的欹侧之效，字形涨落有变，以中锋为主，轻重顿错，对比强烈，点画拙朴，错综复杂，线条枯实互应，其成就被给予很高的评价。

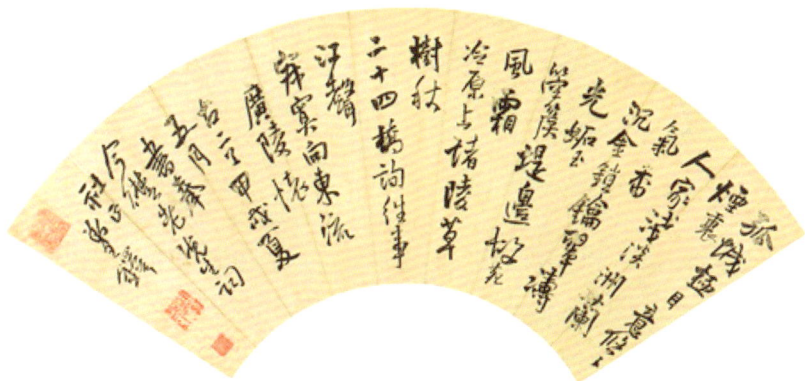

原文：孤城极目意悠悠，烟里人家浅淡洲。兰气香沉金锁钥，翠涛光妒玉箜篌。堤边故苑风霜冷，原上诸陵草树秋。二十四桥询往事，江声寂寞向东流。

5. 张廷济《临史颂鼎铭轴》

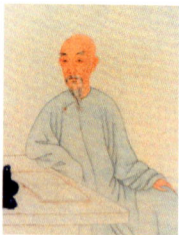

张廷济（1768—1848）

　　清代金石学家、书法家。原名汝林，字顺安，号叔未，浙江嘉兴新篁人。工诗词，风格朴质，善用典故，精金石考据之学，尤擅长文物鉴赏，一碑一器都能辨其真伪，别其源流。喜收藏各类古器文物，收藏鼎彝、碑版及书、画甚多。

释文：隹（唯）三年五月丁子（巳），王才（在）宗周，令史颂（省苏姻）友、里君、百生（姓），帅（偶）盩于成周，休又（有）成事，𢾣宾章（苏傧璋）、马（四）匹、吉金，用乍（作）彝，颂（其）万年无彊（疆），日（扬）天子令（景命），子子孙孙永宝用。

　　此轴因属摹学，与原铭文颇为形似，但由于书写工具的不同，笔画柔韧富于弹性，使转灵动自如，并表现出笔墨轻重浓淡的变化，将质朴与生动融于一体。

纸本篆书 137.3 cm×30.9 cm

　　史颂鼎，西周晚期食器。器腹内壁有铭文6行63字，内容是史颂受周王之命省视苏地，受到宾赠，史颂遂制作此鼎以纪念此事，并颂扬周天子。张廷济不仅是金石学家，而且是著名收藏家，富藏钟鼎彝器，史颂鼎即是其一。张氏于幅末自跋中详述了此鼎的收藏经过。此鼎现藏上海博物馆。

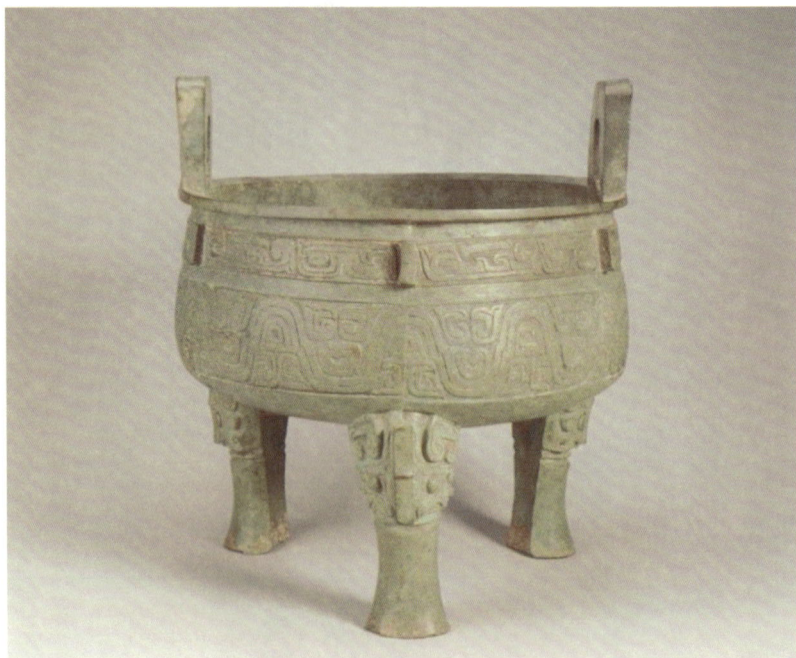

史颂鼎

四、
音乐欣赏

　　音乐是一种听觉艺术，在各种艺术形式中，音乐最擅长抒发感情，最能拨动人的心弦。随着声音、意象顺时间展开而流动，音乐真实地传达情感和审美感受：或热烈奔放，或庄严肃穆，或缠绵细腻，或如泣如诉。

　　音乐也是一种接受度最高的艺术，被称为"人类的心灵之友"，因为音乐的声音形态与人类的情感之间有很好的相似性。欣

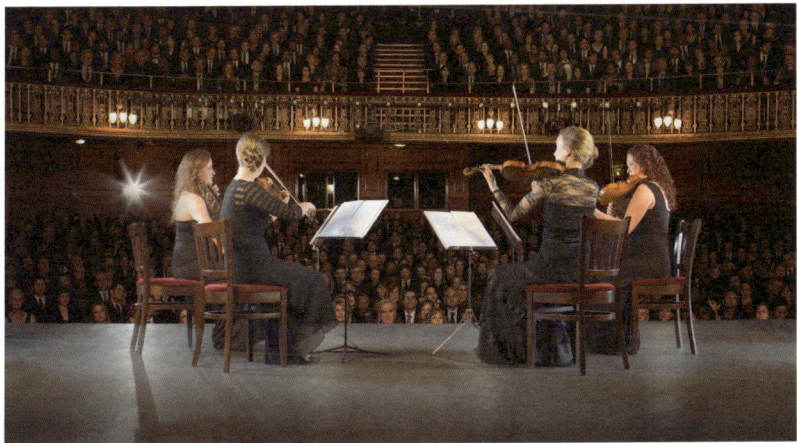

赏音乐是一种美的享受，如你经常聆听古典音乐，你会在不知不觉中慢慢地丰富自己的内涵与素养，或许还能体验到一点由内而外的升华。

1. 如何欣赏音乐

如何欣赏音乐，是一个既复杂又简单的问题。说它简单是因为音乐好听，只要你觉得好听，你喜欢听，你就去多听，取得感官的愉悦。由于音乐具有巨大的感染力，会使你被感动。它的委婉旋律，或鲜明节奏，或悦耳和弦，甚至缠绵的歌词，深深地吸引着你。由于被吸引、被感动，你便会产生某种冲动，会去思考为什么这音乐让你感动，并试图去理解它。这时你会去了解和学习一些相关的音乐知识，比如什么是旋律、曲调、和声、创作背景和所属流派，以至于音乐的曲式主题和思想内涵。结合这些音乐知识和背景资料，你对音乐的理解和感悟会更深，这时你将会更加热爱音乐，并从中获得别样的享受，收获更多的快乐，你会沿着音乐欣赏的道路继续前进。

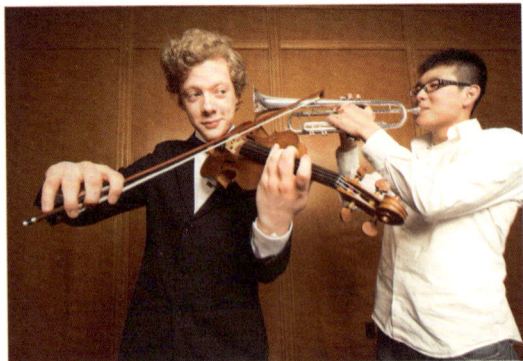

2. 音乐欣赏的阶段性

音乐欣赏一般会经历一个由浅入深的过程，大致可分为三个阶段：即感性欣赏阶段、理性欣赏阶段和知性欣赏阶段。

感性欣赏阶段

感性欣赏是音乐欣赏的初级阶段，欣赏者所追求的是感官的愉悦，比如动听的旋律、悦耳的和声、有规律的节奏、起伏的响度等，让你感受到无比欣愉。例如我们听《蓝色多瑙河》这首名曲，只是被它那起伏的旋律和三拍子圆舞曲节奏和它的有关故事所吸引，尽管我们并不知道三拍子圆舞曲为什么吸引人，也不知道它与其他圆舞曲有什么不同，但我们觉得它好听，会被它感动。

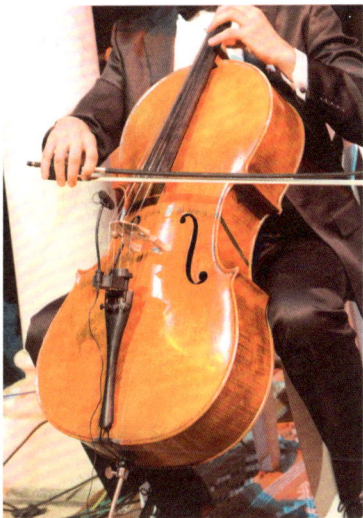

理性欣赏阶段

相对于感性欣赏阶段的被动欣赏，理性欣赏阶段是主动欣赏。这是音乐欣赏的第二道大门，进入这里，我们要了解音乐构成的要素：旋律、节奏、音色、和声；知道音乐的流派，什么是巴洛克音乐，谁是浪漫主义的代表，什么叫变奏曲，奏鸣曲和奏鸣曲式有什么不同；我们还要认识巴赫、莫扎特，体会贝多芬、柴可夫斯基、拉赫玛尼洛夫。借助这些音乐知识和背景知识，加深你对音乐的理解，你会知道不同音乐的主题、风格和含义，你会被音乐所表达的情感和主题吸引和感动，你会主动地选择你喜欢的音乐去追寻、去聆听，并从中获得慰藉和欢乐。

知性欣赏阶段

　　这是在前两个阶段基础上的进一步提升，此时你是用自己的情感去体会音乐。当音乐响起时，你的情感的浪花将随之泛起，或与巴赫交流，或是随马勒神游，或是听莫扎特的诉说，或是随施特劳斯起舞，或悲哀叹息，或忧郁彷徨，或激昂，甚至投入到与命运抗争的战斗……此时，你的身心与音乐已融为一体，你也不知不觉发生了变化：你的谈吐和见解更超群，你的气质和涵养也提升了，你的阅历更丰富，你的眼界更开阔。总之，在音乐的道路上，你进入了音乐欣赏的自由王国。

　　音乐欣赏的三个阶段，并不是绝对分开的，三者之间有一定的重合，大多数业余音乐爱好者处于欣赏的第二阶段或第二与第三阶段之间。也许人们可以把音乐欣赏的三个阶段去类比禅宗的三重境

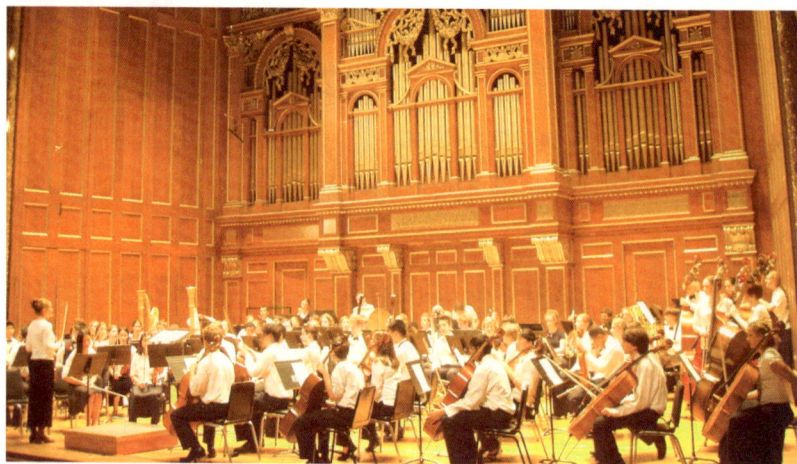

界之说，或者王国维的做学问三境界之说，我看并不尽然，音乐欣赏既不是修禅，也不是做学问，是一个轻松快乐的过程。

无疑，欣赏音乐对提高医生的人文修养和艺术品位有绝大的好处，现实生活中也的确有许多医护人员选择音乐作为自己的业余爱好，并从中获得很好的收获。

3. 音乐与治疗

值得一提的是，音乐和治疗自古就密不可分，早在希腊神话中阿波罗就同时主管医药和音乐。20世纪初，音乐疗法逐渐被人们接受。医疗和护理的过程中有了音乐，患者的心理和生理都会得到改善。在手术室和病房播放音乐也会收到很好的效果，当然，这些场所播放的音乐类型是要经过选择的。英国的一项研究显示，80%的医生认为在做手术时听音乐，可以帮助他们集中注意力并且能使手术团队更好地合作，缓解焦虑，从而提高手术效率。

然而，音乐对治疗患者有益这一说法并不能一概而论，因为有些音乐对治疗有益，有些音乐对治疗不仅无益，甚至有害。至于哪些音乐适用于治疗场所，甚至哪一类病人会从什么音乐中收到治疗效果，已有专门的研究和推荐。

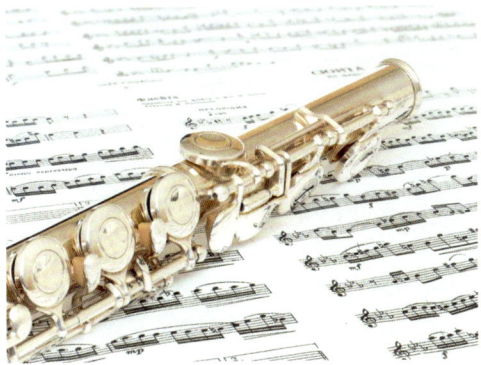

虚亭林木裹，傍水着栏干
试展蒲团坐，叶声生早寒
唐寅画

《草屋蒲团图》（局部）

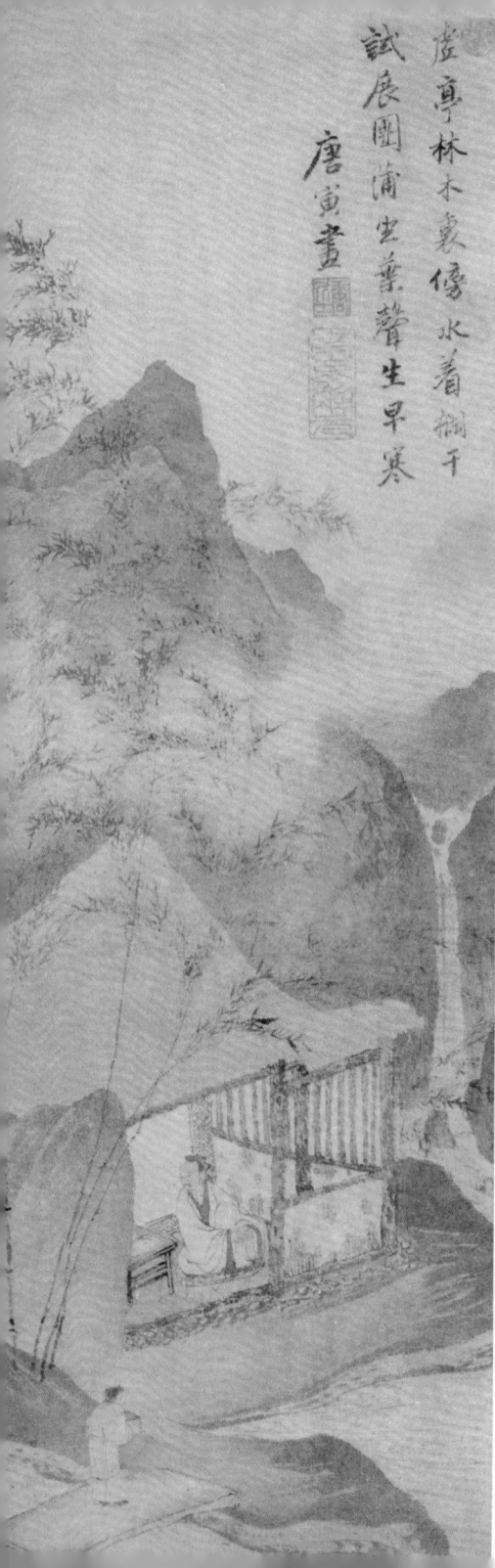

唐寅（1470—1524），字伯虎，后改字子畏，号六如居士、桃花庵主、鲁国唐生、逃禅仙吏等，南直隶苏州府吴县人，明代著名画家、书法家、诗人。绘画宗法李唐、刘松年，融会南北画派，笔墨细秀，布局疏朗，风格秀逸清俊。人物画师承唐代传统，色彩艳丽清雅，体态优美，造型准确；亦工写意人物，笔简意赅，饶有意趣。其花鸟画长于水墨写意，洒脱秀逸。绘画上与沈周、文徵明、仇英并称"吴门四家"，又称"明四家"。诗文上，与祝允明、文徵明、徐祯卿并称"吴中四才子"。

第九章 好奇心与求知欲

好奇心是科学研究的重要素质之一，是创新的源泉，也是医学进步的原动力。

人
文

一、

好奇心是人类的天性

1. 好奇心是创新的源泉

好奇心是科学研究的重要素质之一，是创新的源泉。

许多诺贝尔奖得主在讲述他们的成功之道时，好奇心是出现频率最高的词语。

好奇心是创造性人才的重要特征，爱因斯坦在科学上取得重要成功的原因是他有着狂热的好奇心。好奇心的消失表现为对新奇事物的淡漠，回避的心理倾向，从而不利于创造性人格的形成。

许多著名科学家都是有好奇心的人，牛顿对一个苹果掉落在地都能产生好奇，并穷追不舍，于是发现了万有引力。瓦特对烧水壶上冒出的蒸汽也是十分好奇，经过多般探索，最后改良了蒸汽机。伽利略好奇吊灯的摇晃而发明了单摆。爱因斯坦小时候比较孤僻，喜欢玩罗盘，但有很强的好奇心。爱迪生的好奇心甚至有点出格，小时候看到母鸡孵蛋，自己也尝试孵了一天。

> 好奇心的价值

1970年，赞比亚修女玛丽·尤肯达给美国航空航天局太空

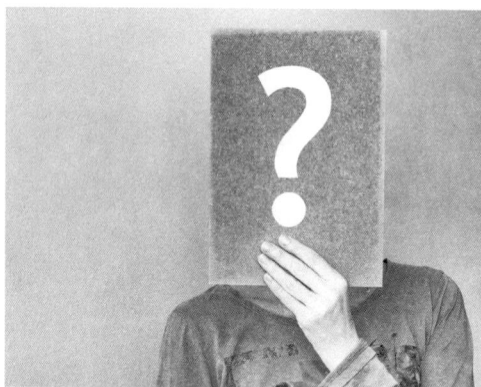

航行中心科学总监恩斯特·施图林格博士写信，当时他们正在研究一项火星探测项目。

修女提出了一个很多人难以回答的问题：地球上这么多小孩子吃不上饭，你们怎么会舍得为一个远在火星上的项目花费数十亿美元？

博士很快给修女回信了，在信中他说了一个真实的故事：

400年前，德国某小镇有一位伯爵。他将自己的大部分收入捐给镇子上的穷人，他的行为令人敬佩，因为中世纪穷人很多，时常暴发瘟疫。一天，伯爵碰到一个奇怪的人，他把小玻璃磨成镜片，用来观察细小的物体。伯爵很感兴趣，邀请他住入城堡，专心来研究这种光学设备。然而镇上的人对伯爵在这些无用的东西上花钱，表现出不理解和愤怒。但伯爵还是坚持自己的做法，并确信这是件有意义的事。

果然，他的工作赢来了回报——显微镜被发明了。

显微镜的发明给医学带来了前所未有的发展，由此展开的一系列研究及成果，为消除世界上大部分地区肆虐的瘟疫和其他一些传染病做出巨大贡献。

2. 求知好奇的名言

好奇心造就科学家和诗人。

——［法］法朗士

青年的朝气倘已消失，前进不已的好奇心已衰退以后，人生就没有意义。

——［英］约翰·穆勒

好奇心是智慧富有活力的最持久、最可靠的特征之一。

——［英］塞缪尔·约翰逊

好奇心是科学工作者产生无穷的毅力和耐心的源泉。

——［德］爱因斯坦

好奇心是学者的第一美德。

——［法］居里夫人

求知欲，好奇心这是人的永恒的、不可改变的特性。哪里没有求知欲，哪里便没有学校。

——［乌克兰］苏霍姆林斯基

学问对于人们要求最大的紧张和最大的热情。

——［俄罗斯］巴甫洛夫

应该随时学习，学习一切；应集中全力，以求知得到
更多，知道一切。

——［俄罗斯］高尔基

在知识的山峰上登得越高，眼前的景色越壮丽。

——［俄罗斯］拉季舍夫

好读书，不求甚解；每有意会，便欣然忘食。

——［东晋］陶渊明

读书破万卷，下笔如有神。

——［唐］杜甫

书犹药也，善读之可以医愚。

——［汉］刘向

好奇心也是医学进步的原动力。医生需具有强烈的好奇心和旺
盛的求知欲。求知欲是人探求知识的强烈欲望，好奇心和求知欲同
是对事物探究的倾向，前者启动追求探索行为，后者是一种较稳定
的持续的探索知识的活动。两者共同驱使着人们在科学的道路上坚
韧不拔、孜孜以求、艰难前行，取得一个又一个科学的成果。

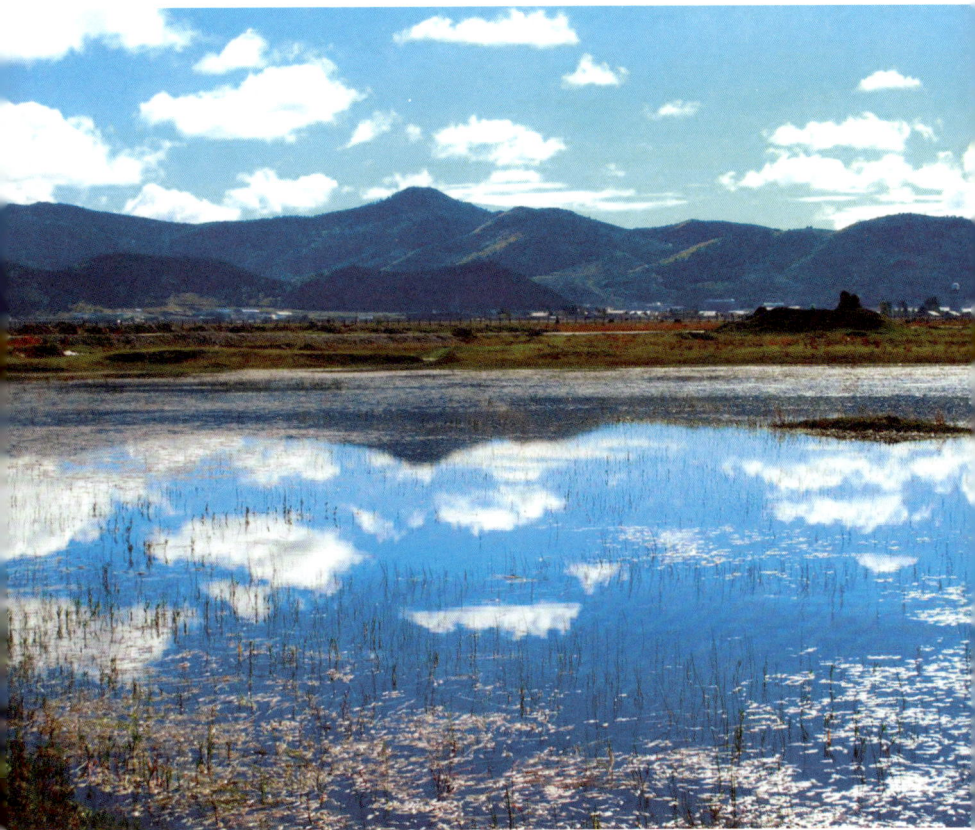

纳帕海

天光云影，心有所系，又是一曲似水流年的光阴

二、
医生应不断学习

　　医学是不断进步、快速发展的科学，新知识、新发现、新技术层出不穷。可以说医学又是"包罗万象"牵涉众多的学科，也是一门"顶天立地"的科学。

　　顶天——医学高耸云端，代表着现代科学的前沿。

　　立地——医学关系生老病死，甚至柴米油盐酱醋茶等许多世俗的事务。

　　医生既要"入云端"，又要"接地气"。

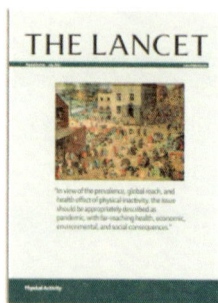

《柳叶刀》
国际权威医学杂志

世界上最悠久及最受重视的同行评审性质之医学期刊

　　所以医生要不断学习，终身学习，要有广泛的爱好，孜孜以求的学习兴趣，宽阔的知识视野。由于医学的前沿性，复杂性和广泛性，医生在有限的时间中如何处理好执业、业余爱好和学习的关系也是一个见仁见智、八仙过海的问题。

关于医生需不断学习，阿图·葛文德说得好："选择医学就是选择了一辈子的学习。"医学是一门探索性学科，人类对人体和疾病的认识远没有达到理想和完美的境界，医务工作者在为实现人类战胜疾病的理想中肩负重任。"医学技术不断进步，医生也必须不断尝试、学习新事物。不能适应新技术也就意味着降低病人治愈的概率，使他们不能享受到现代医学进步的好处"。

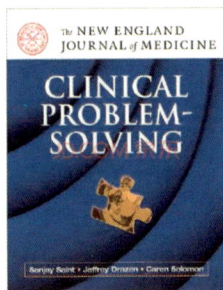

据不完全统计，全世界医学期刊约3万种，每年的发行量在7亿册左右，仅中文医学期刊也有500余种，这些期刊所发表的文章更以数十亿计。医学期刊是所有期刊中比例最大、增速最快的。现在更是出现一些数字期刊。对这些每年大量涌现的文献信息，医生只能选择性采撷、选择与自己相关或相近的期刊，选择性阅读研究文章和综述，既跟踪学科前沿，又关注临床实践和经验。尤其是由世界卫生组织公布的200医学核心期刊中的《柳叶刀》和《新英格兰医学杂志》等，是医生们要经常光顾和翻阅的。

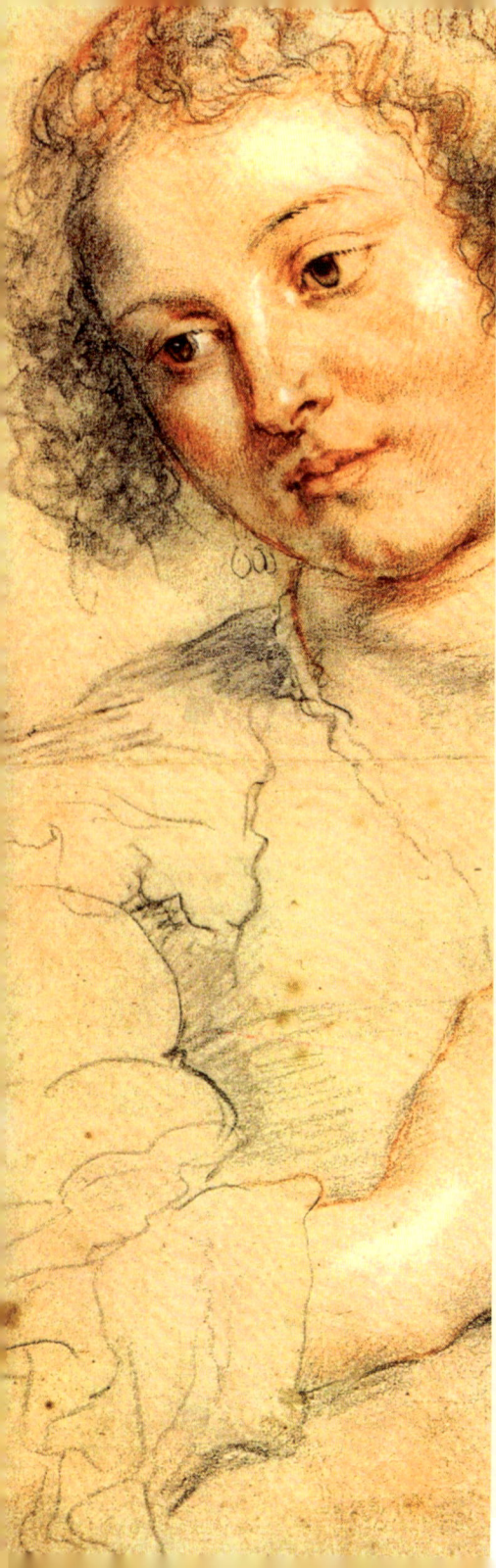

《女人的头和右手》（局部）

彼得·保罗·鲁本斯（1577—1640），17世纪佛兰德斯画家，早期巴洛克艺术杰出代表，西班牙哈布斯堡王朝外交使节。鲁本斯出生于德国锡根，在他的父亲去世后，12岁的鲁本斯跟随母亲回到了西班牙统治下的家乡安特卫普，并在那里接受了天主教洗礼，而宗教也成为鲁本斯画家生涯中十分重要的一个主题。

第十章 信仰和追求

人一旦拥有了信仰，就拥有了巨大的精神力量，这种力量就体现为永不放弃的行动。

信仰

信仰

信仰指对某种主张、主义、宗教或对某人、某物的信奉和尊敬，并把其奉为自己的行为准则和指南。信仰是心灵的主观产物，是一种灵魂式的爱与关爱。人一旦拥有了信仰，就拥有了巨大的精神力量，这种力量就体现为永不放弃的行动。信仰可以是宗教，也可以是对崇高事业的追求，比如环境保护主义者，珍妮·古道尔，在非洲原始丛林为观察黑猩猩待了38年，过着清教徒式的生活，然后又奔走世界，呼吁保护野生动物、保护环境。

再比如，诺贝尔和平奖获得者史怀泽。1875年，史怀泽诞生

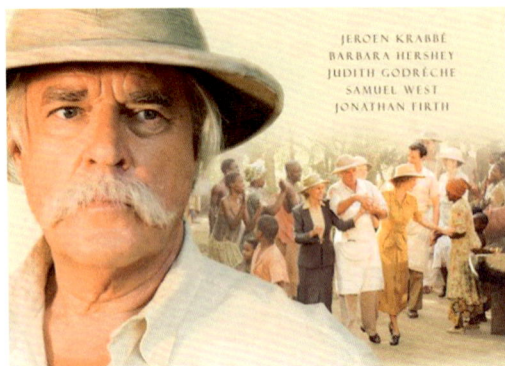

于德、法边界阿尔萨斯省的小城凯泽尔贝格。特殊的地理环境使他精通德、法两种语言，他先后获得哲学、神学和医学三个博士学位，还是著名的管风琴演奏家和巴赫音乐研究专家。1904年，在哲学、神学与音乐方面已经拥有巨大声望的他听到刚果缺少医生的呼吁，决定到非洲行医。历经9年的学习，他在38岁的时候获得了行医证和医学博士学位。史怀泽于1913年来到非洲，把行医作为一种神圣的精神事业，传播上苍之爱。他在加蓬的兰巴雷内建立了丛林诊所，为贫民看病，服务非洲直至逝世。1952年，他获得了诺贝尔和平奖，被称为"非洲之子"。1957年，他的传奇经历被拍成电影。史怀泽的著作众多，横跨四大领域而且均具有极高的专业性。计有《康德的宗教哲学》（1899）、《巴赫论》（1905法文版，1908德文版）、《耶稣生平研究史》（1906）、《德法两国管风琴的制造与演奏风琴的技巧》（1906）、《原始森林的边缘》（1921）、《文明的哲学》（1923）、《非洲杂记》（1938）等，其生命伦理学方面的代表作则是《敬畏生命》。爱因斯坦曾经称赞："像史怀泽这样理想地集对善和对美的渴望于一身的人，我几乎还没有发现过。"

人们普遍认为医生应是有信仰的人，他们的灵魂应该是丰富的、高贵的、有道德的。

二、
医学与宗教

　　医学与宗教有着密切而复杂的关系。早期医学和宗教是共生的，医学来源于宗教，后来由于医学的发展对宗教的某些教义提出了批判，双方发生了冲突和斗争。其后，随着宗教的改革和进步，医学和宗教和谐相处，宗教成为医学的精神护法和支柱。其实宗教徒行医是非常常见和神圣的事，宗教的传播对医学的推广和发展有着积极的作用。

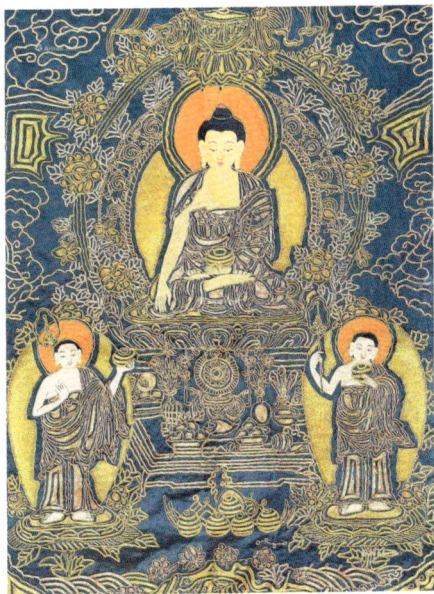

药师佛唐卡

1. 佛教与医学

　　佛教里，如来佛化身药师佛行医；药师佛，也称药师如来，是东方净土琉璃世界的教主。药师佛身如琉璃色，其足光明，其手托药钵，里面盛满能医治众生一切疾病的妙药和甘露。送子观音是民间崇拜的佛教神祇，老百姓认为虔诚拜神、拜佛可以实现自己的愿望。那些不能怀孕生育，或者祈求生育男孩的人，会求拜送子观音，以求子嗣，而送子观音则有求必应，祈求者是心诚则灵。

2. 基督教与医学

基督教里，耶稣常以行医的方式显示奇迹。典型的有《基督显圣图》描述的故事：1518—1520年，拉斐尔应红衣主教朱利奥美第奇邀请，为法国纳博纳教堂绘制的祭坛画，也是拉斐尔临终前的最后一幅作品。作品取材于圣经故事，马太福音书的基督变容故事。图的上部讲述了耶稣带着彼得、雅各和约翰登上一座高山，在他们面前改变了容颜，他面如太阳一样发亮，衣裳光洁，发出炫目的光芒，并与早已逝去的摩西和利以亚交谈。这时，彼得鼓起勇气与耶稣说话，突然，有一朵明亮的云彩遮蔽在他们的头顶，一个声音宣告"这是我的孩子"，使得门徒们在敬畏中趴在地上，直到耶稣使他们平静下来。图的下部讲述的是下山时，他们经过一个人群，其中一人大声求救，祈求把他生病的儿子从魔鬼手中拯救出来。耶稣立刻施法治愈了这个孩子，并责备其他信众缺乏信德，拒绝来自以耶稣之名的他人的疗救。

基督教徒把行医视为行善，这促进了基督教医院和伴随而来的医疗护理事业的产生。基督徒积极筹建医院并行医，医疗机构渗入到全世界各地，对现代医疗体系和健康系统的建立做出了极大的贡献。尤其是大部分发展中国家的公共卫生和医疗体系的建立，也离不开传教士的努力。我国早期的西医院，许多都与教会有关。新中

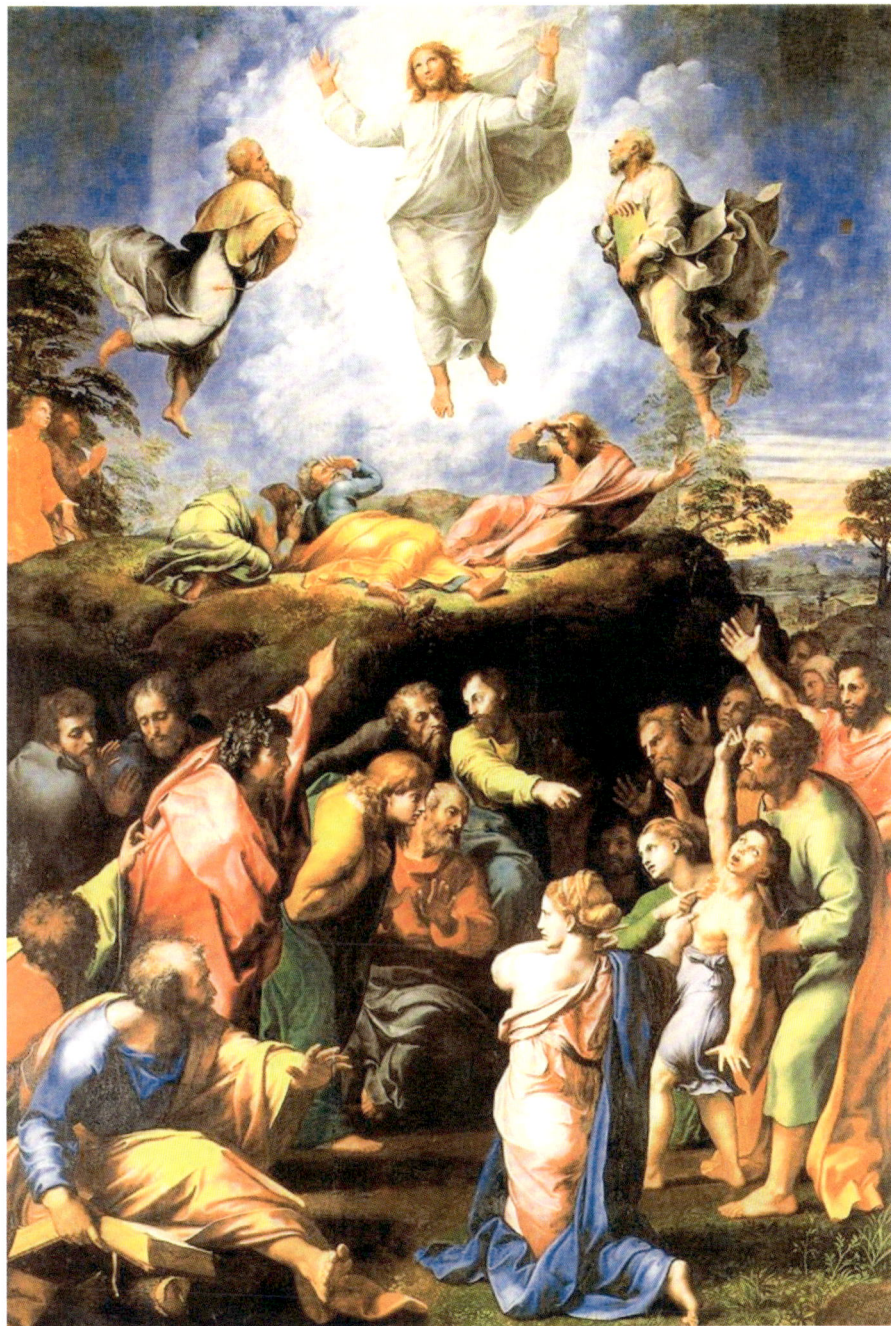

《基督显圣图》（1520），拉斐尔，板上油画

国成立前，我国十家大医院里就有九家是由教会发起建立。

　　其实，医生有宗教信仰也是好事，不过我们信教的医生不多。中国人大多信仰佛教，佛教讲普度众生（拯救），不杀生（尊重生命的价值），看淡物质，看重精神。但现在社会上实用主义盛行，功利主义泛滥，有些人对待宗教的做法有些误区，去寺庙烧香拜佛，大多是求菩萨保佑等功利行为，甚至捐香火钱也带有贿赂佛祖的成分。

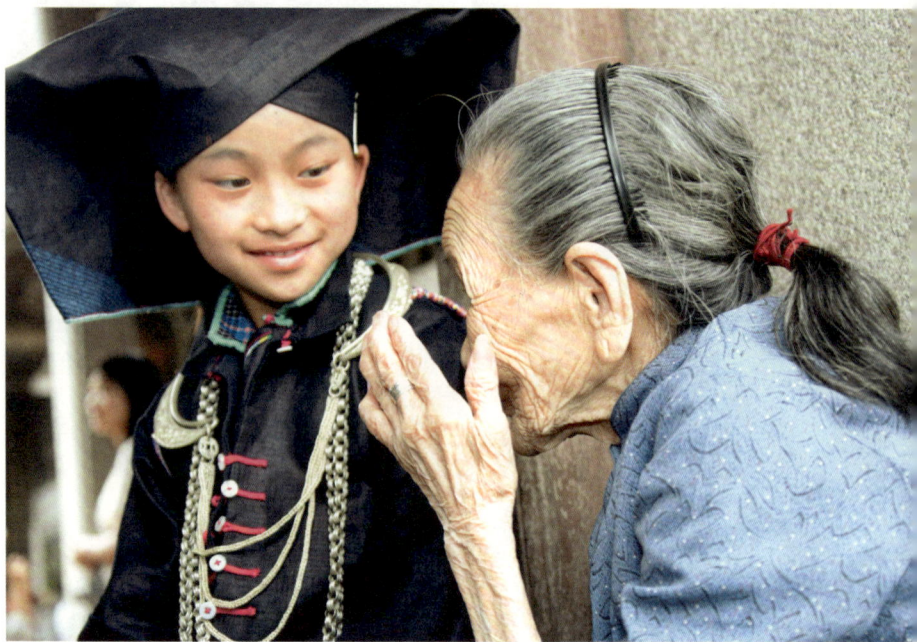

奶奶
老吾老以及人之老，幼吾幼以及人之幼

三、
追求

有信仰必然有追求。
人的一生总是处在不断的追求之中。

1. 医生之追求

一个医生应该有什么样的追求呢？这是每个从医者必然要面对的问题。医生的职业是神圣的，但医生每天所从事的工作又是世俗的、平凡的、复杂的，甚至危险的，正是这种世俗和平凡承载着维系人们的健康和生命的神圣使命，决定了医生的职业操守和追求。

明代裴中一在《言医·序》中指出："学不贯今古，识不通天人，才不近仙，心不近佛者，宁耕田织布取衣食耳，断不可作医以误世！医，故神圣之业，非后世读书未成，生计未就，择术而居之具也。是必慧有夙因，念有专习，穷致天人之理，精思竭虑于古今之书，而后可言医。"

这段话从三个层面指出医者的追求，一是技术层面：医者要精通医术，有一技之长，精益求精，为患者治愈疾病；二是学识层面：医者要知识渊博，通晓本专业和相关专业的多学科知识，还要随时代进步掌握前沿发展动态，而且在自己从事的专业领域要有一定的学术建树。三是精神道德层面：医者要有高尚的品德修养，"以见彼若苦，若己有之"的感同身受的大慈恻隐之心。尊重生命、关爱病人、体恤病人，立誓"普求含灵之苦"，且不得"自逞俊快，邀射名誉"，"恃己所长，经略财物"。实际上，在与疾病和损伤的斗争中，医者与患者是战友和同志，我们遭受着同样的痛苦和折磨，经受同样的心灵震撼、危险和威胁……我们共同推动着医学的进步和知识的积累。同时，医者还必须对医学、对自然、对生命怀揣虔诚的敬畏和沉静的思索。现代医学实践的许多弊端和重重困境，是医学的发展方向出了偏差，许多医者只重视技术，忽略了精神和道德层面的追求，诚如伟大的医学教育家威廉·奥斯勒所指出的："这是历史洞察的贫乏，是科学与人文的断裂，是技术和人道的疏离，这些断裂和疏离只能通过艺术和精神的追求去填补、弥合和完善。"

2. 关于追求的名言

对真理的追求比对真理的占有更为可贵。

——［德］莱辛

人的本质就在于他的意志有所追求，一个追求满足了又重新追求，如此永远不息。

——［德］叔本华

追求幸运的人应该是行囊越轻越好！

——［法］巴尔扎克

对真理和知识的追求并为之奋斗，是人的最高品质之一。尽管把这种自豪感喊得最响的却往往是那些努力最小的人。

——［德］爱因斯坦

人生的追求，情感的冲撞，进取的热情，可以隐匿却不可以贫乏，可以恬然却不可以清淡。

——［中国］余秋雨

让整个一生都在追求中度过吧，那么在这一生中必定会有许许多多顶顶美好的时刻。

——［俄罗斯］高尔基

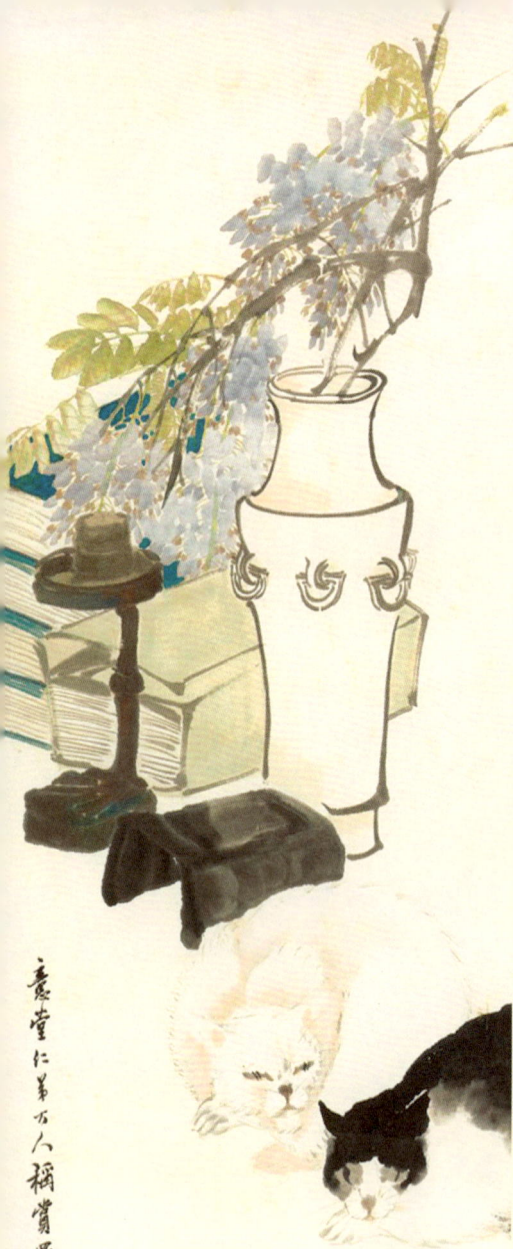

《花鸟三屏》之一（局部）

任伯年（1840—1896），初名润，字次远，号小楼，后改名颐，字伯年，别号山阴道上行者、寿道士等，以字行，浙江山阴航坞山（今杭州市萧山区瓜沥镇）人，我国近代杰出画家，在"四任"之中，成就最为突出，是"海上画派"中的佼佼者，"海派四杰"之一。任伯年的绘画发轫于民间艺术，技法全面，山水、花鸟、人物等无一不能。重视写生，又融汇诸家法，并吸取水彩色调之长，勾皴点染，格调清新。

第十一章 医学人文格言录

细读这些格言，

无不闪烁着医者对职业的忠诚和他们人文思想的光辉。

医学人文的光辉思想，还体现在古今中外大量的医学人文格言警句中，这些格言是中外医学名家和学者对医学人文精神的精辟论述。细细品读这些格言，你会感受到这些名家思想的滋养和浸润，医生打从学医开始，就应接受医德和医学人文教育，就应熟读并牢记医学人文格言，终生相系，用以指导自己的言行，滋养自己的心灵。

医生这一职业的特殊性，也体现在他们入职甚至入学时的宣誓。著名的医生或医学生誓言有：《日内瓦医生宣言》《希波克拉底誓言》《南丁格尔誓言》《中国医学生誓言》等。细读这些医学人文格言和誓言，无不闪烁着职业的忠诚和人文思想的光辉。

格言

一、

中国古代医学人文格言

夫医者，非仁爱之士，不可托也；非聪明理达，不可任也；非廉洁淳良，不可信也。

——［晋］杨泉《物理论》

释义： 从医之人，不是仁慈博爱的人，不可委托；不是聪明理达的人，不可任用；不是廉洁、淳朴、善良的人，不可信任。

百姓多寒无可救，一身独暖亦何情。

——［唐］白居易《新制绫袄成感而有咏》

释义： 百姓大多忍受着寒苦无法得到解救，我又怎么能一人独自饱暖呢！

欲修其身者，先正其心；欲正其心者，先诚其意。

——［唐］韩愈《原道》

释义： 要想修养自身的品性，先要端正自己的心思；要想端正自己的心思，先要使自己的意念真诚。

善为医者，行欲方而智欲圆，心欲小而胆欲大。

——［唐］孙思邈《旧唐书本传》

释义：作为一名好的医生，思考问题要变通灵活，行为则须端方不苟；心要细，胆子要大。

凡为医者，须略通古今，粗守仁义。绝驰骛利名之心，专博施救援之志。如此则心识自明，神物来相，又何戚戚沽名，龊龊求利也。

——［宋］张杲《医说》

释义：医生必须略通古今历史，遵守孔孟的基本道德规范。断绝追求名利的思想，而应专心济世活人，这样就能心明德馨，又何必要沽名钓誉，图财妄行呢。

业医者，活人之心不可无，而自私之心不可有。未医彼病，先医我心。

——［宋］刘昉《幼幼新书·自序》

释义：从医之人，必须心怀治病救人的愿望，不可存有自私自利的心理，为别人治病首先要纠正自己不好的思想，让自己有颗仁义之心。

凡为医者，性存温雅，志必谦恭，动须礼节，举止和柔，无自妄尊，不可矫饰。

——［宋］《医工论》

释义：从医者要性情温和，恭谦知礼，举止轻雅，

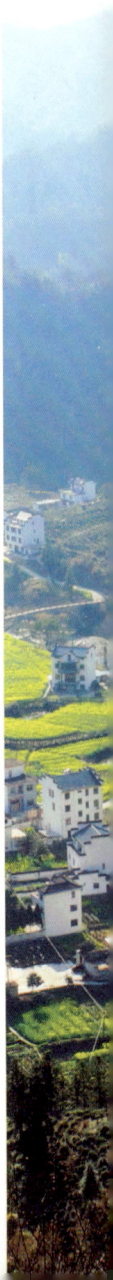

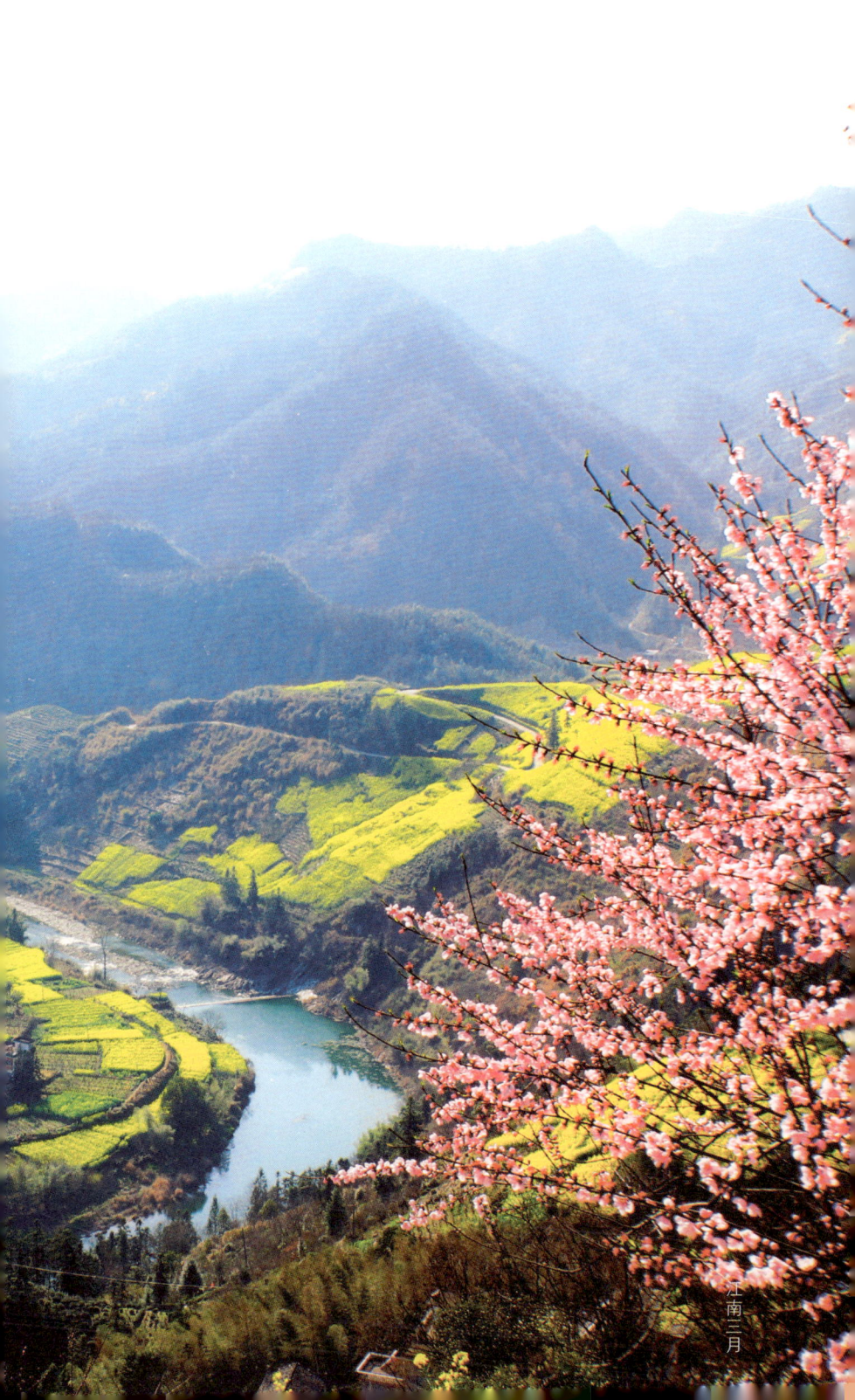

江南三月

不自大，不做作，不掩饰。

或以医来见者，未尝不以葆精毓神开其心。至于一语一默、一出一处，凡有关伦理者，尤谆谆训诲，使人奋迅感慨激历之不暇。

——［元］戴良《丹溪翁传》

释义：当患者来看病的时候，（朱丹溪）不仅仅是用药物给他们看病，还要给他们讲述养心的道理，告诉他们如何控制自己的欲望，调整自己的情绪，使患者获得正确的生活态度，减少出现复发的可能性。

盖医之为道，所以续斯人之命，而与天地生生之德不可一朝泯也。

——［元］王好古《此事难知·序》

释义：医生的天职，是帮助人们延续生命健康的。这种道所体现出来的德和天地长养万物的大公无私之德相一致，它是佛性随缘而生利他妙用的生生之德。作为医生，一刻也不应缺少这种德。

学不贯今古，识不通天人，才不近仙，心不近佛者，宁耕田织布取衣食耳，断不可作医以误世！

——［明］裴一中《言医·序》

释义：如果学问不贯通古今，见识不通达贯穿天地人间的大道，才华不脱俗出众，不具有慈悲之心，这样的人，宁可种田织布维持生计，也断不可以行医贻误生命。

凡作医师，宜先虚怀。

——［明］缪希雍《本草经疏·祝医五则》

释义： 作为医生，应当首先做到虚怀若谷。

医道，古称仙道也，原为活人。今世之医，多不知此义，每于富者用心，贫者忽略，此固医者之恒情，殆非仁术也。以余论之，医乃生死所寄，责任非轻，岂可因其贫富而我为厚薄哉？

——［明］龚廷贤《万病同春》

释义： 医学，古代称为神仙方术，原本是为了救人活命。今天的医生，很多都不清楚这个内涵了，经常为权贵看病尽心竭力，为穷人看病随意敷衍，这虽然是医生的常情，但绝不是仁爱之术。从我看来，医学是患者生死所系，责任重大，怎么能因为贫贱差异就厚此薄彼呢？

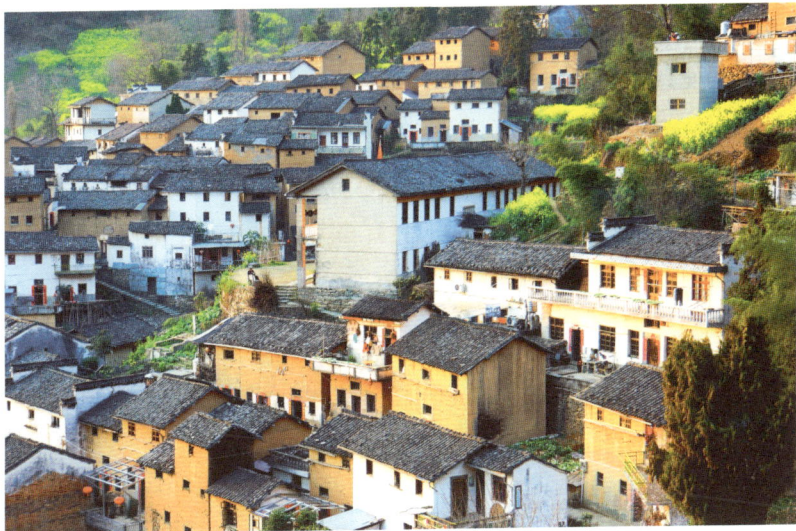

土村

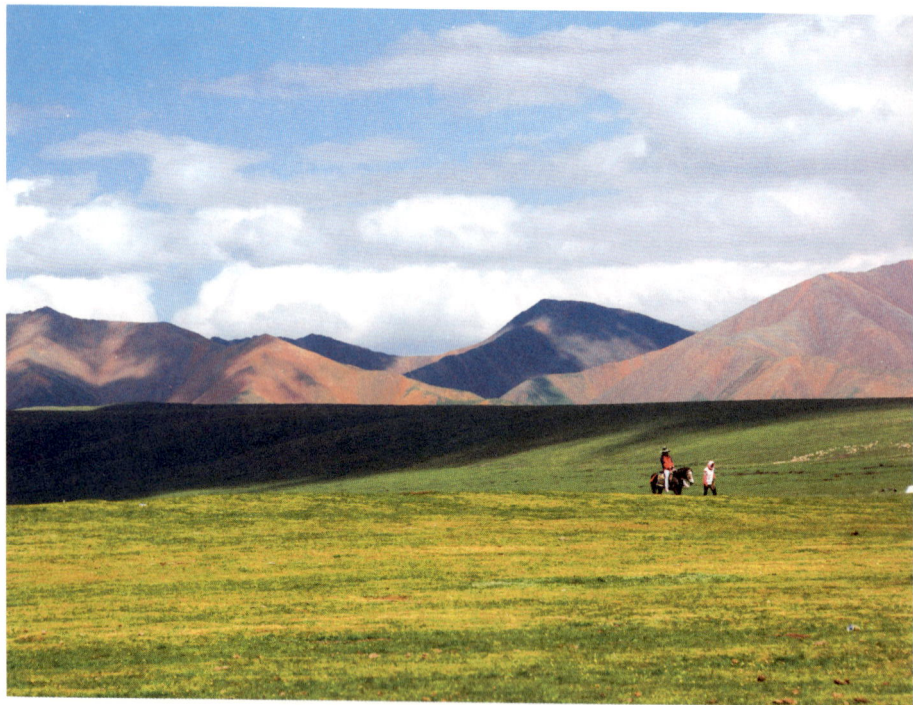

青海牧场

青天、白云、荒山、瘦马，去何处才能安顿好这漂泊的灵魂

人命关天，此事难知。王法虽然不及，天理实难欺。若果有救世真心，还望你读书明理。做不来宁可改业营生，免得阴诛冥击。

——［清］徐大椿《洄溪道情》

释义：学医是人命关天的大事，即使有时王法无法约束，但是天理不可以欺瞒。如果真有救济世人的想法，希望你多读书明理。如果学不好，那么宁愿改换行业，免得死后在阴间受到惩罚。

医者，能正其心术，虽学不足，犹不至害人。况果能虚心笃学，则学日近，学日近则治必愈，而声名日起，自然求之者众，而利亦随之。

——［清］徐大椿《医学源流论》

释义：行医之人，如果心术方正，虽然医术有所不足，还不至于害人。如果可以虚心潜学，那么医术就会精进，则救治病人就会有效果，名声也会四处传播，自然求医者很多，名利也就随之而来。

修合无人见，存心有天知。

——"同仁堂"座右铭

释义：做事不要违背良心，不要见利忘义，因为你所做的一切，上天是知道的。

事能知足心常惬，人到无求品自高。

——［清］纪昀《阅微草堂笔记》

释义：能够知足就会感到惬意，没有私欲追求时品格自然高尚。

医，仁道也，而必智以先之，勇以副之，仁以成之。

——［清］吴瑭《温病条辨·苏序》

释义：医学，仁技，必须要有智慧、勇气辅佐、配以仁心才能成事。

医道务从正心博学为体，而以继往开来为用。

——［清］孟今氏《医医医》

释义：医生的道德准则要以提高自身修养和博学多才为主体，以承前启后为目的。

良医处世，不矜名，不计利，此其立德也；挽回造化，立起沉疴，此其立功也；阐发蕴奥，聿著方书，此其立言也。

———［清］叶天士《临证指南医案》

释义：良医行事，不傲于自己的名声，不计自己的利益，这反而树立了他的品德形象；能挽救生命，妙手回春，这就建立了他的功劳；阐发深奥的医学理论，著书立说，这就建立了他的言论思想。

医之为道，非精不能明其理，非博不能致其得。

———［清］刘仕廉《医学集成》

释义：学习医学，如果追求精益求精，就不能洞明医理，如果学识不广博，就无法真正掌握医学。

其操术不可不工，其处心不可不慈，其读书明理，不至于豁然大悟不止。

———［清］程国彭《医学心悟》

释义：医道是一项关系人的性命大事，医术不可不精通；用心不可不仁慈；读书不到大彻大悟不能终止。

世徒知通三才者为儒，而不知不通三才之理者，更不可言医。

———［清］柯琴《伤寒来苏集》

释义：世人只知道通识天文、地理、人事三种技能的才能做一名学者，却不知道医生如果不通晓这三种技能根本谈不上从事医学。临病若能三思，用药终无一失。

——［清］沈李龙《食物本草会纂病机赋》

顾医之难也，非读书识字则不能医，非格物穷理则不能医，非通权达变更不能医。

——［清］唐容川《医学见能》

释义：从医之路是困难的，不读书识字的人无法从医，不习惯于追寻事物来龙去脉的人不能从医，不能活学活用的人不能从医。

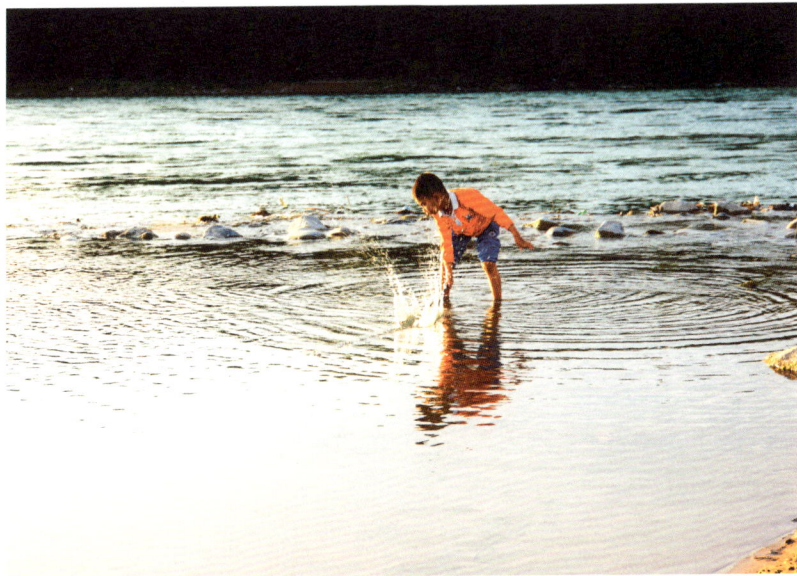

黄沙滩
我在这里找回丢失的童年，也找回丢失的童心

二、
中国现代医学人文格言

医病医身医心，救人救国救世。
　　　　　　　　　　　　　　　　　　——戴季陶

儿女性情，英雄肝胆，神仙手眼，菩萨心肠。
　　　　　　　　　　　　　　　　　　——章次公

救死扶伤，实行革命的人道主义。
　　　　　　　　　　　　　　　　　　——毛泽东

文人相轻，医者相轻，既损人名誉，又无补于社会，宜除之。
　　　　　　　　　　　　　　　　　　——施今墨

我要像蚕一样，将最后一根丝都吐出来，贡献给国家，贡献给
人民。

医生不知道患者的冷暖，没有与患者同呼吸、共命运的感情，
怎么能治好病呢？
　　　　　　　　　　　　　　　　　　——林巧稚

做人要知足，做事要知不足，做学问要不知足。

做人嘛，我有四点：一身正气、两袖清风、三餐温饱、四大皆空。

——裘发祖

生病本来就是一件不幸的事，很多人有病治不起，不到万不得已，是不会轻易住院的。廉洁是医生的本分，贪财图利，乘人之危，根本不配当医生。

——华益慰

医本仁术，医学是一门以心灵温暖的科学，医生之于病人，其首要不在于手术做得如何流光溢彩，而在于如何向病人奉献天使般

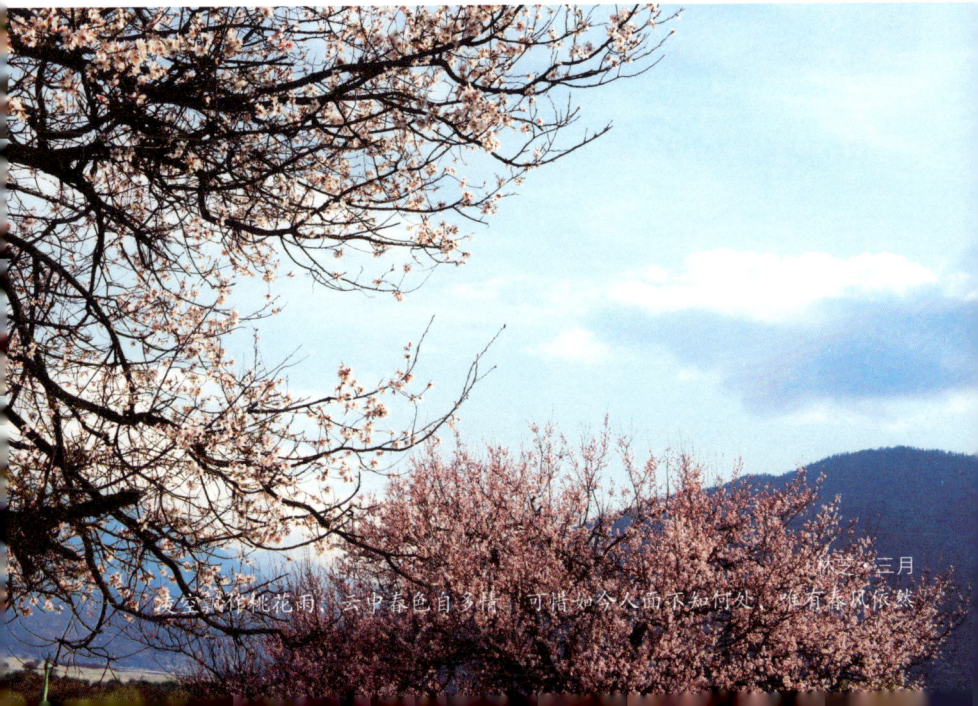

秋之·三月
晓空三作桃花雨，云中春色自多情，可惜如今人面不知何处，唯有春风依然

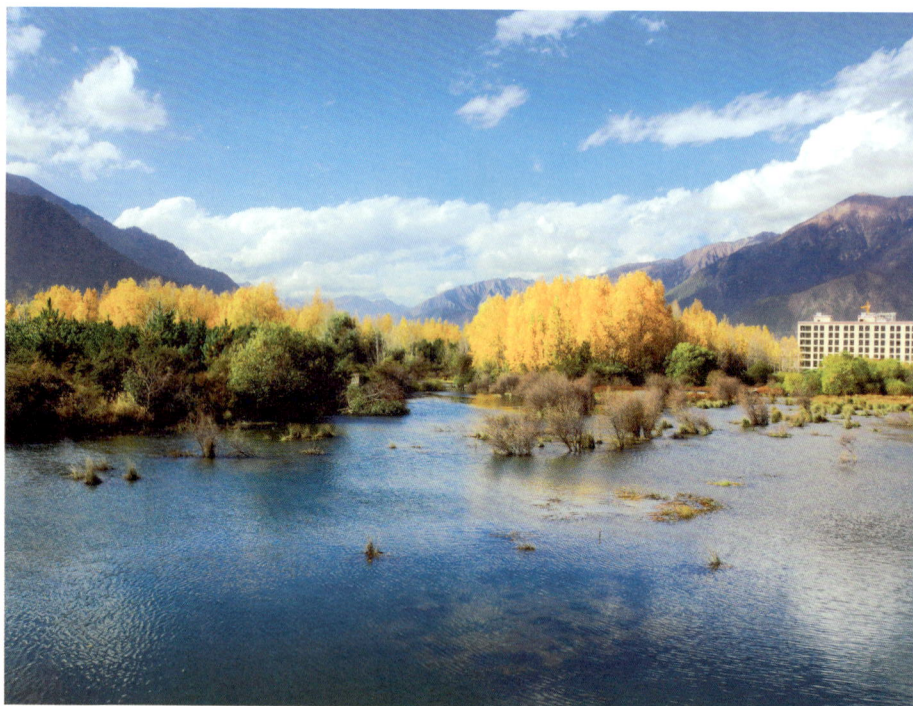

林芝·九月

过雨园林渐秋色，蓝天丽日白云飞

的温情。

——吴孟超

医生与病人，他们是情感、道德、价值的共同体，不是利益交易的共同体。

——佚名

做一名医生要有高尚的医德、精湛的医术，同时还必须取得病人的信任。同一病人，同样的药物，来自病人信任的医生，效果就好；来自不十分信任的医生，效果就不好。就是心理因素造成的，是客观存在。

——吴阶平

现代医学走得太快太远，我们应该驻足流连，回望出发的地方。

——韩启德

调动医务人员的积极性，首先要把医务人员的使命感和责任感调动起来，使他们不断提升自己的技术和职业道德水平。这也应该是有志向的医务人员首先追求的目标。

——陈竺

选择医学可能是偶然，但你一旦选择了，就必须用一生的忠诚和热情去对待它。

——钟南山

坚持医疗服务的"两个务必"：务必坚持以患者为中心，以患者的最大临床获益为目的，度量医疗技术与诊治行为，实现心血管病防治工作的人文主义价值；务必坚持预防为主，防治结合，把世界医学的发展进步与中国心血管防治的具体实践相结合，以创新的理念，推动心血管防治工作的发展与进步。

——胡大一

上天给了每个人一条命，一颗心，把命照看好，把心安顿好，人生即是圆满。

——周国平

生命和精神是人身上最宝贵的东西，幸福和道德都要据此衡量。我得出的结论是，幸福在于生命的单纯和精神的丰富，道德在

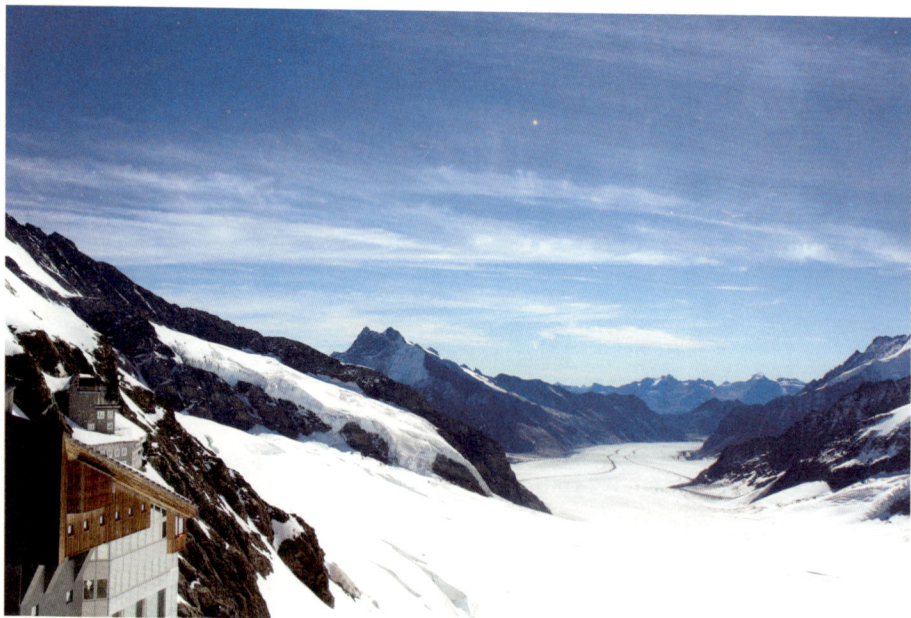

瑞士雪山
蓝天丽日，银装素裹，尽显少女峰温婉的容颜

于生命的善良和精神的高贵。

——周国平

一个成熟的医学家，他的成长过程要培养两个机制，一是技术的不断学习和提升机制，科学技术的知识积累机制，通过学习，技术一天比一天好。二是道德的自我净化机制。就像大江大河的水，流水不腐，要让医生以敬畏、悲悯来固守道德底线，不断追求理想人格与优雅人生。克服傲慢与偏见，走出迷惘与迷失。

——王一方

不管是今天还是未来，对待医学、疾病和死亡，人类不要忘记两个字，那就是敬畏。有了这份心，你才能面对痛苦和苦难，这是最大的拯救。

——王一方

医学不是冰冷的技术主义，而应该注入良心的温暖。医生不仅是生命的工程师，更要努力成为患者心灵的按摩师。

——葛均波

没有温度的医学不是真正的医学。

——李佛保

三、
外国医学人文格言

医术是一切技术中最美和最高尚的。

——［古希腊］希波克拉底

放纵自己的欲望是最大的祸害；谈论别人的隐私是最大的罪恶；不知自己的过失是最大的病痛。

——［古希腊］亚里士多德

道德是永存的，而财富每天在更换主人。

——［古罗马］普卢塔克

首次给病人看病的医生，心情要愉快，检查要仔细，给病人留下好印象，千万不要愁眉苦脸，因为这无助于行医。

——［法］蒙田

只要生命还是可珍贵的，医生这个职业就永远备受崇拜！

——［美］爱默生

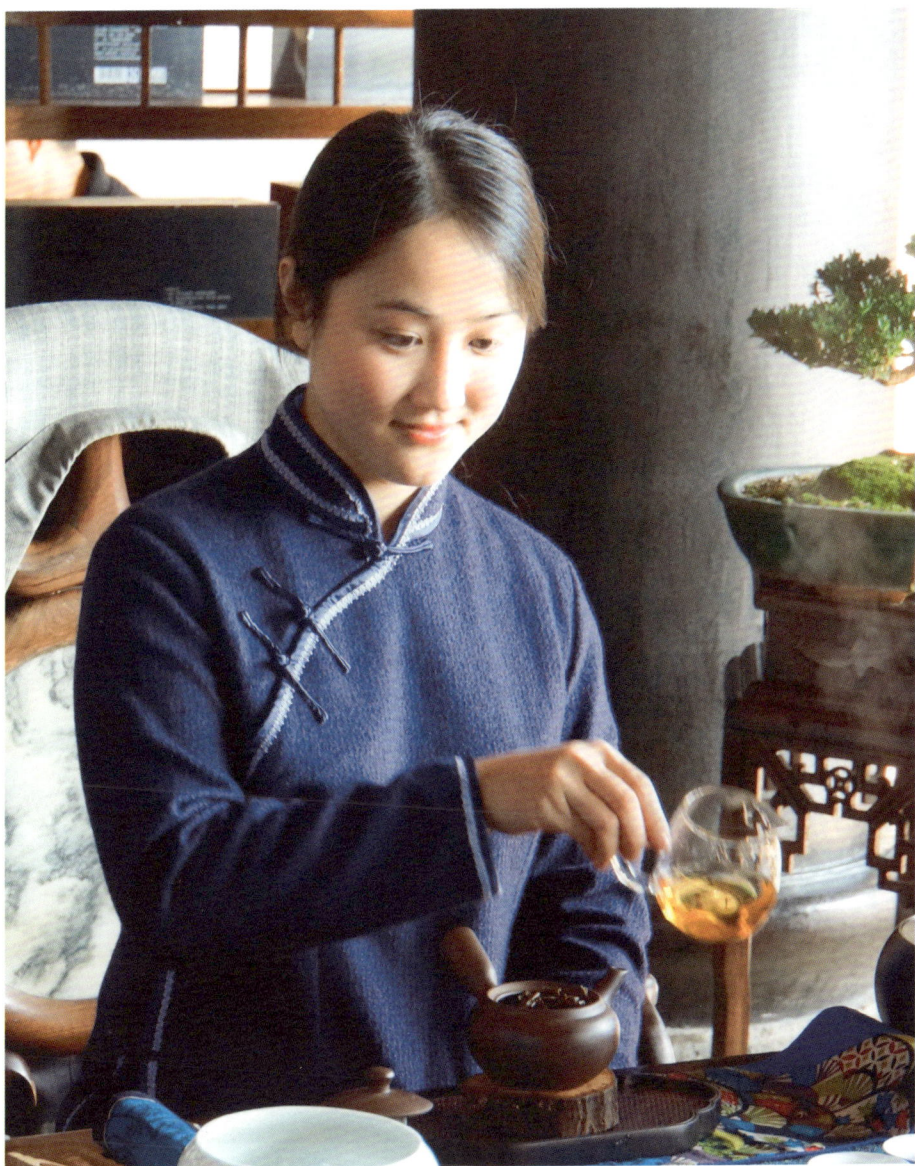

茶　韵

技术再发达，病人仍然需要医生那种给人以希望的温柔的触摸，那种无所不包的从容的长谈。

——〔美〕托马斯

触摸和谈话曾是医生的两件法宝，虽无真正的医疗作用，但病人都借之得到安慰和信心。

——〔美〕托马斯

生病是一种特殊的经历，有助于加深一个人对生命、苦难和死

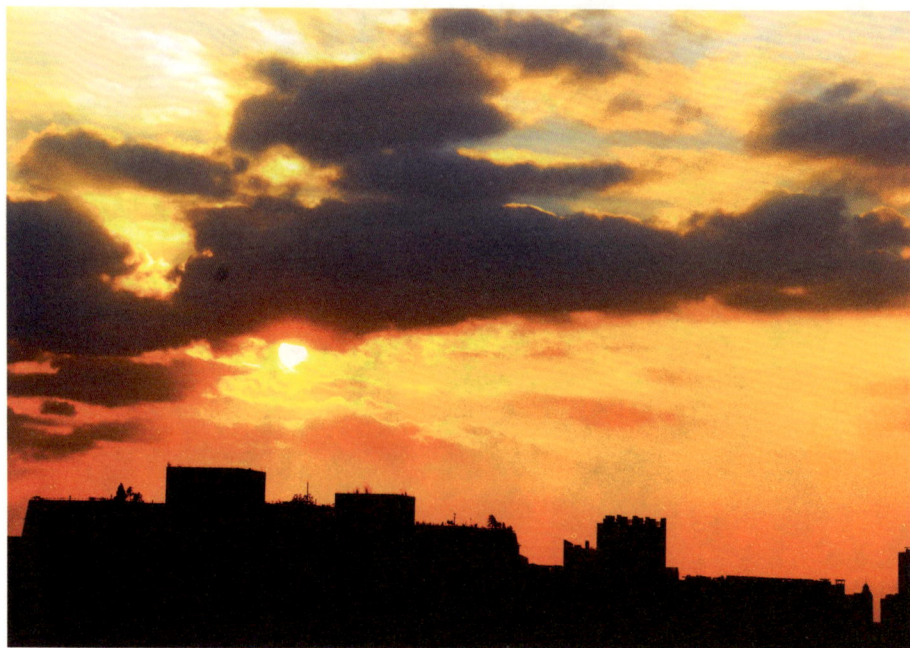

窗外

窗外不见高梧柳，城头愁绪看落霞。满目秋风珠江水，寐寐相思对飞鸦

亡的体验。一个自己有过患病经历的医生，往往更高看人性。

——［美］托马斯

世界上最使人惊奇和敬畏的两样东西，就是头上的星空和心中的道德。

——［德］康德

人类的生命，并不能以时间长短来衡量，心中充满爱时，刹那即永恒。

——［德］尼采

护士的工作对象不是冰冷的石块、木头和纸片，而是有热血和生命的人。护理工作是精细艺术中之最精细者。其中一个原因就是护士必须有一颗同情的心和一双勤劳的手。

——［英］菲洛伦斯·南丁格尔

行医是一种艺术而非交易，是一种使命而非行业。在这个使命当中，用心如同用脑。 各位，机会为你们敞开着，你们的前途不可限量，如果你们只顾着追求自己的利益，把一份崇高神圣的使命糟蹋成一门卑劣的生意，将你们的同胞当成众多交易的工具，一心只想着致富，你们定可以如愿以偿。但如此一来，你们也就卖掉了一份高贵的遗产，毁掉了医师为人类之友这个始终维持得很好的名衔，也扭曲了一个历史悠久的优良传统与受人尊敬的行业。医学这门学科需要高度整合心智与道德，让人求新、务实并有慈悲。

——［英］威廉·奥斯勒

所有的医生都知道，给希望是治疗疲惫身体或心灵最好的药物。

——［奥地利］茨威格

医学就是爱，否则它一钱不值。

——［俄罗斯］克留依

医生可以具有卓越的天才，也能够处理自己使命的细微难处，但是如果他不具备把病人的心征服过来，服从自己的能力，那一切将会是徒劳的。

——［俄罗斯］魏列萨耶夫

任何人都知道，医生一句开导性的安慰话可以帮病人异乎寻常地恢复健康，但也有相反的情况：有的医生不知道开导的作用或不愿意开导，他对病人一句严酷的断语也能给病人带来宛如枪杀般的恶劣效果。

——［俄罗斯］别赫捷列夫

看来，医生所有奇迹般的医术均出自他们对病人的关注。诗人歌颂大自然，使其充满崇高精神，而医生则能以这种力量使病人离开病床下地。

——［俄罗斯］普利什文

医生这种职业是一种建功立业的职业，它要求医生要具有自我

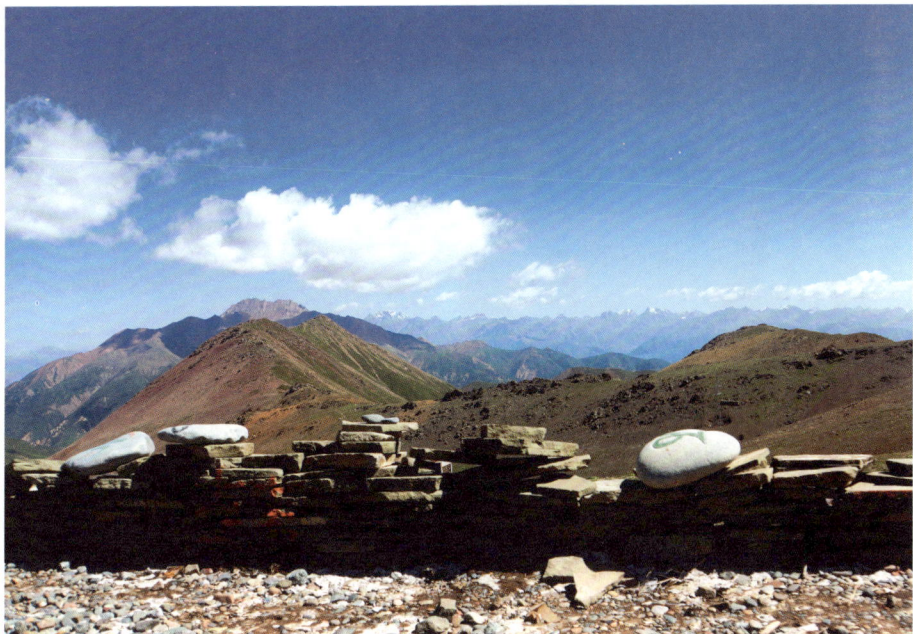

日月山
不顾风吹雨打，烈日狂风
在这四千米海拔的山口，每块石头都代表着一颗虔诚的心

牺牲的精神、纯洁的心灵和意志、清醒的头脑、纯正的道德和整洁的身体。

——［俄罗斯］契诃夫

医生对病人的同情应是他的理智和心灵的基本活动。

——［俄罗斯］克兰诺夫斯基

现代医学不断发展，技术日新月异，真正的考验已不再单单是祛除病人的病痛，而是医生热情亲切的服务以及将心比心的态度。

——［美］阿图·葛文德

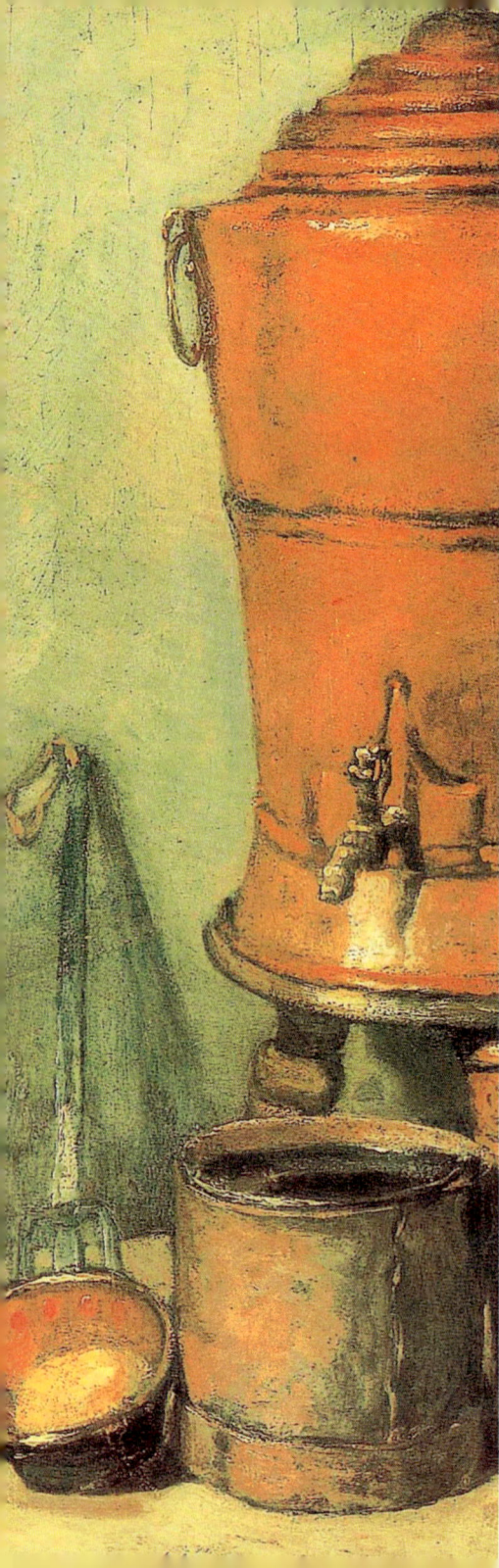

《铜水箱》（局部）

夏尔丹（1699—1779），法国画家。1699年11月2日生于巴黎，1779年12月6日卒于同地。法国18世纪市民艺术的杰出代表，早年入学院派画家 P. J. 卡泽的画室，后为 N. N. 科伊佩尔的助手。1728年静物画《鳐鱼》展出，一举成名，被接纳为皇家学院院士。他的画能赋予静物以生命，给人以动感。晚期以家庭风俗画为主，表现第三等级"小人物"的日常生活，画风平易朴实，具有平和亲切之感，反映了新兴市民阶层的美学理想。

第十二章 结束语

无论医学如何进步，

人道、人性的光芒，永远是医学救助的价值皈依。

一生要有一颗不断进取的心，一颗充满温情的心。

结束语

健康所系、性命相托。

作为医生，每当读到这熟悉而亲切的入行誓言时，心里必然会升腾起一种使命感和责任感。是的，生命和健康对每个人来说都太重要了。当人们将自己的健康托付给医生的时候，"医生"这两个字又被寄予了极大的希望，因为救死扶伤挽救生命而显得神圣。正是这种神圣激励和鞭策着我们决心竭尽全力，除人类之病痛，助健康之完美，维护医术的圣洁和荣誉。救死扶伤、不辞艰辛、执着追求，为医药卫生事业的发展和人类的身心健康而奋斗终生。

我们所投身的领域是一个特殊行业，不管是医生还是科学家，考虑的都是事关人的生死存亡的大事，殊不知我们自身有时也已处于岌岌可危的境地。我们的成功受到知识和能力极限的局限，受到疾苦和死亡必然性的限制。这个行业需要科学、需要艺术、需要革新、需要追求，也需要谦卑。它的奇妙之处在于：需要我们有一颗不断进取向上的心，一颗充满脉脉温情的心去参与！

作为医生，我们会常常遇到挫折，还必须面对医生公众形象受

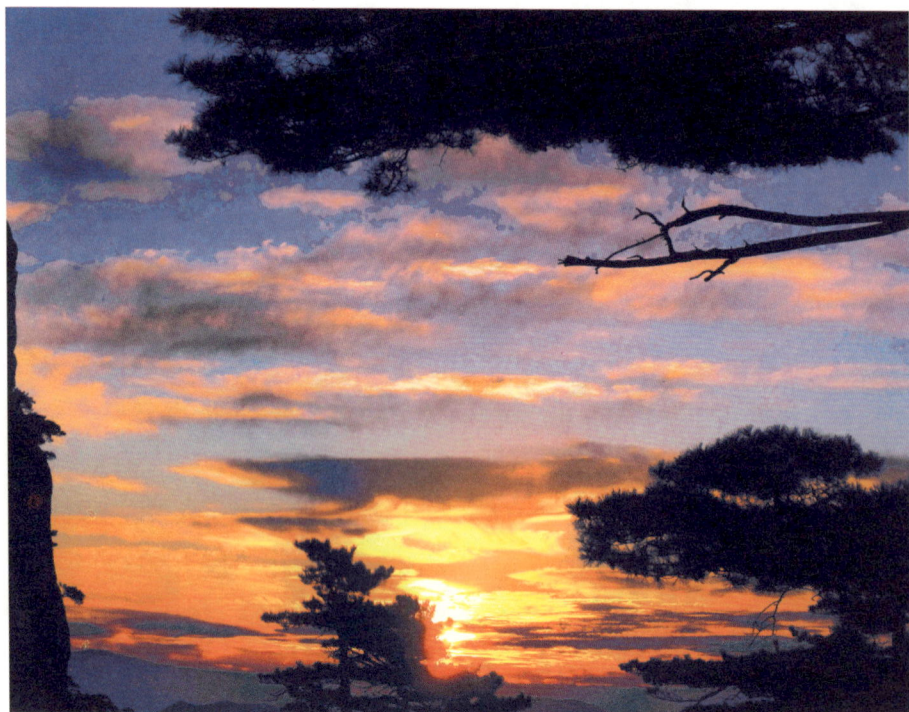

黄山日出

彩霞飞渡迎接命运与时光的转折，虽不能让帝王长生不老，却繁衍出这多彩的天空，让万物充满生机，生命无限……

损的现实，但我们不能气馁和沉沦，我们要努力做好自己，还要有意识地去维护医生整体的形象。但是，外在的形象不是刻意就能塑造出来的，而是来自我们的内心。我们要自律、自省和自信，我们应真正做到从内心坚持患者利益至上，做到知行合一，才能改善我们的社会公众形象，最终重新赢得大众的信任和支持。

路漫漫其修远兮，且行且珍惜……

请珍惜我们医生的职业生涯。

医生这个职业是最美好、最崇高的事业。无论医学如何进步，人道、人性的光芒，永远是医学救助的价值皈依。

人文精神是医学的核心价值。它强调的是医者的品质修养、社会责任和丰富的人文知识。一个医者在不断学习，掌握医学专业知识和临床技能的同时，应自觉地追求和培养文化和精神层面的需求。这是作为一个合格医者的必备条件，也是提升其职业层次和境界的阳光大道。至于如何去追求和培养人文精神，有许多大学者和大医者都已撰写了大量的文章和专著进行过论述，本书的有关章节也有所浅议。当然，"曲径通幽处，禅房花木深"。每个人在自己的行医职业生涯中可以自我修为，自我体会，也必然会有自己的心得、路径和方法。就像登山一样，每一段路有每一段路的风景，你越往前走，就越能登上更高的层次，也能看到更好的风景。

爱好旅行和摄影的人都知道，日出或日落时的美好霞光，总是要在最高处的山巅或者最开阔的海上，才能充分地观看和欣赏。

医生应该是人道主义者，是学者，是精神上富有而高尚的人。随着医疗卫生体制改革的不断深入，随着医学科学的进步和人文价值的回归，医疗行业的职业忠诚与道德境界，将不断得到匡正和提升。我相信：在人性的光辉照耀下，技术崇拜和市场崇拜的乌云终将被驱散，现代医学的殿堂必将春光明媚，情意浓浓。

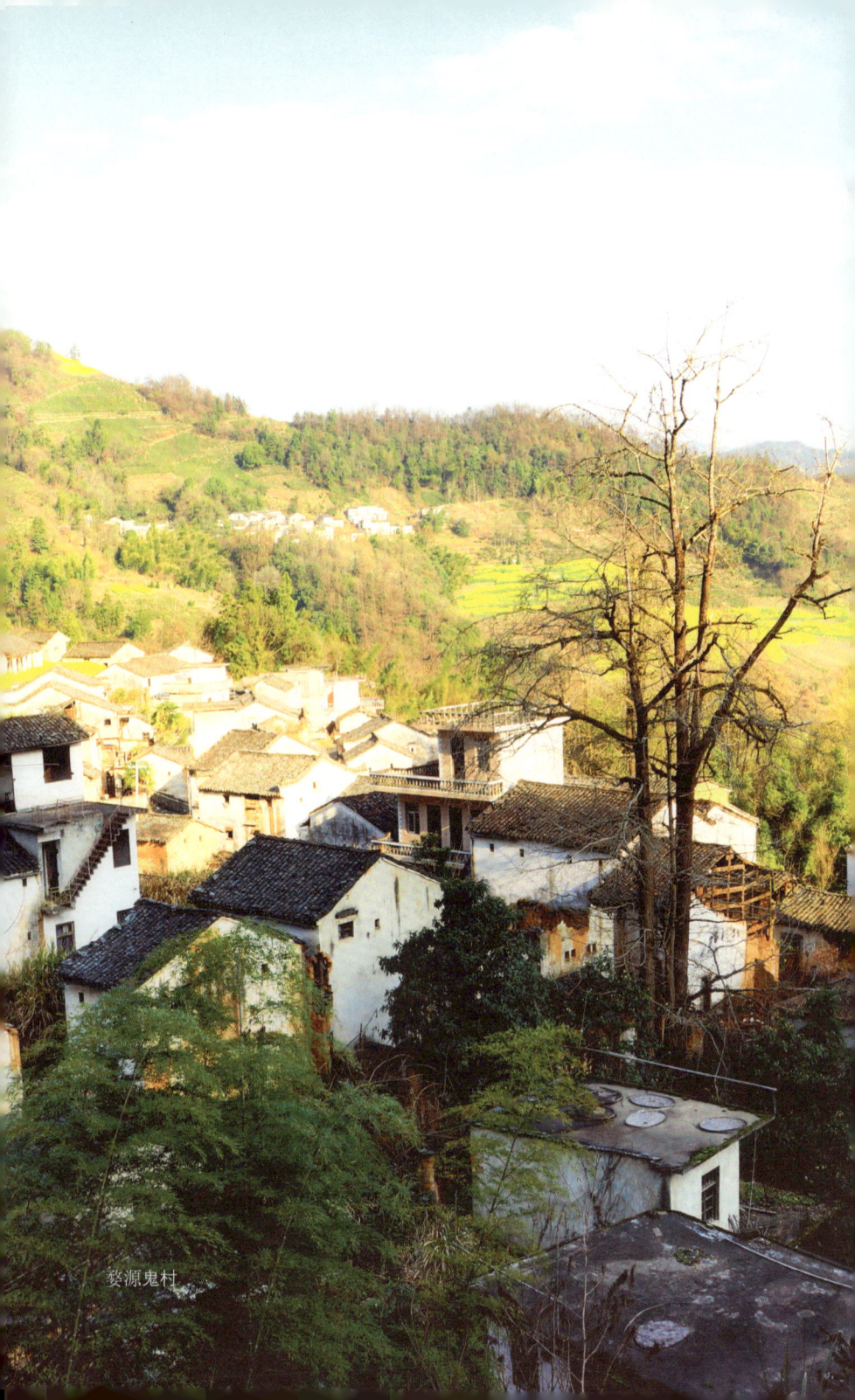

婺源鬼村

后 记

《让人文照亮医学》书稿终于杀青付梓，翻阅手中的样书，感慨颇多……适逢中国共产党十九大胜利闭幕，一个新的时代开启了，也适逢广东省医学会百年庆典。"江南何所有，聊寄一支春"。本书算是献给新时代、献给庆典的礼物吧。

编写过程是一次愉快的人文旅行，尽管充满写作的艰辛，但不断的人文知识的学习和熏陶，以及医学人文价值的浸润，带给我更多的是愉悦和安静。

本书涉及面较广，许多内容已超出我的知识范围。编写中我们收集并参阅了大量的专著、画册和杂志，以及网络上有关的内容，例如百度百科、新浪博客等网络平台，难以一一列举，在此一并致谢。

作为一本博雅性的普及读物，我真心希望它能为广大医务工作者所喜爱，将其作为案头或手边的读物，在繁重的临床工作之余，能时常轻松地翻阅，增加人文知识，提高人文修养，享受人文乐趣，让人文的阳光照亮职业行程，让人文的雨露滋润心灵。

本书编写出版过程中得到了王桂科先生、詹秀敏、蔡彬、许泽红、李玉玺女士的支持和帮助。在此，表示衷心感谢！书中部分照片为友人提供（部分为编者自己拍摄）。特别要感谢钟南山和钟世镇，二位院士拨冗为本书写序，其序言情感充沛、文采飞扬，彰显出二位医学大家的广阔胸襟和赤子情怀。

由于本人水平有限，加之时间仓促，书中错漏之处一定不少，敬请广大读者不吝赐教。

最后，让我引古诗《早春》作结：南枝才放两三花，雪里吟香弄粉些。淡淡著烟浓著月，深深笼水浅笼沙。

姚志彬

参考文献

[1]王一方. 医学人文十五讲[M]. 北京：北京医科大学出版社，2006.

[2]王一方. 医学是什么[M]. 北京：北京医科大学出版社，2011.

[3]郭远航. 医学的哲学思考[M].北京：人民卫生出版社,2011.

[4]西格里斯特. 疾病的文化史[M]. 秦传安，译. 北京：北京医科大学出版社，2010.

[5]罗伊·波特. 剑桥插图医学史[M]. 张大庆，译. 济南：山东画报出版社，2007.

[6]王一方，赵明杰. 医学的人文呼唤[M]. 北京：中国协和医科大学出版社，2009.

[7]郎景和. 一个医生的故事[M]. 北京：北京联合出版公司，2015.

[8]周国平. 周国平人文演讲录：人文精神的哲学与思考[M]. 武汉：长江文艺出版社，2014.

[9]卓然. 音乐与医学：旋律祛病的魔力[N]. 光明日报，2015-7-24（11）.

[10]李和平. 音乐欣赏[M]. 上海：华东大学出版社，2015.

[11]Aizhitong. 如何欣赏音乐［DB/OL］.［2010-02-04].http://i.mtime.com/htliwei/blog/3312829.

[12]刘继潮. 中国绘画欣赏[M]. 合肥：安徽大学出版社，2007.

[13]子衿. 中国名画 世界名画[M]. 北京：北京联合出版社，2014.

[14]绘画艺术鉴赏［DB/OL］. http://www.doc88.com/p-3072493153665.html.

[15]中国收藏杂志. 2014—2016

[16]伍天章. 医学伦理学[M]. 北京：高等教育出版社，2008.

[17] 中国医学论坛报社. 死亡如此多情[M]. 北京：中信出版社，2013.

[18] 傅雷. 世界美术名作二十讲[M]. 上海：三联书店，1998.

[19] 姚志彬. 春暖杏林——医德医风名言录[M]. 广州：广东教育出版社，2012.

[20] 阿图·葛文德. 阿图医生[M]. 欧冶，译. 北京：华文出版社，2010.

[21]《名作欣赏》编辑部. 诗词曲赋名作赏析[M]. 西安：陕西人民出版社，1985.

[22] 史怀泽. 敬畏生命[M]. 陈泽环，译.上海：上海社会科学院出版社，1992.

[23] 张友元. 简明中外医学史（第二版）[M]. 广州：广东高等教育出版社，2009.

[24] 邓炳权. 广东省博物馆藏品选[M]. 北京：文物出版社，1999.

[25] 广东省博物馆. 历史的釉光——中国清代醴陵釉下五彩瓷珍品[M]. 广州：广东省博物馆，2013.